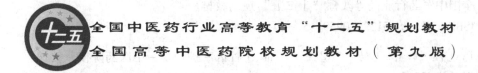

全国中医药行业高等教育"十二五"规划教材
全国高等中医药院校规划教材（第九版）

社区护理学

（新世纪第二版）

（供护理学专业用）

主　编　马小琴（浙江中医药大学）
　　　　王爱红（南京中医药大学）
副主编　李丽萍（上海中医药大学）
　　　　黄卫东（长春中医药大学）
　　　　阎　红（成都中医药大学）

U0335407

中国中医药出版社
·北　京·

图书在版编目（CIP）数据

社区护理学/马小琴，王爱红主编 . —2 版 . —北京：中国中医药出版社，2012. 8
（2014. 8 重印）

全国中医药行业高等教育"十二五"规划教材

ISBN 978 - 7 -5132 -0959 -5

Ⅰ.①社…　Ⅱ.①马…　②王…　Ⅲ.①社区 –护理学 –中医药院校 –教材
Ⅳ.①R473. 2

中国版本图书馆 CIP 数据核字（2012）第 109987 号

中 国 中 医 药 出 版 社 出 版
北京市朝阳区北三环东路 28 号易亨大厦 16 层
邮政编码　100013
传真　010 64405750
北京市卫顺印刷厂印刷
各地新华书店经销

*

开本 787 × 1092　1/16　印张 13. 75　字数 304 千字
2012 年 8 月第 2 版　2014 年 8 月第 3 次印刷
书　号　ISBN 978 - 7 -5132 -0959 -5

*

定价　22. 00 元
网址　www. cptcm. com

全国中医药行业高等教育"十二五"规划教材
全国高等中医药院校规划教材（第九版）
专家指导委员会

全国中医药行业高等教育"十二五"规划教材
全国高等中医药院校规划教材（第九版）

《社区护理学》编委会

前 言

全国中医药行业高等教育"十二五"规划教材是为贯彻落实《国家中长期教育改革和发展规划纲要（2010－2020年）》、《教育部关于"十二五"普通高等教育本科教材建设的若干意见》和《中医药事业发展"十二五"规划》，依据行业人才需求和全国各高等中医药院校教育教学改革新发展，在国家中医药管理局人事教育司的主持下，由国家中医药管理局教材办公室、全国中医药高等教育学会教材建设研究会在总结历版中医药行业教材特别是新世纪全国高等中医药院校规划教材建设经验的基础上，进行统一规划建设的。鉴于由中医药行业主管部门主持编写的全国高等中医药院校规划教材目前已出版八版，为便于了解其历史沿革，同时体现其系统性和传承性，故本套教材又可称"全国高等中医药院校规划教材（第九版）"。

本套教材坚持以育人为本，重视发挥教材在人才培养中的基础性作用，充分展现我国中医药教育、医疗、保健、科研、产业、文化等方面取得的新成就，以期成为符合教育规律和人才成长规律的科学性、先进性、适用性的优秀教材。

本套教材具有以下主要特色：

1. 继续采用"政府指导，学会主办，院校联办，出版社协办"的运作机制

在规划、出版全国中医药行业高等教育"十五"、"十一五"规划教材时（原称"新世纪全国高等中医药院校规划教材"新一版、新二版，亦称第七版、第八版，均由中国中医药出版社出版），国家中医药管理局制定了"政府指导，学会主办，院校联办，出版社协办"的运作机制，经过两版教材的实践，证明该运作机制符合新时期教育部关于高等教育教材建设的精神，同时也是适应新形势下中医药人才培养需求的更高效的教材建设机制，符合中医药事业培养人才的需要。因此，本套教材仍然坚持这个运作机制并有所创新。

2. 整体规划，优化结构，强化特色

此次"十二五"教材建设工作对高等中医药教育3个层次多个专业的必修课程进行了全面规划。本套教材在"十五"、"十一五"优秀教材基础上，进一步优化教材结构，强化特色，重点建设主干基础课程、专业核心课程，加强实验实践类教材建设，推进数字化教材建设。本套教材数量上较第七版、第八版明显增加，专业门类上更加齐全，能完全满足教学需求。

3. 充分发挥高等中医药院校在教材建设中的主体作用

全国高等中医药院校既是教材使用单位，又是教材编写工作的承担单位。我们发出关于启动编写"全国中医药行业高等教育'十二五'规划教材"的通知后，各院校积极响应，教学名师、优秀学科带头人、一线优秀教师积极参加申报，凡被选中参编的教师都以积极热情、严肃认真、高度负责的态度完成了本套教材的编写任务。

4. 公开招标，专家评议，健全主编遴选制度

本套教材坚持公开招标、公平竞争、公正遴选主编原则。国家中医药管理局教材办公室和全国中医药高等教育学会教材建设研究会制订了主编遴选评分标准，经过专家评审委员会严格评议，遴选出一批教学名师、高水平专家承担本套教材的主编，同时实行主编负责制，为教材质量提供了可靠保证。

5. 继续发挥执业医师和职称考试的标杆作用

自我国实行中医、中西医结合执业医师准入制度以及全国中医药行业职称考试制度以来，第七版、第八版中医药行业规划教材一直作为考试的蓝本教材，在各种考试中发挥了权威标杆作用。作为国家中医药管理局统一规划实施的第九版行业规划教材，将继续在行业的各种考试中发挥其标杆性作用。

6. 分批进行，注重质量

为保证教材质量，本套教材采取分批启动方式。第一批于2011年4月启动中医学、中药学、针灸推拿学、中西医临床医学、护理学、针刀医学6个本科专业112种规划教材。2012年下半年启动其他专业的教材建设工作。

7. 锤炼精品，改革创新

本套教材着力提高教材质量，努力锤炼精品，在继承与发扬、传统与现代、理论与实践的结合上体现了中医药教材的特色；学科定位准确，理论阐述系统，概念表述规范，结构设计更为合理；教材的科学性、继承性、先进性、启发性及教学适应性较前八版有不同程度提高。同时紧密结合学科专业发展和教育教学改革，更新内容，丰富形式，不断完善，将学科、行业的新知识、新技术、新成果写入教材，形成"十二五"期间反映时代特点、与时俱进的教材体系，确保优质教育资源进课堂，为提高中医药高等教育本科教学质量和人才培养质量提供有力保障。同时，注重教材内容在传授知识的同时，传授获取知识和创造知识的方法。

综上所述，本套教材由国家中医药管理局宏观指导，全国中医药高等教育学会教材建设研究会倾力主办，全国各高等中医药院校高水平专家联合编写，中国中医药出版社积极协办，整个运作机制协调有序，环环紧扣，为整套教材质量的提高提供了保障机制，必将成为"十二五"期间全国高等中医药教育的主流教材，成为提高中医药高等教育教学质量和人才培养质量最权威的教材体系。

本套教材在继承的基础上进行了改革与创新，但在探索的过程中，难免有不足之处，敬请各教学单位、教学人员以及广大学生在使用中发现问题及时提出，以便在重印或再版时予以修正，使教材质量不断提升。

国家中医药管理局教材办公室

全国中医药高等教育学会教材建设研究会

中国中医药出版社

2012年6月

编写说明

社区护理学是护理学和公共卫生学相结合的新兴学科,是护理学专业的一门必修课。社区护理是社区卫生服务的重要组成部分。随着社会经济发展、疾病谱变化和人口老龄化进程的加快,发展社区卫生服务工作成为国家卫生改革的重点,社区护士的培养刻不容缓。在社区护士的培养中,教材建设起着举足轻重的作用。藉此全国中医药行业高等教育"十二五"规划教材编写之际,我们组织全国具有丰富教学经验的教师编写这本《社区护理学》,以满足社区护理的教学需求。

本教材的特点是:结合国内外社区护理的发展现状,介绍社区护理的基本理论、工作方法、社区重点人群的健康保健,以及中医药在社区护理中的应用。教材注重体现社区护理的特点,在内容上尽量避免与护理学专业其他课程的重叠,以预防、保健、康复和护理为中心,力求知识的适用性;在社区护理管理和服务标准上参照《国家基本公共卫生服务规范(2011年版)》。

全书共分11章,其知识体系由六部分组成,即社区护理理念、社区护理工作方法、社区重点人群保健和护理(社区妇女、儿童和青少年、亚健康和中年人、老年人保健,社区慢性病、残疾人和精神障碍者的护理)、社区传染病防护、社区救护和社区中医药护理。本教材适用于护理学专业本科生使用,也可供社区护理工作人员参考。

教材第一章绪论由王爱红编写,第二章社区护理工作方法由张华编写,第三章社区妇女保健由李丽萍编写,第四章社区儿童和青少年保健由陆旭亚编写,第五章社区亚健康和中年人保健由马小琴编写,第六章社区老年人保健由阎红编写,第七章社区慢性病的护理由黄卫东编写,第八章社区残疾人和精神障碍者的护理由杨明编写,第九章社区传染病防护由殷海燕编写,第十章社区救护由杜静编写,第十一章社区中医药护理由杨芬编写。

在教材编写过程中,我们得到了各位编委所在单位相关领导和同事的大力支持,同时也得到了中国中医药出版社领导、编辑的鼎力相助,在此一并表示衷心的感谢。

鉴于社区护理尚处于发展和完善阶段,同时限于编者的能力和水平,教材编写中难免存在不足或疏漏之处,恳请专家、同仁和读者不吝赐教,使其逐步完善。

《社区护理学》编委会
2012年5月

目　录

第一章 绪 论

社区是人类生活的基本环境。发展社区卫生服务是全球卫生发展的必然趋势，是维护和促进人类健康的基本环节。社区护理是社区卫生服务的重要组成部分，积极探索社区护理的发展，是适应社区卫生服务的需要。

第一节 社区护理的相关知识

一、社区

1. 概念

社区一词来源于拉丁语，意为以一定地理区域为基础的社会群体，是构成社会的基本单位，与人们生活和健康息息相关。

不同国家和地区对社区的解释各有差异。我国社会学家费孝通于 20 世纪 30 年代将社区一词引入我国，他认为："社区是若干社会群体（家族、氏族）或社会组织（机关、团体）聚集在某一地域里所形成的在生活上相互关联的大集体。"

世界卫生组织（WHO）提出：社区是由共同地域、价值或利益体系所决定的社会群体。其成员之间互相认识、相互沟通及影响，在一定的社会结构及范围内产生及表现其社会规范、社会利益、价值观念及社会体系，并完成其功能。一个代表性的社区，其人口数在 10 万~30 万之间，面积在 5000~50000 平方公里之间。

我国城市的社区通常按街道办事处管辖范围设置，人口数一般在 3 万~10 万之间；农村按乡镇和村划分，人口一般在 2 万左右。

2. 构成要素

社区的构成要素主要有：

（1）人群 社区的存在必须以人群为基础，人群是构成社区的第一要素，包括人口的数量、构成和分布。

（2）地域 社区位于一定区域中，其范围大小不定，可按行政区域来划分界限或按其地理范围划分。

（3）生活服务设施 社区应具备一定的生活服务设施，以满足社区人群生存的需要。

（4）文化背景及生活方式　社区居民具有某些共同利益与需要，面临着共同问题，由此形成了相应的文化背景和生活方式，是维系社区文化及传统的动力。

（5）生活规范及管理制度　一定的生活规范及组织管理制度能维持社区秩序，是社区发展的保障。

以上五要素中，人群和地域是构成社区的最基本要素。生活服务设施、文化背景及生活方式、生活规范及管理机构是社区人群相互联系的纽带。

3. 分类

（1）依地理位置划分　很多社区按地理界限划分。一个城市、小镇、村均可成为一个社区。每个社区中有各种单位和服务机构，如政府及有关机构、家庭、学校、医院、卫生所、商店、工厂等，形成了复杂的网络。

（2）依共同问题划分　某一健康问题影响了一群人，为解决健康问题，将人群集中到一定的区域，形成一个社区，其面积大小、人口多少因健康问题的影响而定。

（3）依人群兴趣或目标划分　有些社区由具有共同的目标或兴趣的人组成。如由于职业的联系，兴趣的相同或发展的需要，原来分散居住的人群聚集在一起而成为社区。

目前，我国常用的社区分类方式是将社区分为城市社区和农村社区两大类，每类再根据规模、行政级别或功能，进一步分别划分。城市社区由若干街道或居委会组成，农村社区由乡镇或村组成。

4. 功能

社区具有满足人群需要和管理的功能。其主要功能有：

（1）社会化功能　社区居民在共同生活及社会化过程中，不断学习和相互影响，形成社区所特有的风土人情、价值观等，有利于促进社会的发展。

（2）生产、分配及消费的功能　社区应满足居民生活需要，对某些物资及资源进行调配，必要时生产物资供居民消费。

（3）社会参与功能　社区内设有各种组织，通过举办各类活动为居民提供相互往来及参与的机会，增加社区居民凝聚力，增强归属感。如设立老人活动中心、青少年活动中心、图书馆等社区公共场所。

（4）社会控制功能　为保证社区居民的利益，完成社区的各种功能，社区制定一系列的社区条例、规范和制度，以保证社区居民遵守社区的道德规范，控制及制止不道德及违法行为，维持社会秩序，保障社区居民的安全。

（5）相互支援功能　社区居民相互帮助、相互支援，对儿童、残疾人和老年人等弱势人群提供相应的帮助和支援。社区可根据本社区居民的需要，设立老人日托所、学龄前托儿所、养老院、卫生站等。

二、社区卫生服务

（一）起源

1978 年，WHO 在《阿拉木图宣言》中，强调初级卫生保健应从个人、家庭和社区开始，"社区参与"对于"人人健康"战略目标的实现具有重要意义。此后，与"基层医疗"类似的概念——"社区卫生服务"（又称为社区健康服务）开始在世界流行。

（二）我国的社区卫生服务

1. 相关政策

中共中央、国务院《关于卫生改革与发展的决定》（1997 年 1 月）中指出：改革城市卫生服务体系，积极发展社区卫生服务，逐步形成功能合理、方便群众的卫生服务网络。同时指出：要加快发展全科医学、培养全科医生。这是我国政府第一次在中央文件中明确规定，要把发展社区卫生服务作为今后若干年内卫生改革的重要内容。

国务院十部委在 1997 年发表的《关于发展城市社区卫生服务的若干意见》中明确指出：社区卫生服务是社区建设的重要组成部分，是在政府领导、社区参与、上级卫生机构的指导下，以基层卫生机构为主体，合理使用卫生资源和适宜技术，以健康为中心、家庭为单位、社区为范围、需求为导向，以妇女、老年人、慢性病患者、残疾人和弱势人群为重点，以解决社区主要问题、满足社区基本需求为目的，融预防、医疗、保健、康复、健康教育、计划生育指导为一体，提供有效、经济、方便、综合、连续的基层卫生服务。

2006 年 2 月，国务院印发《关于发展城市社区卫生服务的指导意见》中提出，社区卫生服务机构提供公共卫生服务和基本医疗服务，具有公益性质，不以营利为目的。2006 年 6 月，卫生部、国家中医药管理局制定《城市社区卫生服务机构管理办法（试行）》，明确了社区卫生服务机构应承担 12 项公共卫生服务任务，包括健康教育、传染病和慢性病防治、计划免疫、妇幼保健、老年保健、康复、计划生育技术指导等。这些公共卫生服务主要由政府财政提供资金，免费向居民提供。社区卫生服务机构承担的基本医疗服务主要是小病、常见病、多发病，对于限于技术和设备条件难以安全、有效诊治的疾病，应及时转诊到上级医疗机构。

卫生部、国家中医药管理局于 2006 年 6 月印发《关于公立医院支援社区卫生服务工作的意见》，要求公立医院应有计划地安排具备相应工作资历和有关专业知识的卫生技术人员，定期或不定期地到社区卫生服务机构出诊、会诊并进行技术指导，接收、安排社区卫生服务机构的卫生技术人员、管理人员到本医疗机构进修、学习。同时，该意见还要求公立医院和社区卫生服务机构积极探索建立定点协作关系和双向转诊制度。

2. 职责

2006 年卫生部明确表示，社区卫生服务机构以社区、家庭和居民为服务对象，主要承担疾病预防等公共卫生服务和一般常见病、多发病的基本医疗服务。包括负责社区卫生诊断，传染病疫情报告和监测，预防接种，结核病、艾滋病等重大传染病预防等。危急重病、疑难病症治疗等，应交由综合性医院或专科医院承担。

3. 我国社区卫生服务体系

我国卫生体系分为卫生服务体系、卫生保障体系和卫生执法体系三大类。卫生服务体系又分为医疗保健服务体系、预防保健服务体系和社区卫生服务体系。

其中，社区卫生服务体系是以一级医院为主体，二、三级医院和预防保健服务机构为指导，城市街道、居委会为基础建立的卫生服务体系。由社区卫生服务指导中心、社区卫生服务中心、社区卫生服务站和其他基层医疗机构组成。社区卫生服务中心和社区卫生服务站是构成社区卫生服务体系的主体，诊所、医务所（室）、护理院等其他基层医疗机构是社区卫生服务体系的补充。

（1）社区卫生服务指导中心　其职能是在卫生行政部门的领导下，对辖区各社区卫生服务机构进行全面管理。负责辖区社区卫生服务发展规划的组织实施，社区卫生服务年度计划的制定并组织实施，社区卫生服务的队伍建设，对业务工作实施管理、指导、协调、监督、考核、评估，做好各相关单位的工作协调，承办上级部门交办的其他工作。

（2）社区卫生服务中心　在大中型城市，政府原则上按照3万～10万居民或按照街道办事处所辖范围规划设置1所社区卫生服务中心。

社区卫生服务中心的业务用房使用面积不应少于400m²，具备开展社区预防、保健、医疗、健康教育、康复与计划生育等工作的基本设备与条件。

社区卫生服务中心以辖区每万人口至少配备2名全科医生，全科医生与护士、预防保健人员比例不低于1∶2。

（3）社区卫生服务站　社区卫生服务站是对社区卫生服务中心无法覆盖区域的补充，服务人数为1万～1.5万人。其业务用房使用面积不应少于60m²；具备提供基本医疗卫生服务的基本设备；以辖区每2000～4000人配备1名全科医师，全科医师与护士和预防保健人员比例不低于1∶2。

社区卫生服务站可由社区卫生服务中心设立，或由综合性医院、专科医院设立，也可按照平等、竞争、择优的原则，根据国家有关标准，通过招标选择社会力量设立。如交通不便或居住分散，也可在500～1000人口的社区内设立一个小型的社区卫生服务站。距离社区卫生服务站最远的居民不超过2km，可使多数居民能用较短时间（步行20分钟）到社区卫生服务站。新建社区，可由所在街道办事处范围的社区卫生服务中心就近增设社区卫生服务站。

（4）其他基层医疗机构　如诊所、医务所（室）、护理院等是社区卫生服务体系的补充。政府鼓励社会力量参与发展社区卫生服务，提倡充分发挥社会力量设立的社区卫生服务机构的作用。

社区卫生服务中心与社区卫生服务站可实行一体化管理。

4. 建设与发展

卫生部于2006年出台《城市社区卫生服务机构设置和编制标准指导意见》中规定，街道人口达到3万～10万的要建立社区卫生服务站，而新建小区则必须由所在街道办事处范围的社区卫生服务中心就近增设社区卫生服务站。

目前，我国的社区卫生服务机构主要通过调整现有卫生资源，对政府举办的一级、部分二级医院和国有企事业单位所属医疗机构等基层医疗机构进行转型或改造改制设立。虽然起步较晚，但发展较快。截至2008年底，全国所有地级以上城市、98%的市辖区都已经开展了社区卫生服务，全国共建立社区卫生服务中心 7232 个，社区卫生服务站 21895 个。各地积极探索双向转诊、收支两条线管理、药物零差率销售、医疗保险预付等制度，很多地方通过建立家庭医生责任制、全科医师团队等，为社区居民提供健康教育、计划免疫、妇幼保健、慢性病防治等公共卫生和常见病、多发病的基本医疗服务。全国基本形成了社区卫生服务组织和服务网络。

三、社区护理

社区护理来源于公共卫生护理，20 世纪 70 年代由美国的露丝·依思曼首次提出。

社区护理是将公共卫生学及护理学的知识与技能结合，借助有组织的社会力量，以社区为基础，人群为服务对象，对个人、家庭及社区提供可及的、连续的、综合性的卫生服务。由基层护理人员立足社区、面向家庭，以社区内居民的健康为中心，以老年人、妇女、儿童和残疾人为重点，向他们提供集预防、医疗护理、康复、保健、健康教育和计划生育技术"六位一体"的综合、连续、便捷的健康服务护理。其服务宗旨是提高社区人群的健康。主要目标是启发及培养公众的保健意识，帮助公众早期发现及治疗疾病，辅导及督促公众形成健康的生活方式。

第二节 社区护理的发展与现状

一、国外社区护理发展

（一）国外社区护理发展史

1. 早期发展阶段

社区护理的发展可追溯到早期的公共卫生及公共卫生护理的发展。其早期发展与宗教及慈善事业有着密切关系。399 年，基督教会中的菲碧奥拉（Faciola）修女建造了第一个慈善医院收容患者，并劝请贵族妇女访问患者。1669 年，圣文森保罗（St. Vincent De Paul）出于宗教信仰在巴黎创立了"慈善姊妹社"，组织信徒为患者及贫困人员提供帮助，促进其自强自立。这是历史上社区访视护士的开始。

2. 地段访视护理阶段

1859 年，英国利物浦市的威廉·勒思朋（William Rathbone），因妻子患病获得良好的家庭护理，所以提倡家庭护理运动，在当地开创"地段护理服务"制度，并到南丁格尔护士学校请求合格护士的协助。

现代护理创始人南丁格尔在其护理实践中也逐渐认识到环境及心理因素对人类健康的影响，于1862 年在利物浦皇家医院护士学校培养从事公共卫生护理的地段护士，开始了地段护理教育，课程中注重个人卫生、环境卫生、家庭访视与护理，学生毕业后为居民提供居家护理服务。1874 年，伦敦成立了全国访贫护士协会。当时的地段护理服务内容侧重疾病护理，地段护士主要来源于经过培训的志愿者。

19 世纪 30 年代末，当时统计学资料显示母婴死亡率非常高，美国开始意识到院前及院后护理的重要性。1877 年，纽约市首先开始访视护理活动，成立地段访视社；1885 年开始有家庭访视护士，此后逐渐扩展；1890 年，美国访问护士机构发展到 21 家。

3. 公共卫生护理阶段

1893 年，丽黎安·伍德（Lillian Wald）女士在纽约的亨利街成立护理服务中心，提供当地所需的各项护理服务。她将保健护理服务设置在贫穷的移民区内，不仅对贫穷患者提供居家护理，也将公共卫生纳入视野，提倡护理人员独立开业，积极推进社区护理运动、妇幼卫生及全民卫生保健运动，将地段护理演变为公共卫生护理。她是第一个使用公共卫生护理名称的人，被称为现代公共卫生护理的开创人。20 世纪初，由于各国社会动荡和第一、二次世界大战以及与之相伴随的瘟疫流行，人们普遍认识到社会环境与疾病和健康的密切关系，西方一些国家相继开展了家庭访视护理，并逐步发展、完善为有组织的护理活动。美国于 1910 年首先在哥伦比亚大学开办公共卫生护理的全部课程；1912 年，美国公共卫生护理组成立。

4. 社区护理阶段

1970 年，美国将公共卫生护理与护理相结合，露丝·依思曼首次使用了社区护理一词，将公共卫生护理与社区护理进行了区别，认为社区护理是护理人员在各种不同形式的卫生机构中进行的各项卫生工作，其重点是社区；社区护士应关心整个社区居民的健康，包括生病在家疗养的人及健康人，社区护士的角色不仅是照顾者，还应该是健康教育者、咨询者、策划者、开业护士以及患者的代言人；社区护士应与其他卫生保健人员密切合作，以促进社区卫生事业发展及居民健康。社区护理在 20 世纪 80 至 90 年代迅速发展，为使社区护士能够独立胜任社区护理工作，对护士的社区护理教育已与其他教育同步进行，并有专门的社区护理教育及训练课程培养社区护士。

（二）国外社区护理现状

1. 美国

美国社区卫生资源配置以市场调节为主，卫生服务体系由社区卫生服务和医院服务两部分组成。其社区卫生人员主要有家庭医生、社区护士、护士助手、社会工作者、康复师、健康教育人员等。美国社区卫生服务起源于 19 世纪末，以需求为导向，形式多种多样，主要由家庭医生负责，家庭医生一般以个体或集体形式开业，居民就医时先找家庭医生，如果需要住院则由家庭医生转诊。

各州的社区护理工作范围有一定差异，但均以提供公共卫生护理和家庭护理服务两项工作为主。公共卫生护理的主要对象是社区的健康人群，特别是妇女、儿童、老年人；服务的内容是儿童计划免疫、妊娠妇女保健、新生儿及婴幼儿保健、老年人保健等预防保健服务。家庭护理的主要对象是社区患病人群，如各种慢性身心疾病患者、术后恢复期患者和临终患者等；服务的内容主要是医疗护理、康复护理及临终关怀护理等，如为术后患者检查伤口并换药、指导慢性疾病患者正确服药、指导脑卒中患者进行肢体功能康复、为临终患者控制疼痛等。无论是公共卫生护理服务还是家庭护理服务，社区护士均通过家庭访视的形式提供。

目前美国的社区护士全部由临床经验丰富的本科及以上注册护士承担，大约 1/3 具备研究生学历，具有部分处方权，能独立地服务于社区人群。

2. 日本

日本卫生机构的工作重点已逐渐由疾病治疗转向疾病预防，社区护理是 20 世纪 40 年代开始发展。日本的县、市、村都设有保健中心，拥有专门的医师、护士，完善的设备和管理，需经过专门的培训和考核后才能上岗。

保健中心的主要任务是通过教育宣传，提高全民健康保健意识，对本地区的人群进行定期保健检查和指导。其服务方式主要有两种：一种是家庭服务，到服务对象家中进行单独服务；一种是集体服务，是将服务对象集中到某一地点进行集中的服务。家庭服务经常进行，集体服务定期进行。

社区护士通过学校培养和医院护士转化两种途径。学校培养途径需要通过 3 年课程学习再加 1 年保健妇课程学习或 4 年制护理大学毕业后通过国家考试同时取得保健妇、看护妇两个资格；医院护士转化途径必须取得国家注册护士、有一定临床经验的医院护士，经过半年保健课程学习和自费的继续医学教育研修后才能取得社区护士职业资格。

3. 德国

德国卫生服务系统以私人开业为主体的家庭医生组织、医院、公共卫生服务机构为三大支柱。在社区卫生服务方面，公共卫生机构负责公共卫生、环境保护、传染病预防和管理，以及一些公共卫生服务的协调工作。家庭医生诊所负责常见病的门诊服务；医院负责接纳社区卫生机构转诊患者；而计划生育服务、家庭保健、孕妇指导、新生儿检查和婴幼儿卫生等由私人医师、医院和独立的医师协会共同负责。

德国 95% 以上的居民享受社会健康保险，健康保险制度规定居民就诊必须先找社区家庭医生，但社区卫生服务的医患关系并非固定不变，患者可以自由选择医生。医院一般不开设门诊，只提供住院服务。

德国全国约有一半护士从事社区护理工作。服务对象主要是社区老年人、儿童、术后恢复期的患者、慢性病患者和残疾人等。服务内容为慢性病的预防、自我保健康复和护理。从事社区护理服务的人员有家政人员（从事家政事务）、护理员（协助护士做好生活护理）和护士（主要从事护理专业工作）。无论是护士还是护理员，均要求有 5 年以上的医院工作经验。

4. 英国

英国是社区护理发展最早的国家。20 世纪 80 年代初，英国卫生事业进行了全面改革，医疗保健重点从二级医疗转向社区卫生保健，从疾病治疗为主转向健康维护和健康促进。

目前英国卫生保健系统大致形成"家庭 - 初级保健 - 院外治疗 - 院内治疗"的模式。社区卫生服务有三种形式：教区护理、保健访视和学校护理。教区护理是社区卫生服务的最主要服务方式，其内容有家庭护理、术后护理和保健护理等；保健访视是通过家庭访视，提供预防保健服务和健康教育；学校护理是对在校学生提供健康检查和健康教育等服务。

英国社区护士要经过严格的培训和筛选，要求正规护士学校毕业后再经 1 年社区护理技能培训的注册护士。

二、我国社区护理发展

（一）我国社区护理发展史

1925 年，北京协和医学院提出培养医、护学生具有临床医学和预防医学并重的观点，在医、护校的课程中设有预防医学课程。由协和医院格兰特（Grant）教授发起，与北京卫生科联合创办了公共卫生教学区，当时称为"第一卫生事务所"。1932 年，政府设立中央卫生实验处训练公共卫生护士。1945 年，北京协和医学院成立了公共卫生护理系，王秀瑛任系主任。当时的公共卫生护理课程包括健康教育、公共卫生的概念、心理卫生、家庭访视与护理技术指导。同年，北京的卫生事务所发展为 4 个，全国从事公共卫生的护士数量也有一定增加。

中华人民共和国成立后，协和医院停办卫生事务所，各卫生事务所改为各城区卫生局，局内设防疫站、妇幼保健所、结核病防治所等。一部分医院开始设地段保健科或家庭病床，但护士学校的课程设置中没有公共卫生护理课，社区护理也未开展。虽然城市及农村都设有三级卫生保健网，但参加预防保健的护士不多。

我国 1983 年开始恢复高等护理教育，课程设置中增加了护士预防保健知识和技能的训练。1994 年，卫生部所属的 8 所医科大学与泰国清迈大学联合举办了护理硕士班，在课程中设置了社区健康护理和家庭健康护理课程。1993 年和 1997 年，中等专业卫生学校对护理课程进行了两次调整，增加了社区护理方面的内容。1996 年 5 月，中华护理学会在北京举办了"全国首届社区护理学术会议"，会议倡导要发展及完善我国的社区护理，重点是社区中的老年人护理、母婴护理、慢性病及家庭护理等。

1997 年，上海成立了老人护理院。随后，深圳、天津等地先后成立了类似的社区护理服务机构，主要从事老年人的疾病及康复护理；全国相继在护理本科教学中开设了社区护理课程。同年，在国务院发布的《卫生改革与发展的决定》和卫生部提出的《关于进一步加强护理管理的通知》中，都强调了开展社区卫生服务和社区护理的重要性。1999 年，卫生部《关于发展城市社区卫生服务的若干意见》中又进一步从时限上规定了发展社区卫生服务的总目标。2000 年，卫生部科教司发出《社区护士岗位培训大纲（试行）》的通知。2002 年，卫生部提出《社区护理管理指导意见》。

（二）我国社区护理现状

目前，我国开展的社区护理服务项目主要有儿童计划免疫、新生儿家庭访视、社区卫生服务中心和社区卫生服务站的护理处置与诊疗辅助、讲座或宣传栏形式的居民健康教育等。2002 年，卫生部印发《社区护理管理的指导意见（试行）》，对我国社区护理管理、人员配备、基本要求、社区护理工作的考核与监督以及社区护士的职责等做了进一步说明。

1. 社区护理的管理及人员配备

（1）社区卫生服务中心应根据规模、服务范围和工作量设总护士长或护士长（超过3个护理单元的设总护士长），负责中心内部及社区的护理管理工作。护士数量根据开展业务的工作量合理配备。

（2）社区卫生服务站（点）应设护士长（或组长），负责护理管理工作。护士数量根据开展业务的工作量合理配备。由医疗机构派出设置的社区卫生服务站（点），其护理工作受所属医疗机构护理部门管理、监督和考核。

（3）承担社区卫生服务的其他医疗机构，应根据社区护理工作的需要，配备护理人员并设置护理管理人员。

2. 社区护理管理的基本要求

（1）工作时间和人力安排应以人为本，充分考虑服务对象的需要。

（2）护理实践中运用护理程序，根据对服务对象的评估情况，制定并实施护理计划，提供整体护理。

（3）为保障社区医疗护理安全，有效防止差错、事故和医源性感染的发生，针对社区护士工作独立性强、工作环境复杂的特点，必须严格执行消毒隔离制度、值班和交接班制度、医嘱制度、查对制度、差错与事故防范和登记报告制度、药品管理制度、抢救制度、传染病管理和报告制度、治疗室管理制度。

（4）应建立社区护士规范化服务的管理制度，如家庭访视护理、慢性病患者护理、康复护理等管理制度，实施社区护理技术服务项目并逐步规范。在社区卫生服务中心和站（点）的健康教育、患者双向转诊、入户服务意外防范、巡诊等制度中，应充分考虑护理工作，完善相关内容。

（5）实施社区护士继续教育制度，根据社区护理工作的需要和护理学科发展，加强在职培训工作，不断提高社区护士的业务水平。

（6）社区护士应佩戴胸卡，工作态度热情诚恳、耐心细致、仪表端庄。有条件的地区，家庭访视护理的护士可统一着装。

（7）社区卫生服务中心和站（点）的治疗室（输液室）独立设置，布局合理；工作环境整洁、安静、安全、有序。

（8）护理基本设备齐全。入户服务护理用品、交通工具及通讯联络条件基本保证。

3. 社区护理工作的考核与监督

建立社区护理工作的考核与监督制度，内容包括：①居民对护理服务满意率。②居民对护理服务投诉率。③社区护理差错、事故发生率。④社区护理服务覆盖率。⑤空巢老年慢性病患者访视、护理率。⑥家庭护理病历建档率，护理计划（含评估、诊断/问题、措施、效果与评价）与患者实际符合率。⑦社区护士培训率。

4. 社区护士的职责

（1）参与社区诊断工作，负责辖区内人群护理信息的收集、整理及统计分析。了解社区人群健康状况及分布情况，注意发现社区人群的健康问题和影响因素，参与对影响人群健康不良因素的监测工作。

（2）参与对社区人群的健康教育与咨询、行为干预和筛查、建立健康档案、高危人群监测和规范管理工作。

（3）参与社区传染病预防与控制工作，参与预防传染病的知识培训，提供一般消毒、隔离技术等护理技术指导与咨询。

（4）参与完成社区儿童计划免疫任务。

（5）参与社区康复、精神卫生、慢性病防治与管理、营养指导工作。重点对老年患者、慢性病患者、残疾人、婴幼儿、围产期妇女提供康复及护理服务。

（6）承担诊断明确的居家患者的访视、护理工作，提供基础或专科护理服务，配合医生进行病情观察与治疗，为患者与家属提供健康教育、护理指导与咨询服务。

（7）承担就诊患者的护理工作。

（8）为临终患者提供临终关怀护理服务。

（9）参与计划生育技术指导的宣传教育与咨询。

第三节　社区护理与社区护士

一、社区护理的服务对象

1. 健康人群

健康人群是指生理、心理、社会适应和道德处于完好健康状态的人群。

2. 亚健康人群

亚健康是介于健康和疾病的中间状态，经高水平医疗机构系统检查，未发现有疾病，而患者自己确实感觉到了生理、心理上的种种"不适"，出现体力下降、疲乏等不舒适症状。

3. 高危人群

高危人群是指存在一些具有某种高危险性特征（多指疾病）的人群，其发生疾病的概率高于普通人群，包括高危家庭的成员和存在明显危险因素的人群。

4. 重点人群

重点人群主要指妇女、儿童、老年人、残疾人等，这类人群有特殊的生理及心理需求，是需要重点保健的人群。

5. 患病人群

各种疾病出院后需要继续康复的患者，生活在社区的患有慢性疾病者和患有急性病需要立即就诊和转诊者，以及在家中度过人生最后时期的临终患者等都是社区护理的服务对象。

二、社区护理的特点和工作内容

（一）社区护理的特点

1. 预防保健为主

相对医院护理工作而言，社区护理服务更侧重于积极主动的预防，通过运用公共卫生及护理的专业理论、技术和方法，促进社区健康，降低社区人群的发病率。如通过一级预防途径（卫生防疫、传染病管理、意外事故防范和健康教育等），提高整个社区人群的健康水平。

2. 强调群体健康

收集和分析社区人群的健康状况，运用社区护理工作方法，将社区群体看做一个整体，不限于对个人、家庭和重点人群的服务，解决社区人群中存在的主要健康问题。如某社区护士通过建立健康档案，发现该社区糖尿病患者较多，则要考虑做相关疾病的群体干预。

3. 工作范围的分散性

社区护理服务对象居住相对比较分散，使得社区护士的工作范围更广，具有分散性。

4. 服务的长期性

社区护理服务对象长期居住于社区，其中慢性病患者、残疾人、老年人等特定服务对象对护理的需求具有长期性。

5. 服务的综合性

由于影响人群健康的因素是多方面的，要求社区护士的服务除了预防疾病、促进健康、维护健康等基本内容外，还要从整体全面的观点出发，从卫生管理、社会支持、家庭和个人保护、咨询等方面对社区人群、家庭、个人进行综合服务。

6. 服务的可及性

社区护理属于初级卫生保健范畴，需在第一时间内解决服务对象出现的问题。这就要求社区护理服务具有就近性、方便性、主动性和可及性，满足基层群众的健康需求。

7. 服务的自主性

社区护士的工作范围广，而且要运用流行病学的方法来预测和发现人群中容易出现健康问题的高危人群，因此社区护理服务具有较好的自主性。

8. 服务的独立性

在许多情况下，社区护士需要单独解决面临的健康问题，因此社区护士较医院护士有较高的独立性，需要具有独立认识问题、分析问题和解决问题的能力。

9. 多学科协作性

社区护理工作中，社区护士除了需要与医疗保健人员密切配合外，还要与社区的行政、福利、教育、厂矿、机关等各种机构的人员合作，才能完成工作。也需要利用社区的各种组织力量，如家政学习班、社区事业促进委员会、准父母学习班等，以及公众的参与来开展工作。

（二）社区护理的工作内容

1. 慢性病的防治与管理

随着经济与社会的迅速发展，高血压、冠心病、糖尿病、精神病和卒中等慢性病已成为威胁人们健康的主要因素，慢性病的发生与人类的生活方式密切相关，其可控危险因素有吸烟、超重与肥胖、缺乏运动、高血脂、高血压以及不良饮食习惯等。控制慢性病最有效的办法是社区防治，通过自身努力，慢性病完全可以预防和干预。

社区护士在慢性病防治中担当非常重要的角色，其主要工作有慢性病及高危人群的社区筛查，监测与干预，咨询和转介服务，社会工作服务，居家护理，长期照护服务等。

2. 重点人群的健康服务

社区中的儿童、妇女、老年人和残疾人是社区重点人群，这些人群由于特殊的生理特点，容易出现健康问题，可能会发生疾病或损伤，是社区卫生服务的重点服务对象，社区护理应侧重于日常生活与健康指导。社区护士可利用定期健康检查、家庭访视、居家护理等时机，对社区重点人群包括有健康问题家庭的家属进行健康保健服务。

3. 家庭健康护理

社区护士通过社区护理工作方法，对社区家庭进行健康护理，不仅对家庭中有健康问题的个人进行护理，还应关注家庭整体功能的正常与否、家庭成员间是否有协调不当、家庭发展阶段是否存在危机等。对家庭整体健康进行护理，强调整个家庭参与护理活动。

4. 传染病的防治

传染病不再是威胁人类生命的主要疾病，但却严重影响着人类的健康。传染病可预防的特点决定了其危害是可以避免的。因此，开展传染病的预防与控制具有重要的社会意义。

社区护士必须熟知国际、国内传染病的最新疫情、传染病的防治机构和可利用的资源等，掌握常见传染病的类型、传染病的传播方式、流行季节、预防与控制方法等。主动积极参与传染病的管理、社区传染病的预防与控制工作，对社区居民进行预防传染病的知识培训，提供一般消毒、隔离技术等护理指导与咨询，进行预防接种和传染病的社区监测，做到对传染病早期防范、早期发现、早期隔离和治疗，并按规定将疫情呈报到相关卫生部门。

5. 社区环境卫生

社区环境卫生包括：饮水卫生，污水处理，垃圾处理，食品卫生，家庭环境卫生，公害防治，病媒管制，空气污染、土壤污染、水污染、放射性污染预防管理等。

社区护理工作应充分考虑环境因素对人健康的影响，积极开展环境卫生教育，培养社区人群的环境保护意识，力求达到人人爱护环境卫生及控制环境中的有害因素，从而促进社区人群健康。

6. 学校卫生保健

学校卫生是以儿童和青少年为主要服务对象的一项团体卫生工作，是社区卫生服务的重要组成部分，学校卫生保健服务的内容主要是提供心身照护，创造安全、卫生的学校环境，培养学生健康的生活习惯，形成良好的健康行为，树立正确的健康观，培养学生的社会适应能力和人际关系能力等。

7. 社区精神心理卫生保健

社区精神心理卫生是利用精神医学、心理社会学及公共卫生学等方面的知识，对个人、家庭成员及特定人群进行精神心理评估，确认心理健康问题，通过健康教育、心理咨询、治疗及康复等心理卫生服务手段，协助解决社会适应问题，改变认识观；提高生活适应能力，增进心理健康及精神疾病的防治与恢复、家属的支持等。

8. 院前急救和灾害护理

对急性病症和意外损伤的现场急救护理，直接关系到伤病者的生命安危。社区护士需要运用专业的急救知识与技能，有效地为社区伤病者提供院前急救，挽救伤病者的生命。同时，在社区中广泛开展急救知识教育与培训，普及急救知识与技能，提高社区居民自救互救能力，增强防范伤害的意识。

灾害的发生，在给社区居民带来生命财产损失的同时，还造成了巨大的心理影响。灾害发生后，社区护士应全面了解社区灾害发生情况，积极开展相关灾害健康教育，在灾害的不同时期，开展相应的护理服务，促进灾民的身心健康。

9. 临终关怀

对社区的临终患者，社区护士应通过多种手段减少临终患者的痛苦，满足患者的需要，提高其临终阶段的生命质量。

三、社区护士的角色

社区护士的角色多种多样，在不同场合、不同情况、不同时间内扮演不同的角色。因此，需要社区护士灵活应用自己的知识及技能，完成各种角色所赋予的义务及责任。这是由社区护士的工作范围与职责决定的。

1. 照顾者

照顾者是社区护士的基本角色，为社区居民提供各种照顾，包括生活照顾和医疗照顾。

2. 健康意识的唤醒者

社区护士应唤醒社区人群及家庭的健康意识，促使人们积极主动寻求医疗保健，改变不良的生活习惯、健康观念，提高生活质量，包括患者指导、健康人群的指导和患者家属指导。

3. 管理者

社区护士是社区卫生服务机构的组织管理者，管理机构各部门的人员、物资情况，并根据社区具体情况及居民需求，组织多种健康服务的社区活动。

4. 协调者

社区护士对社区服务对象的社会文化背景及身心状态有较全面的了解，最适合协调各方面的关系，如社区卫生服务机构内卫生服务人员间的关系，以及卫生服务人员与居民、民警、行政管理部门的关系等。

5. 研究者

社区护士除做好社区护理工作之外，还需积极参加社区护理科研，以解决社区护理中存在的问题，促进社区护理学科的发展。

6. 代言者

社区护士了解社区人群的健康需求，对影响社区人群健康的环境、制度和政策提出合理化建议，是社区卫生的代言者。

四、社区护士的基本素质要求

社区护士所从事的工作比一般医院内护士所从事的工作范围广，涉及的问题多。因此，社区护士除应具备一般护士所应具备的护理基本能力外，还需具备以下几种素质：

1. 丰富的知识及娴熟的护理技能

社区护士的工作内容广泛，工作性质相对独立，因此要求社区护士不仅需要具有一定的社会、文化知识，还必须具有丰富的医学、护理知识及娴熟的专业技能，才能胜任社区护理工作。

2. 敏锐的观察能力及护理评估能力

社区护士在进行家庭护理时，常常是一个人到服务对象家中，需要严密观察可能发生的病情变化，对工作中出现的意外情况或新问题，要沉着、冷静地处理，谨慎地选择适宜护理措施，不能解决时，尽快与相关部门联系，争取得到救援和帮助。这就要求社区护士有敏锐的观察能力和护理评估能力。

3. 良好的职业道德及服务态度

社区护理服务对象涉及人群广泛，工作内容涉及多学科，且琐碎、复杂，但又具有很强的科学性和技术性，社区护士必须具有良好的职业道德，有爱心、耐心、责任心，及时解决服务对象的问题，对任何人一视同仁。在服务对象家中进行护理时，可能接触到家庭及个人的隐私，社区护士必须尊重服务对象个人和家庭的隐私权，遵守自己的职业道德规范。

4. 健康的身心

社区护士通过健康教育、健康咨询、家庭访视、居家护理等措施来解决社区居民及社区的健康问题，必须具备良好的心理素质，才能对工作中遇到的各种问题作出客观、正确的评价指导，否则难以胜任。此外，社区护士除担任社区卫生服务中心（站）的医疗护理、家庭护理工作外，还需要经常配合及参加其他各种医疗保健服务，如参加学校运动会的救护、老人活动的医护工作，对各种传染病的筛查、预防接种、家庭访视，参加社区的各项卫生活动等。因此，没有健康的体魄，也很难胜任。

5. 良好的社会适应能力

社区护理服务面向社区人群、家庭，要求社区护士能适应不同的工作环境，能在不同工作环境中为不同人群提供保健服务。

第二章　社区护理工作方法

　　护理程序、健康教育、家庭访视、居家护理及建立健康档案是社区护士开展社区护理实践时常用的工作方法，本章将结合社区中的个人、家庭和社区健康护理的特点介绍上述方法在社区护理实践中的应用。

第一节　社区中的护理程序

　　护理程序是一种系统、科学的护理工作方法，是护理人员以满足护理对象身心需要、恢复或增进健康为目标所进行的整体护理，包括评估、诊断、计划、实施和评价五个步骤。社区护士在开展社区护理实践时，应结合社区护理的特点，运用护理程序的工作方法，对社区中的个人、家庭和社区进行评估，以确定护理诊断/问题，并制定护理计划、实施及评价。

一、个人护理程序

　　个人是构成家庭和社区的基本元素，个人的健康是家庭和社区健康的基础，按照护理程序为社区中的个体护理对象提供护理服务是促进和维护家庭及社区整体健康的基础工作。

　　1. 个人评估

　　（1）评估内容　主要评估与个人健康问题相关的资料，包括生理、心理、社会、文化、精神方面的内容。其中个人及其家庭的意愿、个人的自理能力、家庭的照顾能力及社区保健服务资源等方面对个人的健康有着重要影响，是个人评估不可忽略的内容。

　　（2）评估方法　包括护理查体、系统观察、与个体及其家庭成员交谈及查阅相关健康资料等方法。

　　2. 个人护理诊断/问题

　　社区中个人护理诊断/问题也采用 PSE、PE 或 PS 及 P 方式陈述（P：problem，即健康问题，指护理对象现存的或潜在的健康问题；S：symptoms or signs，即与健康问题有关的症状、体征；E：etiology，即指导致健康问题的直接因素、促发因素或危险因素）。例如：

　　P：健康维持能力改变。

S：个人评估资料为"张某，40岁，公司中层管理人员。与其交流，发现其事业心极强，认为现代社会竞争激烈，只有通过透支健康才能比别人更快地获得事业成功。平时因工作需要经常应酬到很晚，或在单位加班到深夜。最近感觉疲乏，精力不足，记忆力减退，情绪不稳定"。

E：与不健康的生活方式（长期熬夜）导致身心功能减退有关。

3. 个人护理计划

制定护理计划包括对护理诊断/问题进行排序、制定护理目标、确定护理措施和评价方法。个人护理计划侧重于针对存在一定健康问题的个人的具体护理方法。

（1）**护理目标**　①3天后护理对象能坚持每晚10点前休息。②2周后护理对象自诉疲乏缓解，情绪稳定，精力恢复。

（2）**护理措施**　①对护理对象进行健康教育，以实际案例讲解不良生活方式，如长期熬夜对身体的危害，帮助其建立正确的健康观念。②指导护理对象合理安排时间，制定科学的日常作息时间表。③指导其家庭成员给予支持，帮助其建立健康的生活方式。

4. 实施个人护理

社区护士根据所制定的护理计划对个人实施健康护理，如日常保健指导、用药指导、遵医嘱进行护理技术操作等。

5. 个人护理评价

个人护理评价以个人护理目标为依据，评价目标实现情况，对导致目标未实现或仅部分实现的原因进行分析，必要时重新评估，确定新的护理诊断并重新修订护理计划。

二、家庭护理程序

家庭是个人生活的基本环境，也是构成社区的基本单位，家庭健康与个人健康及社区健康密切相关，按照家庭护理程序实施家庭健康护理是维护和促进个人和社区健康的关键环节。家庭护理程序是以家庭为单位的整体护理模式，是社区护士与家庭共同确认家庭健康问题、明确家庭健康需求、解决家庭健康问题的过程。

（一）家庭评估

1. 评估内容

家庭评估应侧重于收集与家庭整体健康相关的资料，包括：

（1）**家庭健康状况的相关资料**　包括家庭成员的健康资料、家庭对健康资源的利用状况及家庭的健康信念等。

（2）**家庭相关背景资料**

1）一般资料：包括家庭成员的年龄、教育程度、职业、民族、宗教信仰、经济状况等。

2）家庭环境：包括家庭住宅、生活环境、家庭与社区的关系以及家庭的心理、精神环境等。

　　3）家庭结构：指家庭内部的构成和运行机制，包括家庭角色、权利、沟通方式及价值结构：①家庭角色：家庭成员在家庭中的特定地位和职能。②家庭权利：指家庭成员在家庭中具有的影响力、控制权及支配权。家庭权利分为传统权威型、情况权威型、分享权威型三种类型。传统权威型根据家庭所在的社会文化传统决定权威；情况权威型根据家庭成员的经济地位决定权威；分享权威型家庭成员权利均等，共同协商家庭事务。③沟通方式：是家庭成员相互作用和维持相互关系的方式。④价值结构：指家庭在价值观念方面所持的观点、态度和信念。

　　4）家庭功能：指家庭完成发展阶段任务的能力和满足成员的需求，包括情感功能、社会化功能、生殖功能、经济功能及健康功能：①情感功能是维系家庭的重要基础，使家庭成员获得归属感和安全感。②社会化功能指家庭为子女提供社会教育，帮助子女完成社会化过程的功能。③生殖功能指家庭生儿育女、繁衍后代的功能。④经济功能指家庭为成员提供必需的经济支持，以经营家庭的正常生活。⑤健康功能指家庭促进和维护家庭成员的健康，并在家庭成员生病时提供多方面的健康照顾和支持功能。

　　5）家庭生活周期：我国目前常根据杜瓦尔（Duvall）的家庭生命周期模型，以核心家庭为主将家庭发展过程划分为八个阶段，包括已婚夫妻（没有子女）、养育子女家庭（最大的子女小于 30 个月）、学龄前儿童家庭（最大的子女从 2.5 ~ 6 岁）、学龄儿童家庭（最大的子女从 6 ~ 13 岁）、青少年家庭（最大的子女 13 ~ 20 岁）、子女离家家庭（从第一个子女离家到最后一个子女离家）、中年父母家庭（从空巢到退休）和老年家庭（从退休到夫妻双方均死亡），每一阶段均有其特定的发展内容及相应的问题。

　　2. 评估方法

　　评估方法主要有：①观察法：观察家庭环境、家庭的沟通方式、家庭的健康行为等。②交谈法：与家庭成员、邻居、亲戚朋友或社区管理人员交谈，可了解家庭成员的健康观和健康状况、家庭的决策和应对方式等。社区护士进行家庭评估时应将家庭视为一个整体，认真观察，耐心地与家庭成员交流，避免主观判断。

　　我国社区护理中常用的家庭评估工具有家系图、家庭亲密程度、家庭功能、社会支持度评估工具等。以下介绍常用于快速检测家庭功能的 APGAR 家庭问卷。该问卷是斯密克汀（Smilkstein）于 1978 年设计的检测家庭功能的主观评价问卷，适用于初次家访对家庭功能的简单了解。问卷名称的含义如下：

　　A（适应）：指家庭在发生问题或面临危机时，家庭成员对于内在或外在资源的运用情形。

　　P（合作）：指家庭成员对家庭问题共同作出决策的情形。

　　G（成长）：指家庭成员互相支持而趋向于身心成熟与自我实现的情形。

　　A（情感）：指家庭成员彼此之间的相互关爱的情形。

　　R（亲密）：指家庭成员对各种资源的共享情形。

　　家庭 APGAR 问卷包括两部分：第一部分测量个人对家庭功能整体的满意度（表

2-1)，第二部分用于了解个人和家庭其他成员之间的关系（表2-2）。

表2-1 家庭 APGAR 问卷（第一部分）

维 度	问 题	经常	有时	几乎很少
A（适应）	1. 当我遇到问题时可以从家人得到满意的帮助 补充说明＿＿＿＿＿＿＿＿＿	☐	☐	☐
P（合作）	2. 我满意家人与我讨论各种事情以及分担问题的方式 补充说明＿＿＿＿＿＿＿＿＿	☐	☐	☐
G（成长）	3. 当我希望从事新的活动或发展时，家人都能接受且给予支持	☐	☐	☐
A（情感）	补充说明＿＿＿＿＿＿＿＿＿ 4. 我很满意家人对我的情绪（喜、怒、哀、乐）表示关心和爱护的方式	☐	☐	☐
R（亲密）	补充说明＿＿＿＿＿＿＿＿＿ 5. 我很满意家人与我共度时光的方式 补充说明＿＿＿＿＿＿＿＿＿	☐	☐	☐

说明：三个备选答案"经常"、"有时"、"几乎很少"分别赋予2、1、0分。将五个问题得分相加，总分7～10分表示家庭功能良好，4～6分表示家庭功能中度障碍，0～3分表示家庭功能严重障碍。

注：摘自赵秋利主编《社区护理学》。

表2-2 家庭 APGAR 问卷（第二部分）

将与您同住的人（配偶、子女、朋友等）按密切程度排序			与这些人相处的关系（配偶、子女、朋友等）		
关系	年龄	性别	好	一般	不好
如果您和家人不住在一起，您经常求助的人（家庭成员、朋友、同事、邻居）			与这些人相处的关系（家庭成员、朋友、同事、邻居）		
关系	年龄	性别	好	一般	不好

注：摘自赵秋利主编《社区护理学》。

（二）家庭护理诊断

家庭护理诊断/问题应以家庭整体健康为中心提出，反映的是家庭整体的健康状况。例如：

P：照顾者角色障碍。

S：家庭访视中发现社区中某家庭有一个6岁的脑瘫患儿，该患儿至今不会站立、不能行走，患儿一直由其母亲照顾，其父亲因要筹集医疗费用，每天起早贪黑在外工作，不能分担患儿的日常照顾任务。该患儿曾进行短期的康复训练，因效果不理想而未能坚持。该母亲在长期独立照顾患儿的过程中感到疲倦、体力不支，甚至感到绝望并产生消极的想法。

E：与长期无支持的超负荷护理照顾有关。

（三）家庭护理计划

家庭护理计划应以家庭护理诊断为根据，结合家庭日常生活情况，充分发挥家庭资源优势，解决家庭健康问题。包括制定目标，寻找家庭内、外部资源，确认可运用的方法，拟订护理措施。根据上例制定家庭护理计划如下：

1. 护理目标

①1天内患儿母亲能积极寻求有关脑瘫患儿康复的资料。②2天内患儿母亲能认识到脑瘫患儿的康复训练需要长期坚持。③1周内患儿母亲能积极与其他脑瘫患儿家长交流脑瘫的家庭康复护理经验。④2周后患儿母亲能重新建立积极护理患儿的信心。⑤1个月内患儿母亲能定期带患儿到专业康复机构进行康复训练。

2. 护理措施

①对患儿及家长进行脑瘫患儿家庭康复护理知识和技能的健康教育。②为患儿母亲提供社区其他脑瘫患儿家长的联系方式。③向患儿及家长介绍脑瘫患儿康复的实际案例，帮助其树立信心。④为患儿母亲提供社区康复资源。

（四）实施家庭护理计划

家庭护理实施是将家庭护理计划付诸行动的阶段。实施过程中应以家庭成员为主，社区护士进行指导、协调和帮助。实施应充分利用家庭的内、外部资源，重点解决家庭亟须解决的健康问题。具体内容包括：①指导家庭营造安全有效的交流环境和场所。②介绍或强化有效的家庭交流方式、应对技巧和行为。③指导各家庭成员的行为与家庭的目标、需要和活动协调一致。④为家庭成员提供情感支持，分担忧愁，给予安慰和鼓励。⑤对家庭进行健康教育，并提供有效的信息。⑥为缺乏自护能力的家庭提供直接的护理。⑦指导家庭排除实施家庭护理计划的障碍。⑧帮助家庭充分认识并发挥自身的功能。⑨与家庭建立长期的合作关系，在家庭需要时提供可靠的援助。

（五）家庭护理评价

常用的评价指标有家庭功能状况，家庭发展任务完成情况，家庭资源的利用情况等。家庭护理评价贯穿于家庭护理的全过程，社区护士应根据评价的结果，及时修改和补充护理诊断、护理计划和评价标准，或在目标实现后结束家庭护理。

三、社区护理程序

社区护理的最终目的是促进和维护社区整体的健康，社区护理服务对象为社区群体层面时，社区护士应从社区整体健康的角度，应用护理程序开展护理实践。

（一）社区护理评估

1. 评估内容

包括地域、人群和功能三方面：

（1）地域　①社区地理位置、范围与边界。②社区环境特征包括自然环境及人为环境。人为环境指各种人为因素造成对社区环境的影响，如社区有无工业污染、噪声污染，社区中布局有无被人为破坏，房屋、桥梁的建造是否存在潜在隐患等。

（2）人群　①社区人口学资料，如人口数量与密度、年龄分布、性别、婚姻、籍贯、职业、受教育程度等，人口增减状况及趋势、人口流动速度和状态、人口就业与失业比例等。②社区人群健康状况指标，如社区疾病特征（急慢性病发病率、传染病发病率、精神病患病率、残疾率及常见疾病构成等），社区死亡特征（居民平均寿命、婴儿死亡率、产妇死亡率、死亡人群性别和年龄分布、社区的主要死因等），潜在健康问题（社区中易感人群、高危人群数量及其分布情况，社区居民的行为与生活方式，如饮酒、吸烟、饮食习惯、疾病预防、求医和遵医行为、与健康有关的习俗等）。

（3）功能　主要指与健康相关的功能，如社区政府支持和参与健康活动的状况、社区保健福利状况、社区健康政策制定状况，以及社区内医疗服务机构的种类、数量、服务项目、医疗设备、病床数，医护人员数量、素质与专长等。

2. 评估方法

包括查阅现有资料、调查法、观察法、交谈法、社区实地考察法等。

（二）社区护理诊断

社区健康的护理诊断/问题是以社区整体健康为中心提出的，反映整个社区的健康状况。例如：

P：社区应对无效。

S：社区某建筑工地彻夜施工，严重影响居民正常休息，居民向物业管理部门及社区有关机构多次反映，但未有改善。

E：社区管理人员对噪音影响健康的认识不足，社区没有能力解决噪音污染问题。

（三）社区护理计划

社区护士应与居民共同制定社区护理计划。社区健康问题较多，而社区可利用的资源有限，需要对问题进行排序，从而确定护理目标及具体的护理措施。

1. 确定社区护理问题优先顺序的原则

（1）问题的严重性　危害严重的问题应优先解决，如影响人数多、致死率高、造成残障的比例高、经济损失大的问题应优先解决。

（2）预防效果　可预防的健康问题应优先处理，防患于未然远比问题发生后产生不良后果再行补救更有效。

（3）健康政策与目标　与政府机构的健康政策和目标一致的社区健康需求应优先满足，解决这类问题更易得到人力、物力及经济支持。

（4）可利用的资源　有充足资源可利用的健康问题应优先解决。

（5）解决问题的动机　多数居民最想解决的问题应优先考虑，可得到社区居民的配合与支持。

（6）解决问题的有效性　优先解决见效快、效果好、投入少的问题。

2. 护理目标

①1 天内社区管理人员能陈述噪音对健康的危害。②3 天内施工单位能够与社区护士、社区管理人员及居民共同协商解决噪音污染的方法。③1 周内夜间施工的噪音问题得到解决。

3. 护理措施

根据上例判定护理措施如下：①社区护士举办有关"噪音对健康的危害"的社区健康教育讲座。②社区护士向社区管理人员及居民讲解有关"城市区域环境噪音标准"及"社会生活噪音污染防治的法律规定"。③社区护士、社区管理人员及居民代表与施工单位管理人员共同协商解决夜间施工噪音污染的问题。

（四）实施社区护理计划

实施方式包括社区群体健康教育和社区健康管理。主要内容有社区健康的基础资料调研、具有共性健康问题群体的教育及保健指导、社区健康档案的管理、向政府提案和社区整体环境规划等。社区护士在实施护理干预前应熟练掌握相关知识与技能、预测实施中可能出现的障碍、准备良好的实施环境；实施过程中需调动社区服务对象的积极性，与社区多部门合作，充分利用社区各种资源，进行分工协作或授权执行；实施结束应及时做好记录。

（五）社区护理评价

社区护理评价的目的是测量和判断社区健康目标的进展和实现程度，以及社区护理工作的效率和效果等。常用的评价指标包括：①与社区健康相关的各种指标，如平均寿命、死亡率、患病率、死因顺位、健康普及率、不良生活行为改善率、健康教育覆盖率、体检率、疾病检出率、离婚率、自杀发生率、就诊率及水质达标率等。②各项反映社区护理工作效率的指标：人员的投入、设备和物品的消耗、社区护理工作量等。

第二节　社区健康教育

健康教育是社区护理重要的工作方法。在社区护理实践中开展有效的健康教育，可引导社区居民树立健康意识，关心个体、家庭和社区的健康问题，养成良好的健康行为和生活方式，提高自我保健能力和群体健康水平，并积极参与健康教育和健康促进规划的制定和实施，从而促进我国 21 世纪"以知识促进健康"卫生发展战略的实现，提升全民健康素质。

一、健康相关行为

行为是有机体在内外环境刺激下所产生的生理、心理反应。美国心理学家伍德渥斯（Woodworth）针对人类行为提出了著名的 S－O－R 模式：S 代表内外环境中的刺激源；O 代表有机体，即行为主体人；R 代表人的行为反应。

健康相关行为是指人类个体和群体与健康和疾病有关的行为。按照 S－O－R 模式，健康相关行为可理解为人类在内外环境刺激下所引起的与健康和疾病相关的行为反应。个体在各种因素的刺激下，可作出有益于健康或不利于健康的决策，从而实施促进健康或危害健康的行为。

（一）健康相关行为的分类

按照对行为者自身和他人健康状况的影响，可将健康相关行为分为促进健康行为和危害健康行为。

1. 促进健康行为

指个体或群体表现出的客观上有利于自身和他人健康的一组行为。

（1）特征　①有利性：行为有益于自身、他人和社会，如不吸烟、不酗酒。②规律性：行为规律有恒，非偶然行为，如起居有常、饮食有节。③和谐性：个体的行为表现既具有鲜明的个性，又能根据整体环境随时调节自身行为，有益于自身、他人的健康。④一致性：外显的行为与内在的心理情绪协调一致。⑤适宜性：行为强度有理性控制，无明显冲动的表现，对健康有利。

（2）分类　①日常健康行为：如合理营养、平衡膳食、充足睡眠、积极锻炼等。②避开有害环境行为：避开有害的物理环境以及积极应对不利于健康的社会环境。③戒除不良嗜好：戒除对健康有害的个人偏好，如不吸烟、不酗酒、不滥用药物等。④保健行为：正确、合理地利用卫生保健服务，如定期体检、预防接种、健康咨询等。⑤预警行为：指预防事故发生和事故发生后正确处置的行为，如乘坐飞机、汽车系安全带，意外事故发生后的自救和互救。⑥求医行为：察觉到自己有某种疾病时，积极寻求科学可靠的医疗帮助行为，如主动求医、真实提供病史和症状等。⑦遵医行为：已知自己患病后，积极配合医护人员，服从治疗的一系列行为。⑧患者角色行为：患病后及时解决原有角色职责，转而接受医疗和社会服务；在身体条件允许的情况下发挥自己的主观能动性；伤病致残后，积极康复；以正确的人生价值观和归宿感对待病残和死亡。

2. 危害健康行为

危害健康行为是个体或群体在偏离个人、他人乃至社会健康期望方向表现出的一组行为。

（1）特征　①危害性：对自己、他人和社会的健康有直接或间接的、明显或潜在的危害作用。②稳定性：对健康的危害有相对的稳定性，其影响具有一定作用强度和持续时间。③习得性：是个体在后天生活经历中习得的，可以通过学习来改变。

（2）分类

1）不良生活方式与习惯：不良生活方式是人们习以为常的、对健康有害的行为习惯，如吸烟、酗酒、缺乏运动锻炼、高盐高脂饮食、不良进食习惯等。不良生活方式与肥胖、心脑血管疾病、早衰、癌症等关系密切。

2）致病性行为模式：是导致特异性疾病发生的行为模式，研究较多的是 A 型和 C 型行为模式：①A 型行为模式：是一种与冠心病密切相关的行为模式，又称"冠心病易发行为"，其核心表现为不耐烦和敌意。平时争强好胜，工作节奏快，有时间紧迫感；警戒性和敌对意识较强，勇于接受挑战并主动出击，而一旦受挫就不耐烦。产生该行为的根本原因是过强的自尊和严重的不安全感。A 型行为者由于长期生活在紧张的节奏之中，体内通常有去甲肾上腺素、睾酮和血清胆固醇的异常升高，由此促进肾素、血管紧张素持续大量释放，A 型行为者冠心病发病率、复发率和致死率显著高于正常人。②C 型行为模式：是一种与肿瘤发生有关的行为模式，又称"肿瘤易发行为"。其核心表现为情绪过分压抑和自我克制，爱生闷气，表面隐忍而内在情绪起伏大。C 型行为者体内神经 - 体液水平长期紊乱，导致免疫功能下降。研究表明，C 型行为者恶性肿瘤的发生率比正常人高 3 倍左右。

3）不良疾病行为：不良疾病行为可发生在从个体感知到自身患病到疾病康复这一过程的任何阶段，常有瞒病行为、恐惧、不及时就诊、不遵守医嘱、角色行为超前或缺如、角色心理冲突及悲观绝望等心理状态或求神拜佛等迷信行为。

4）违反社会法律、道德的危害健康行为：如吸毒、性乱等既直接危害行为者个人健康，又严重影响社会健康与正常社会秩序的行为。

（二）健康相关行为改变的理论

人类的健康相关行为受多种因素影响，健康相关行为的改变过程非常复杂。各国学者提出多种改变行为的理论，以期改变人们的健康相关行为，应用较多的理论模式有知信行理论、健康信念模式和格林模式。

1. 知信行理论

知信行理论即知识、态度/信念、行为理论。该理论主要阐述人类健康行为的形成，包括获取知识，产生信念及形成行为三个连续过程，其中知识是基础，信念和态度是动力，产生促进健康行为是目标。

该理论认为，人们首先要掌握健康相关知识，并对知识进行积极的思考，相信这些知识，并激发强烈的健康责任感，逐步形成信念。信念确立以后，如果态度未发生转变，行为转变的目标也难以达到。因此，信念的确立和态度的转变是其中两个关键步骤，是行为转变的前提。在帮助人们形成健康行为的过程中，可通过增加信息的权威性、实例强化、针对性的干预措施等方法来促进人们健康信念的建立和态度的转变，从而主动形成有益于健康的行为。

2. 健康信念模式

健康信念模式由 Hochbaum 于 1958 年提出，后经 Becker、Rosenstock 等社会心理学家修订逐步完善。该模式以心理学为理论基础，解释人们采取或不采取健康行为的主要原因，以预测人们对预防性健康行为的执行与否。该模式认为，健康信念是人们接受劝导、改变不良行为、采纳健康行为的关键。

该模式由三部分组成：个体认知、修正因素和行动的可能性。其模式的核心是感知威胁和知觉益处，前者包括对疾病易感性和疾病后果严重性的认知，后者包括对健康行为有效性的认知。

（1）个人认知　个体感知到某种疾病或危险因素的威胁，并进一步认识到问题的严重性：①对疾病易患性的认识：患某疾病的可能性大吗？自己会患这种病吗？人们需要判断自己患此疾病的概率大小，概率越大，越容易采纳健康行为。②对疾病严重性的认识：人们对疾病引起的后果的判断，包括临床后果（疼痛、伤残或死亡）及社会后果（对事业、家庭及社会关系的影响）。相信其后果越严重，越可能采纳健康行为。

（2）修正因素　①人口因素、社会心理因素以及结构因素：人口学因素，包括年龄、性别、民族、人种等；社会心理学因素，如人格特点、社会阶层、社会压力；结构性因素，如个体对健康或所患疾病的认识。不同特征的人采纳健康行为的可能性相异，如老年吸烟者对于烟草导致冠心病、肺癌的认知要比青年人深刻，戒烟的可能性较青年人大。②行动的线索：如大众媒介对疾病预防与控制的宣传、医生建议采纳健康行为、家人或朋友患有此种疾病等都有可能作为提示因素诱发个体采纳健康行为。提示因素越多，个体采纳健康行为的可能性越大。

卫生部推出的"中国健康知识传播激励计划"即是一个充分利用媒体传播慢性疾病防治知识的成功范例。卫生部疾控局和新闻办以及中国记协新闻发展中心自 2005 年起联合推出"中国健康知识传播激励计划"，确定每年选定一种威胁大众健康的主要疾病为主题，传播疾病防治知识。2005～2011 年主题分别是高血压、癌症、血脂异常、糖尿病、健康体重、吃动平衡及骨质疏松。该计划广泛调动了新闻记者、专家学者、公众和社会力量参与健康知识传播的积极性，在专家学者和公众之间搭建了相互沟通的桥梁，通俗而准确地传播健康知识，为我国居民采纳健康行为提供了积极的行动线索。

（3）行动的可能性　包括对预防性健康行为利益以及障碍的认知：①对预防性健康行为利益的认知：指个体对实施或放弃某种行为后，能否有效降低患病的危险性或减轻疾病后果的判断，如个体相信吸烟确实与多种疾病有关，对健康的危害很大。②对预防性健康行为障碍的认知：指个体对采取该行动的困难的认识，如对个人爱好难以割舍，时间花费较多、经济负担较大等。

对健康行为益处的信念越强、面临的障碍越小，个体采纳健康行为的可能性越大。

例如，老王从电视和报刊上看到有关健康饮食习惯重要性的信息（提示因素），使他意识到自己需要调整饮食习惯，因为自己偏好熏烤食品。他记得社区健康教育讲座曾介绍食品在熏烤过程中会产生大量多环芳烃化合物，其中含有强致癌物质。他也知道自己患消化系统疾病的概率比其他人高，因为他有家族史，由此得出结论，自己是消化系统疾病的易感者（对疾病易感性的认知）。基于上述因素，他充分认识到必须关注自己患消化系统疾病的可能性（对疾病严重性的认识），如果坚持戒除进食熏烤食品，将有助于延缓消化系统疾病的发生（对行动好处的认知），但也感到要改变自己多年的饮食偏好确实不易（对行动困难的认知）。所以，他现在必须权衡利弊关系，决定是否要坚持戒除进食熏烤食品。

3. 格林模式

格林模式是由 Green 和 Kreuter 共同创立并逐步完善的健康教育模式。该模式强调在教育诊断和评估中重点关注影响健康行为的倾向因素、促进因素及强化因素，以及在行为干预的计划执行与评价过程中运用政策、法规和组织的手段。该模式由九个阶段组成，第一到第五阶段是五个诊断，第七到第九阶段是三种评价。具体步骤如下：

（1）社会学诊断　主要评估生活质量与社会环境两方面，以确定影响居民健康的主要社会因素。

（2）流行病学诊断　客观地确定威胁社区人群生命与健康的疾病或健康问题；导致这些疾病和健康问题的主要危险因素；健康问题的受累人群及其分布特征；这些疾病或健康问题在地区、季节、持续时间上的分布规律；对干预最为敏感、预期效果和效益可能最好的健康问题。

（3）行为及环境诊断　针对教育对象存在的健康问题，通过调查、分析，找出与此有关的行为与环境因素，分析各因素的重要性和可变性，确定可干预的重要行为。

（4）教育及组织诊断　分析影响特定健康行为的倾向因素、促进因素及强化因素，确定优先需要解决的健康问题，明确干预重点，进行教育与组织诊断。倾向因素是产生某种行为的动机、愿望或诱发某行为的因素，如知识、态度、信念和价值观等。促成因素指促使某种行为动机或愿望得以实现的因素，如保健技术和设施、医务人员、诊所、医疗费用等。强化因素是激励行为维持、发展或减弱的因素，如家人、亲友和同事的态度和行为。

（5）管理与政策诊断　研究、分析健康教育实施过程中行政管理、政策方面的相关资源及对教育项目的支持或阻碍作用。

（6）实施教育规划　包括制定实施时间表，建立组织结构，配备和培训工作人员，配备设备、物品，控制质量。

（7）过程评价　实施过程中不断评价，找出问题并调整计划。

（8）效果评价　评价健康教育的近期影响和中期效果。

（9）结果评价　在健康教育结束时，明确是否达到了预期目标。

二、社区健康教育的概念

社区健康教育是以社区为基本单位，以社区人群为教育对象，以促进居民健康为目标，有目的、有计划、有组织、有评价的系统社会活动和教育活动。其目的是促进社区群众增强健康意识，合理利用社区卫生服务资源，掌握基本的保健知识和技能，养成健康行为和生活方式，以提高自我保健能力和群体健康水平。

三、社区健康教育的对象

社区健康教育以全体社区居民为教育对象，可分为以下四类：

1. 健康人群

这类人群比例最大，由各个年龄段人群组成。其中有些人缺乏自我保健意识，认为疾病距离他们太遥远，没有必要学习健康知识，因而缺乏对健康教育的需求。对健康人群的健康教育应侧重保健知识和常见病的预防知识。

2. 具有某些致病因素的高危人群

目前尚健康，但存在某些致病的生物因素或不良行为及生活习惯的人群。这类高危人群由于有某种疾病的家族史而易恐惧、焦虑，或是对健康教育持不以为然的态度。对高危人群的健康教育应侧重于预防性卫生教育。

3. 患病人群

包括临床期、恢复期、残障期及临终期患者。对于临床期、恢复期、残障期患者的健康教育应侧重于康复知识和技能教育；对于临终期患者的健康教育应帮助他们正视死亡，减少恐惧。

4. 患者家属及照顾者

患者家属及照顾者因长期承担照顾患者的任务，易产生身心疲惫感，应提高他们对家庭护理重要性的认识，帮助他们坚定持续治疗和护理的信念，并加强家庭护理知识与技能的教育。

四、社区健康教育的内容

社区护士应根据教育对象的需求和特点确定教育内容，除了传授健康知识、培训健康技能外，还须对居民进行健康观念教育，帮助人们树立正确的健康观，提高人们预防疾病、维持和促进健康的意识，从而改变不良习惯、养成良好的健康行为。我国《国家基本公共卫生服务规范（2011 年版）》详细列举了我国健康教育内容。

五、社区健康教育的方法

社区护士应根据教育内容、教育对象的特点选择适宜的健康教育方法。常用的方法有以下几种：

1. 专题讲座

专题讲座是指专业人员就某个健康专题以讲授的形式向学习者传授知识的教育方法。该方法适用于系统传播大众健康知识，如健康的生活方式与行为指导等。

2. 个别交谈

该方法适用于解决学习对象带有个性的问题，常用于家庭访视，如卒中患者家庭康复指导。

3. 讨论

以小组或团体沟通的方式对共同关注的健康问题展开专题讨论，适用于多种内容的健康教育。

4. 演示

详细展示某一具体护理技能的教学方法，如胰岛素注射的操作步骤等。

5. 角色扮演

通过让学习者扮演生活中各种不同角色，从不同的角度来思考问题，学习新的行为或解决问题的方法。该方法适用于健康态度及价值观方面的教育。

6. 音像教材

通过视听刺激进行信息和知识传递，能为学习者提供活动的画面，生动有趣，贴近生活，能给人们留下非常深刻的印象。如婴幼儿家庭护理基本方法、家庭急救护理常识等。

7. 板报或宣传栏

形式简单，通俗易懂，便于记忆，制作方便，所需费用不高，更换方便，能及时提供最新健康信息。如流感的防治、夏季如何预防腹泻等。

8. 案例分析

将一个或多个案例提供给学习者，根据相关内容进行讨论学习，帮助学习者发展解决问题的技能。

六、社区健康教育的程序

1. 社区健康教育评估

收集有关教育对象、教育环境、学习资源、教育者的资料，确定教育对象的学习需求。

（1）教育对象评估　评估一般情况、生活方式、学习能力、已掌握的健康知识和技能、对健康教育的兴趣和态度及医疗卫生服务资源等。

（2）教育环境评估　评估教育对象所处的社会环境，包括工作状况、经济收入、住房条件、交通设施、学习条件等。

（3）学习资源评估　对达到健康教育目标所需的时间、经费、参与人员、教学环境（包括物理环境、人际环境）、教育资料、教学设备及社区组织机构的支持等进行评估。

（4）教育者评估　包括教学能力、态度、专业知识和技能等方面的评估。

2. 社区健康教育诊断/问题

确定健康教育诊断/问题的步骤为：①列出社区中现存或潜在的健康问题。②选出由行为因素导致、可通过健康教育解决或改善的健康问题。③分析健康问题的危害程度，按其严重程度加以排列。④分析开展健康教育所具备的能力及资源，如领导的支持、社会有关部门的配合及人力、物力、技术支援的条件。⑤找出与健康问题相关的行为和环境因素，以及能够促进教育对象改变行为的相关因素。⑥综合上述因素，确定健康教育的首选问题，即最重要、所用人力和资源最少而能达到最大效益的健康教育项目。

3. 社区健康教育计划

社区护士应与社区其他卫生服务人员、社区基层组织领导及教育对象共同制定计划。计划的内容包括健康教育的目标，教育者和教育对象，教育内容和资料，活动日程和场所，活动组织网络与工作人员队伍，经费资源预算，评价方式、指标和方法等。

4. 实施社区健康教育计划

（1）实施前 ①社区组织与动员：社区健康教育的关键是首先要取得社区基层组织的支持，制定各项促进健康教育开展的政策，争取社区卫生机构、社会团体及各单位的协作，发挥家庭作用，广泛动员居民积极参与，充分利用社区的人力、物力、财力及信息资源，建立有效的工作网络。②制定实施进度表：包括实施时间、工作内容、负责人、地点、预算、设备物件等。③培训教育者：对教育者进行相关专业知识和技能、管理知识、调查方法、健康教育实施过程中的技巧和注意事项等方面的培训，保证健康教育规范进行。④准备教学物资：包括教育的资料、教学媒体、适宜的场所等。⑤教育对象的准备：通知教育对象及其家属有关健康教育的内容、时间、地点，并指导他们在生理、情感和认识上做好准备，保证以充沛的精力、积极的态度参加健康教育活动。

（2）实施中 应循序渐进地对教育对象的健康问题进行指导，灵活掌握教育时间，合理安排教育内容，采用多样化的教育形式促进教育对象积极参与，加强质量控制。

（3）实施后 注意总结经验，培育健康教育开展有效的社区，作为模范起带头作用，并向其他社区推广经验。

5. 社区健康教育评价

评价贯穿于健康教育计划执行的全过程，可有效监督和保障健康教育计划的顺利实施，促进目标实现。

（1）评价内容 ①过程评价：评价健康教育内容、方法、时间、教育对象的参与程度、材料的发放程度是否符合计划要求。②效果评价：评价教育对象的知识、态度、行为及其健康状况的改变，经济效益和社会效益等方面的变化等。

（2）评价的方法 实际工作中应根据社区健康教育的对象及客观条件采取适当的评价方法，可采用查阅档案资料、目标人群调查和现场观察法、会议交流法、卫生知识小测验等方法进行评价。

七、社区健康教育服务规范

卫生部颁发的《国家基本公共卫生服务规范（2011年版）》（见附录）对我国健康教育服务规范进行了明确的阐述，具体内容包括健康教育服务对象、教育内容、服务形式、服务流程、服务要求及考核指标等，为我国社区健康教育服务规范提供了有效的指导。

第三节　家庭访视

家庭访视是社区护理工作的重要方法。社区护士通过家庭访视，评估家庭成员的健康状况，家庭的结构和功能、健康观念和行为、环境和资源，从而确定家庭存在的健康问题，制定和实施合理的家庭护理计划，维护和促进家庭健康。

一、概念

家庭访视是指为了维护和促进个人、家庭和社区的健康，社区护士在服务对象的家庭环境里，为访视对象及其家庭成员提供护理服务的过程。在服务对象熟悉的家庭环境中开展家庭访视，家庭成员可充分参与家庭护理活动，与社区护士直接交流相关健康问题，促进家庭资源的合理利用，有助于社区护士为服务对象提供便捷、可行及个体化的家庭护理服务。

二、目的

1. 发现家庭健康问题及其影响因素：在家庭环境中对家庭成员的健康观和行为，家庭的结构、功能、资源和环境进行评估，可收集真实的资料，确定家庭健康问题及影响家庭健康的相关因素。

2. 为居家患者或残疾人提供适宜、有效、综合性的护理服务。

3. 促进家庭健康功能：为家庭提供促进健康和预防疾病的健康教育和健康咨询服务，鼓励家庭成员积极参与家庭保健活动，提高家庭及成员的自我健康管理能力。

4. 为确定社区健康问题提供基础资料。

5. 建立良好的信任关系：访视对象在自己熟悉的家庭环境中可与社区护士充分交谈，易于双方建立良好的信赖关系，有助于家庭访视活动的进行。

三、种类

按照访视目的、对象和内容的不同可将家庭访视分为评估性家访、预防保健性家访、连续性家访和急诊性家访。

1. 评估性家访

（1）目的　进行家庭健康评估，发现健康问题，为制定护理计划提供依据。

（2）对象　有健康问题或有老年人、婴幼儿的家庭。

（3）内容　收集家庭健康相关资料，确定健康问题。

首次家庭访视都包含评估性家访内容。

2. 预防保健性家访

（1）目的　进行疾病预防、日常保健指导，提高家庭成员保健知识水平及自我健康管理能力。

（2）对象　服务对象有需求的，符合家庭访视条件的家庭。

（3）内容　家庭日常保健知识及常见病预防知识宣教，家庭管理的相关知识和技能指导，如家庭生活周期、家庭安全环境的营造、家庭健康管理、父母角色的技巧、家庭有效交流等。

3. 连续性家访

（1）目的　为居家患者提供直接的护理服务。

（2）对象　有慢性病患者及残疾人的家庭。

（3）内容　为访视对象实施基础护理操作和健康指导，如静脉输液、导尿、更换伤口敷料、家庭氧疗指导、用药指导等。

4. 急诊性家访

（1）目的　处理家庭临时和紧急情况。

（2）对象　有突发健康问题、需提供临时护理服务或紧急救护的家庭。

（3）内容　提供家庭急救护理，如处理输液反应，正确有效的止血、包扎和固定措施，进行心肺复苏等。

四、程序

包括访视前、访视中、访视后三个阶段。

（一）访视前

访视前，社区护士应确定家庭访视的对象及优先次序，查阅相关资料，对访视家庭进行初始评估，制定家庭访视计划，联络被访家庭，准备家庭访视的用品，安排访视路线。

1. 确定访视对象及优先次序

当社区中需要访视的家庭较多时，应根据以下原则合理安排访视的优先次序：

（1）先访视有严重健康问题或有急性患者的家庭，如先访视有外伤出血患者的家庭，再访视需要进行压疮换药的患者家庭。

（2）先访视有传染性疾病患者的家庭，如先访视有痢疾患者的家庭，再访视需要进行糖尿病饮食指导的家庭。

（3）先访视健康问题涉及人数较多的家庭，如先访视食物中毒的家庭，再访视需要进行脑卒中恢复期康复训练指导的家庭。

（4）先访视资源不足的家庭，如先访视生活贫困、教育程度低、家庭照顾不足、**不能充分利用卫生资源的家庭**。

（5）先访视有时间限制的家庭。

确定家庭访视的优先次序应根据实际情况灵活运用上述原则，必要时须根据访视的内容、访视家庭的意愿、交通路线、时间限制、安全状况等具体情况作出相应调整。

2. 根据现有资料进行初始评估

社区护士在家访前应根据访视对象的现有资料，如健康档案、健康咨询记录、既往住院治疗和护理资料、社区卫生服务站或家庭治疗和护理记录等，对访视对象进行初始评估，了解其生理、心理状况，健康行为，家庭环境，社会文化状况及可利用的卫生服务资源，分析影响访视对象健康的相关因素，为制定或调整家庭访视计划提供基础资料。

3. 制定家庭访视计划

对初次访视对象制定访视计划应充分利用初始评估资料；对于目前正在接受家庭连续性护理的访视对象，应对前次访视进行评价，及时调整计划。制定访视计划的步骤包括：

（1）确定访视对象的需求及优先次序　一次家庭访视通常不能解决访视对象所有

的健康问题，应根据问题对健康影响的严重程度及当前可利用的资源确定本次家访最需要解决的问题。如某老年空巢家庭中，妻子因长期独自照顾患老年痴呆的丈夫，身心疲惫，不想再承担家庭照顾的任务。因此，本次访视中，对照顾者提供心理和情感支持，稳定其情绪，鼓励她承担照顾任务，或帮助其寻求家庭外的照顾资源是当前最迫切的需求，而有关语言训练指导可推迟到以后的家庭访视中。

（2）确定访视目的和目标　访视目的是对家庭访视活动预期效果的总体描述，访视目标则具体陈述。如对于有偏瘫患者的家庭，访视目的为"有效提高患者的自理能力"，而访视目标则应具体陈述为"患者能利用辅助用具独立进餐"。

（3）确定访视内容和时间　根据访视目标和访视对象的需求及其家庭实际情况确定访视内容和时间。访视内容应包括解决健康相关的问题及促进健康的活动，访视时间的确定应结合家庭活动的具体安排选择适宜的时间，以避免家庭其他活动的干扰。

（4）确定访视所需物品　根据访视内容列出家庭访视需要的物品。

（5）确定评价指标　家庭访视过程中，部分访视活动的效果不能立即体现，因此评价指标应包括短期评价指标和长期评价指标。短期评价指标可评价访视对象对家访活动的即时反应，帮助社区护士在家访过程中及时调整访视活动计划；长期评价是在后续的访视过程中评价以往家访活动的效果。如社区护士在家访过程中指导母亲到社区防疫机构为孩子进行免疫接种，短期评价指标可为"母亲是否表现出愿意带孩子进行免疫接种"，长期评价指标为"母亲是否已经带孩子到社区防疫机构进行了免疫接种"。

4. 联络被访家庭

社区护士可通过电话联系被访家庭，并在首次电话联系中介绍自己的姓名、工作单位、本次访视的目的和内容，确认访视家庭的地址，了解访视家庭中可利用的资源，通知访视家庭做好相应的准备，并与访视对象协商访视时间。

5. 准备访视物品

访视所需物品应按访视目的和家庭可利用的物品情况进行准备。访视物品包括三类：

（1）基本物品　社区护士的家庭护理包内应配备基本物品，并在每次访视结束后及时补充，如常用体检工具（体温计、血压计、听诊器、手电筒、量尺）、常用消毒物品和外科器械（酒精、棉球、纱布、剪刀、止血钳）、隔离用物（消毒手套、塑料围裙、口罩、帽子、工作衣）、常用药物及注射用具、记录单和健康教育材料以及联系工具（地图、电话本）等。

（2）需增设的访视物品　每次家访前还应根据具体的访视目的增设访视物品，如为糖尿病患者进行饮食指导时应携带食物营养成分计算手册。

（3）可利用的家用物品　指导访视家庭准备一些家用物品，用来制作简易的护理用品，如利用座椅为脑瘫患儿制作简易的步行器，可将座椅的两前腿截去一段，装上两个小轮子。

6. 安排访视路线

社区护士应根据访视家庭地址的远近、问题的严重情况安排一天内的家庭访视路线，并准备简单的地图。

（二）访视中

家庭访视的具体内容包括与访视对象建立信任关系、核实初始评估的正确性、调整访视计划、实施家庭护理、对访视效果进行评价。

1. 建立信任关系

双方建立信任关系的关键在于初次访视。初次访视时社区护士应进行自我介绍、解释本次访视目的、所需时间。访视中社区护士应尊重访视家庭的交流方式、文化背景，发挥访视对象的主观能动性，多给予鼓励，并以诚恳的态度与其讨论家庭存在的健康问题。

2. 核实初始评估

初始评估是根据已有的健康资料对访视家庭进行评估和诊断，不一定能完全反映访视家庭的真实情况。因此，实际访视时应对初始评估进行核实，通过实地评估了解家庭实际存在的健康问题，发现新的健康需求，必要时调整访视计划。如社区护士在初始评估时了解到某一糖尿病患者的饮食结构不合理，需对其进行饮食指导，但通过家庭实地评估发现该患者已并发足部溃疡，因此社区护士应及时调整访视计划，为其进行足部护理，同时进行饮食指导。

3. 实施家庭护理

家庭护理的内容包括：①为家庭成员提供直接的护理。②对家庭进行健康教育。③为家庭成员提供情感支持，给予安慰和鼓励。④指导家庭充分利用家庭内外部健康资源。⑤指导家庭采用有效的交流方式和应对技巧。⑥指导家庭各成员的行为与家庭的目标和活动协调一致。

4. 评价

家庭访视结束前，社区护士需要对家庭访视进行评价，如评价护理措施的适宜情况，访视对象对家庭访视配合的程度，通过评价可及时调整家庭访视计划。

5. 简要记录

访视结束时应简要记录评估资料、实施的护理措施及干预的效果，记录时应注意兼顾与访视对象的交流。

6. 结束访视

访视结束时社区护士应与访视对象一起对本次访视进行分析总结，共同决定是否需要下次访视及下次访视的目的、内容及时间。离开访视家庭时，社区护士应给家庭留下其联系方式、工作单位地址等，以方便联络。

（三）访视后

访视后的工作包括：①及时消毒、处理用物，补充物品。②评价访视效果。③详细记录家庭访视情况。④与其他工作人员交流访视对象的情况，寻求更好的解决方法。⑤修改、完善访视计划。

五、注意事项

1. 仪表

服装整洁，利于工作；佩戴工作牌，表明社区护士身份；适当化淡妆；不宜佩戴贵重的首饰；姿态大方稳重，亲切自然，表现出对访视家庭的尊重和关心。

2. 建立合作关系

尊重访视对象，保守访视家庭的秘密，获得他们的信任，鼓励积极参与家访工作，给予其充分的自主性，不可擅自为家庭作出决策或干涉访视家庭内部事务，应与访视家庭建立平等、有效的合作关系，保证家庭访视的顺利进行。

3. 灵活应变

灵活应对家庭访视中的各种复杂情况，根据现场收集的资料作出决策，充分利用家庭和社会资源，必要时及时调整计划。

4. 访视时间

访视时间一般在 1 小时以内，尽可能选择家庭成员都在的时候进行家访，但应避开家庭的吃饭时间和会客时间。

5. 服务项目与收费

社区护士应明确告之访视对象相关收费项目及标准，但不直接参与收费，且不应接受礼金、礼物等。

6. 签订家庭访视协议

家庭访视前，社区卫生服务机构应与被访家庭签订家庭访视协议，以明确双方的责任与义务。协议包括问题、目标、计划、责任、期限、措施及评价等内容。协议可规范社区护士的护理行为，提高其法律意识，同时也是对双方权益的保障，有利于社区护理工作的管理及家访工作的顺利开展，避免护患纠纷。

7. 注意安全

社区护士在家庭访视过程中既要保护访视对象的安全，同时也应维护自身的安全。

（1）保护访视对象的安全　①社区护士应严格遵守社区卫生服务机构的安全规范、管理制度，明确职责范围，慎重对待不确定的信息。②进行护理操作时应严格执行护理操作常规、无菌技术操作规程和消毒隔离制度。③执行各种治疗前，应核对患者姓名、药品名称、剂量及浓度，配伍禁忌和用法，严防差错事故的发生。④对需要在家中进行输液或其他特殊治疗者应签订知情同情书。⑤在家庭中首次使用的药物。应在输液后至少观察 20 分钟无异常方可离去，并向患者和看护人员讲解注意事项，教会换液及拔针的方法，告之一旦发生输液反应或其他紧急情况，应立即停止输液并拨打 120 急救电话及时送医院救治，并与社区卫生服务中心取得联系。⑥妥善处理护理用物。治疗使用过的　次性物品及医用物品应带回社区卫生服务中心依照有关规定妥善处理，避免污染；社区护士应在患者家中洗手以防交叉感染。

（2）维护自身的安全　①访视前应与访视对象电话联系，了解访视对象和家庭的情况，确认被访家庭的地址及路线。②告之机构其他工作人员自己的家访行程计划，包括访视家庭的姓名、地址、电话、预计返回的时间及所使用的交通工具等。③注意交通安全，穿舒适的鞋子，便于行走。携带身份证、工作证、手机及零钱，以备急用；不要携带贵重物品。④尽可能要求访视对象的家属在场，尤其对于生活不能自理或丧失完全民事行为能力的患者，须有具备完全民事行为能力的家属或看护人员在场。⑤避免单独去偏僻场所家访，仔细观察周围环境，保持警惕，灵活应对突发事件。如发现不安全因素，应立即离开。⑥做好家庭访视记录，避免医护纠纷。

第四节　居家护理

居家护理是一种方便、灵活、经济、有效的社区护理工作方法，在发达国家已经普及。研究表明，家庭日常环境是服务对象接受健康和护理服务的最适宜场所，在居家环境中实施护理更易于帮助服务对象达到恢复健康、预防疾病和促进健康的目的。

一、概念

居家护理是指由专业医护人员在服务对象熟悉的居家环境中为其提供专业的健康照顾和护理服务，强调服务人员及服务内容的专业性和规范性。

国外居家护理概念涵盖的范畴广泛，不仅限于为特定的人群如慢性病患者、年老体弱者提供以疾病治疗、恢复健康为主的专业技术性护理服务，还包括疾病预防、健康促进、临终关怀及家政服务等。

二、目的

居家护理的目的是帮助服务对象恢复健康、维持健康和促进健康。现阶段我国居家护理的主要目的为：

1. 为患者提供系统、连续的治疗和护理，使其出院后仍能获得专业的护理服务，减少并发症和残障的发生，最大限度地保存患者的功能。

2. 提高患者的自理能力和照顾者的照顾能力，充分发挥患者的独立自主性。

3. 为患者及其照顾者的生活提供便利，减少照顾者往返奔波医院之苦，提高他们的生活质量，维持家庭的完整性。

4. 缩短患者住院日数，增加病床的利用率，降低再住院率及急诊的就诊频率，减少医疗费用，减轻家庭的经济负担。

5. 促进护理专业的发展，拓展专业工作领域，满足社会日益增长的居家护理需求，促进护理走向企业化经营。

三、对象

1. 需长期护理的居家慢性病患者，是目前居家护理的主要服务对象，以老年人居多，如高血压、冠心病、糖尿病、脑血管病恢复期、肺心病、慢性肾衰竭患者等。

2. 需短期阶段性护理的居家患者，如出院后病情稳定但仍需治疗或康复的患者，骨折术后需要康复训练的患者，外伤需要换药、拆线的患者，恶性肿瘤放化疗期间需要支持治疗的患者等。

3. 需姑息护理的重症晚期居家患者，如晚期肿瘤、植物状态、老年痴呆等需要姑息治疗的患者。

4. 需康复护理指导的功能障碍或残疾者。

四、形式

（一）国内

现阶段我国居家护理的主要形式为家庭病床及老年居家护理试点机构。

1. 家庭病床

家庭病床是医疗单位对适合在家庭条件下进行检查、治疗和护理的患者在其家庭就地建立的病床。我国的家庭病床服务起源于 20 世纪 50 年代的天津，随后很快普及全国，后由于多种原因未能很好坚持。直至 1984 年卫生部将建立家庭病床作为一项城市医院改革措施，制定了家庭病床暂行工作条例，召开了家庭病床会议，家庭病床在全国范围内才得以再一次蓬勃发展。近年来，随着社会对家庭病床需求的日益增长，各省市根据本地区的特点和需要，制定了相应的政策和制度，以下主要介绍目前我国家庭病床的收治对象、服务流程和方式、服务项目。

（1）家庭病床的机构设置　目前家庭病床的机构设置主要包括在综合医院及在社区卫生服务中心设置家庭病床科（组）。

（2）收治对象　①老年病、常见病、多发病及病情适合在家中治疗的患者。②病情较重但不必住院的患者。③应住院但因某种原因未能住院的患者，如经济困难者。④出院后处于恢复期仍需治疗的患者。⑤肿瘤晚期需要减轻疼痛及支持治疗的患者。⑥一切适合在家中治疗的慢性疾病患者。

（3）服务流程和方式　家庭病床的建立通常由患者家庭提出要求，由医院或所在社区卫生服务中心临床医生确诊建立，患者或其家庭成员到家庭病床科（组）登记，由科（组）安排社区医生上门建立家庭病床病历并制定治疗方案，确定上门查治周期，社区护士遵医嘱对患者进行连续、系统的护理服务。

（4）服务项目　主要项目有静脉输液、肌内注射、静脉注射、换药、化验标本采集、吸氧、鼻饲、导尿、灌肠、测血糖、留置管道护理、压疮护理、口腔护理、会阴护理、针灸和按摩、心电图检查、康复训练、心理护理、服药指导等。

2. 老年居家护理试点机构

近年来国内一些老年看护服务公司逐渐推出了专业的老年居家护理试点机构，这些机构借鉴发达国家的居家护理模式，聘用具有丰富临床护理经验的专业护理人员，为老年人提供病情观察、生活护理、合理用药和居家安全指导，急性疾病发病的应急护理，老年常见病护理，康复护理，肢体功能训练、感知觉恢复训练指导，心理支持等专业居家护理服务。

（二）国外

欧美等发达国家的居家护理形式多样，下面以美国为例介绍居家护理机构的设置、实践标准、范畴及服务方式和服务类型。

1. 机构设置

居家护理机构可由政府、个体自愿者、合作组织、医院、社会财团等多种机构设置。各类机构的组织和管理各有不同，其中政府机构设置的居家护理机构是非盈利性的，主要依靠税款支持，其所提供的护理服务由医疗保险、公共医疗补助及个人保险公司支付。

2. 实践标准

美国护理学会制定了统一的居家护理实践标准，包括服务标准和专业表现标准。服务标准是评价社区护士是否按照护理程序的工作方法开展居家护理实践；专业表现标准主要评价居家护理服务的有效性及质量水平、社区护士的专业知识和能力、实践中是否遵循了伦理原则、对科研结果和资源的利用情况、与其他专业人员及服务对象的交流合作情况、促进同行专业发展的情况等。

3. 实践范畴

居家护理的实践范畴广泛，包括疾病护理、疾病预防和健康促进等一系列专业实践活动。可将居家护理实践活动分为直接护理和间接护理，直接护理活动包括对服务对象进行健康评估、伤口敷料的更换、造口护理、注射给药、导尿、静脉输液、康复训练以及教会患者及其照顾者一定的家庭护理操作技能等；间接护理活动包括与其他专业人员交流服务对象的健康问题、联系健康服务系统及医疗保险机构等，如咨询药剂师有关监测和预防药物不良反应的最佳方案，与社会服务机构取得联系以帮助患者获得医疗资助。

4. 服务方式

采用由医师、社区护士、护理员、康复医师、心理咨询师、营养师、家政服务员多学科专业人员组成的居家护理工作小组为服务对象提供全面的居家护理服务。居民需要居家护理服务时，可先到居家护理机构申请，机构接到申请后，由社区护士到申请者家中访视，进行评估，确定医疗诊治、专业护理、康复训练、物理治疗、职业治疗、心理咨询、营养指导、个人照顾服务、生活护理、医疗社会工作服务、家政服务、家庭居住环境改造及社区援助等多方面的居家护理需求，由工作小组及服务对象共同制定居家护理计划。

5. 服务类型

美国居家护理机构提供多种类型的服务，包括特定人群的居家护理、居家过渡护理、居家基本照护、临终关怀等。

（1）特定人群的居家护理　是为有特定健康问题的人群如心血管病、糖尿病、精神疾病患者及有老人、婴儿的家庭提供的居家护理服务。居家护理通常由一个护理工作小组来完成，强调跨学科的合作，根据护理对象的特定需求提供服务。例如，社区护士和医生、药剂师等专业人员共同对一位老年心衰患者进行综合健康评估，制定并实施居家护理计划，必要时提供转介服务。

（2）居家过渡护理 是为有复杂的、高危健康问题的人群从一种健康照顾模式过渡到另一种模式时提供的居家护理服务。如为老年心衰患者、高危妊娠妇女或存在认知损害的患者提供从计划出院到转介至某一家庭护理机构这段过渡时期的护理。例如，一位糖尿病患者即将出院，社区护士对其评估后与医院的医护人员结合患者家庭的具体情况制定出院治疗和护理计划，患者出院回家后，该社区护士对其进行有关自我护理的健康教育，同时为其联系适宜的家庭护理机构并将其转介至该机构接受后续的居家护理服务，并在其后每一次转介期间均提供相应的护理指导。居家过渡护理保证患者得到系统、连续的健康照顾。

（3）居家基本照护 由社区护士与初级保健医生及社会工作者合作，为那些因功能受限或其他健康问题而不能去医疗机构进行诊疗的患者提供的服务，包括治疗护理、个案管理、转介服务等，强调提高患者的自我护理能力，帮助患者最大限度地维护独立的功能。

（4）临终关怀 居家护理机构可为临终患者及其家属提供姑息性及支持性的全面照顾，包括生理、心理、社会和精神等方面，如控制疼痛、缓解症状及情感支持等，以维护患者的尊严，提高临终生活质量。临终关怀服务采取由医生负责，护士协作，营养学和心理学工作者、社会工作者、家属、志愿者等人员共同参与的多学科合作服务方式。其中，护士必须具有为临终患者进行居家护理、给予患者及家属情感安慰和支持的知识、技能。临终关怀人员可提供 24 小时全天候电话在线服务，以监测护理对象状态的变化及满足患者及其家属的需求。在患者死亡后 1 年内，临终关怀人员可继续为其亲属提供心理咨询与服务。

第五节 社区健康档案

健康档案是记录与个体、家庭及社区健康相关的系统化文件记录，它以社区居民健康为核心，涵盖各种健康相关因素，包括基本信息、健康检查记录、重点人群健康管理记录及其他医疗卫生服务记录等。

科学、完整、系统的健康档案是卫生保健服务中不可缺少的工具，有利于社区医护人员更好地了解社区居民整体健康状况，提供连续、综合的健康管理服务。健康档案通过信息化手段，还可实现不同医疗卫生机构之间健康信息资源共享，有利于提高卫生服务效率，改善服务质量，节约医药费用。因此，健康档案的建立、保存及信息的更新是社区卫生服务和社区护理的重要工作之一。

一、城乡居民健康档案管理服务规范

我国自 2009 年启动城乡居民健康档案建立工作以来取得了积极的进展，截止 2011年底全国城乡居民健康档案建档人数分别达 2.22 亿和 3.64 亿。为推进健康档案的建立工作，卫生部于 2011 年制定了《城乡居民健康档案服务规范》（以下简称《规范》），印发了《关于规范城乡居民健康档案管理的指导意见》，对健康档案的建立、使用、管理各环节提出了明确要求。《规范》对城乡居民健康档案管理服务的对象、内容、流程、要求、考核指标做了明确的阐述，并在附件中列出了居民健康档案各项表单的样表，具体参见附录。

二、个人健康档案

个人健康档案是以个人健康为核心，动态测量和收集生命全过程的各种健康相关信息，满足居民个人和健康管理需要而建立的健康信息资源库。根据《规范》，个人健康档案包括：①居民健康档案封面。②个人基本信息。③健康体检，包括一般状况、生活方式、脏器功能、查体、现存主要健康问题、主要用药情况等。④重点人群健康管理记录表（卡），包括国家基本公共卫生服务项目要求的 0 ~ 6 岁儿童、孕产妇、老年人、慢性病和重性精神疾病患者等各类重点人群的健康管理记录。⑤其他医疗卫生服务记录表。⑥居民健康档案信息卡。具体内容详见附录。

三、家庭健康档案

家庭健康档案是以家庭为单位，记录其家庭成员和家庭整体在医疗保健活动中产生的有关健康基本状况、疾病动态、预防保健服务利用情况等的文件材料，包括封面、家庭基本资料、家系图、家庭健康相关资料、家庭卫生保健记录、家庭主要健康问题目录和问题描述、家庭各成员健康资料（其形式与内容如前述个人健康档案），是实施以家庭为单位的医疗护理的重要参考资料。

1. 封面

包括档案号、户主姓名、社区、建档护士、家庭住址、电话等内容。

2. 家庭基本资料

包括家庭住址、人数、家庭成员的姓名、与户主关系、性别、出生日期、文化程度、职业及婚姻状况等。

3. 家系图

以绘图的方式表示家庭结构及各成员的健康和社会资料，是简明的家庭综合资料，其使用符号有一定的格式。

4. 家庭健康相关资料

包括家庭结构、功能及生活周期。家庭结构是指家庭内部的构成和运行机制，反映家庭成员之间的相互作用和相互关系。

5. 家庭卫生保健记录

是评价家庭功能、确定健康状况的参考资料，包括家庭居住面积、房屋类型；家庭环境的卫生状况，如厨房使用方式及排风设施、厕所状况、垃圾处理、饮水、燃料情况；家用电器及交通工具；家庭成员的生活起居方式。

6. 家庭主要健康问题

目录中记载家庭生活压力事件及危机的发生日期、问题描述及结果等。家庭主要问题目录中所列的问题可依编号按 SOAP 方式描述，即 S 代表患者的主观资料，O 代表客观资料，A 代表评估（包括作出诊断），P 代表计划。

7. 家庭成员健康资料

同个人健康档案。

四、社区健康档案

社区健康档案是记录社区自身特征及居民健康状况的文件资料，以社区为单位，通过入户居民卫生调查、现场调查和现有资料搜集等方法，收集和记录反映社区主要健康特征、环境特征以及资料及其利用状况的信息，并在系统分析的基础上评价居民健康需求，最终达到以社区为导向，进行整体性和协调性医疗保健的目的。社区健康档案是实施健康服务的重要依据，其内容主要包括社区基本资料、社区人口学资料、社区卫生服务资源、卫生服务状况、社区人群健康状况四个部分。

1. 社区基本资料

记录社区所在地域、范围、面积、社区类型、组织及其特点，具体包括社区地理环境、社区产业及经济现状，社区为居民健康服务的人力、财力和物力，社区组织的种类、配置及相互协调，社区中影响居民健康的因素等。

2. 社区人口学资料

社区常住人口和户籍人口数、年龄和性别构成，各年龄组性别比、文化构成、职业构成、婚姻状况、民族特征，人口动态变化如人口增减状况及趋势，人口流动速度和状态，人口就业与失业比例等。人口的增减会影响社区卫生保健需求，而与人口就业相关的经济水平直接影响社区卫生服务的利用。

3. 社区卫生服务资源

（1）卫生服务机构　包括：①医疗保健机构，如医院、保健所、防疫站、社区卫生服务中心（站）、私人诊所等。②福利机构，如福利院、敬老院、老年公寓等。③医学教育机构，如医学院校等。每个机构的基本情况，如面积、床位、固定资产、人员配备与结构、服务范围、优势服务项目、地点等均应记录在社区档案中。社区医护人员可根据以上情况进行转诊、咨询等，从而充分利用卫生资源，为居民提供协调性保健服务。

（2）卫生人力资源　包括：本社区卫生服务人员的数量、构成、素质与专长等状况。

4. 社区卫生服务状况

①每年的门诊量、门诊服务内容种类。②家庭访视和居家护理的人次、转诊统计。转诊统计包括转诊率、患病种类及构成、转诊单位等。③住院统计包括住院患者数量（住院率）、患病种类及构成、住院起止时间等。

5. 社区人群健康状况

①社区急慢性病发病率、传染病发病率、精神病患病率、残疾率及常见疾病构成等。②社区死亡特征：居民平均寿命、婴儿死亡率、产妇死亡率、死亡人群性别和年龄的分布、社区的主要死因等。③潜在健康问题指社区中易感人群、高危人群数量及其分布情况，社区居民的行为与生活方式，如饮酒、吸烟、饮食习惯、疾病预防、求医和遵医行为、与健康有关的习俗等。

第三章　社区妇女保健

妇女保健是我国卫生保健事业的重要组成部分，维护妇女身心健康，直接关系到子孙后代的健康、民族素质的提高和计划生育基本国策的贯彻与落实。根据妇女各年龄阶段身心特点，运用现代医学知识和专业技术，为社区妇女进行经常性预防保健指导与护理服务是社区护士的重要任务之一。

第一节　概　述

社区妇女保健工作的开展，必须掌握妇女保健的相关概念，充分了解妇女保健工作的发展进程，清楚社区妇女保健工作的具体内容和意义，以人为中心、以护理程序为框架、以服务对象的需求为评价标准，强化妇女健康的社会参与和政府责任。

一、社区妇女保健的相关知识

1. 社区妇女保健的定义

社区妇女保健是以维护和促进妇女健康为目的，以预防为主，以保健为中心，以基层为重点，以社区妇女为对象，防治结合，开展以生殖健康为核心的保健工作。

2. 社区妇女保健工作的主要内容

（1）调查研究妇女整个生命周期中各阶段的生殖生理变化规律、社会心理特点及对社区保健护理的需求，并提供相应的保健护理服务。

（2）针对危害妇女健康的常见病、多发病，采取积极的社区预防保健措施，及时发现，及早治疗。

（3）分析影响妇女健康的各类社会环境因素，完善和促进有益于妇女身心健康的生存环境。

（4）建立与健全提高妇女健康水平的社会保障制度，探讨有效的社区妇女保健管理方法。

3. 社区妇女保健工作的意义

（1）妇女在数量上占人口的一半，是社会经济发展的重要力量，做好妇女保健工作，保护妇女身心健康，对国家经济发展和中华民族文明进步具有重要意义。

（2）妇女有特殊的生理、生殖特点，必须受到保护。依据青春期、围婚期、妊娠期、围绝经期妇女的身心特点，提供规范的保健服务，可减少或控制某些危害妇女身心健康的疾病，降低孕产妇死亡率，从而解决妇女特殊生理时期的健康问题。

（3）妇女是家庭的核心，妇女健康直接关系到子代和家庭的健康。做好妇女保健，有助于出生人口素质的提高和贯彻落实计划生育基本国策，同时也有益于全社会卫生保健水平和人群健康水平的提高。

（4）妇女在社会和家庭中的地位及权利有待维护，在维权中促进妇女发展，是实现妇女解放的内在动力和重要途径。由于我国是从半封建半殖民地社会转型而来，在意识形态领域里还存在着根深蒂固的封建残余杂念，其结果不仅影响妇女获得公平权益，也会导致妇女主动获取关爱的意识淡漠，放弃保健工作的利益。

二、我国妇女保健的发展

（一）妇女保健工作的历史

《黄帝内经》中就有对妇女保健的经典表述，而"男子虽十六而精通，必三十而娶，女子虽十四而癸至，必二十而嫁，皆欲阴阳充实"，反映了祖先对晚婚的基本观点。公元前2世纪汉墓书《胎产术》中已有关于孕期保健的记载。唐代医家孙思邈《备急千金要方》中对妇女孕期、经期的饮食起居、精神情绪等提出有益于健康的要求，这对于妇女地位相对低下的中国古代而言非常不易。19世纪后期，受西方医学有关妇产科及妇女保健思想的影响，我国妇女卫生工作得到了较快的发展。1929年，我国第一个助产士学校在北京创建，林巧稚、王淑贞、金问淇等老专家为祖国的妇女保健事业作出了非常重要的贡献，为妇女保健工作奠定了良好的基础。

中华人民共和国成立后，党和国家非常重视妇女保健工作，宋庆龄、王光美等一直十分关心与支持妇女保健工作，我国宪法规定妇女在政治、经济、社会和家庭中享有与男子平等的地位和权力，妇女卫生工作在"预防为主"的卫生工作方针指引下顺利发展。1950年，成立了政府妇女保健机构——中央妇幼保健实验院，这表明了国家对妇女保健工作的重视。

（二）妇女保健工作的现状

1985年始，妇幼卫生教学开始进入高等院校，《妇女保健学》、《妇女卫生保健学》等著作的相继问世，标志着我国的妇女保健学科从理论到实践、从教学到科研已逐步形成体系。目前，我国从城市到农村已基本建立和健全妇女保健机构，并形成了以县级妇女保健机构为中心，以乡、村为基础的妇女保健网。社区和基层的医务工作者为提高妇女健康水平，坚持宣传和推行妇女各期保健工作方针和政策，认真落实孕产期各项保健措施，按计划对妇科病进行普查普治，积极防治妇女常见病和多发病，加强妇女健康相关科学技术研究。妇女保障的相关法律法规的颁布实施，强化了政府对妇女健康工作的监管力度，使妇女保健工作绩效不断提升。据国家统计数据，我国妇女的死亡总趋势已接近发达国家水平。然而由于我国地区和城乡间的卫生经济水平的差距，以及社会发展对妇女保健工作提出更高的要求，妇女卫生保健工作仍任重而道远。

三、我国妇女保健的相关政策与法规

（一）《中华人民共和国母婴保健法》

该法由中华人民共和国第八届全国人民代表大会常务委员会第十次会议于 1994 年 10 月 27 日通过，自 1995 年 6 月 1 日起施行。其主要内容：第一条，为了保障母亲和婴儿健康，提高出生人口素质，根据宪法，制定本法。第二条，国家发展母婴保健事业，提供必要条件和物质帮助，使母亲和婴儿获得医疗保健服务。国家对边远贫困地区的母婴保健事业给予扶持。第三条，各级人民政府领导母婴保健工作。母婴保健事业应当纳入国民经济和社会发展计划。第四条，国务院卫生行政部门主管全国母婴保健工作，根据不同地区情况提出分级分类指导原则，并对全国母婴保健工作实施监督管理。国务院其他有关部门在各自职责范围内，配合卫生行政部门做好母婴保健工作。第五条，国家鼓励、支持母婴保健领域的教育和科学研究，推广先进、实用的母婴保健技术，普及母婴保健科学知识。第六条，对在母婴保健工作中作出显著成绩和在母婴保健科学研究中取得显著成果的组织和个人，应当给予奖励。

中国妇女发展纲要（2011~2020 年）中明确提出妇女健康目标：①妇女在整个生命周期享有良好的基本医疗卫生服务，妇女的人均预期寿命延长。②孕产妇死亡率控制在 20/10 万以下。逐步缩小城乡区域差距，降低流动人口孕产妇死亡率。③妇女常见病定期筛查率达到 80% 以上。提高宫颈癌和乳腺癌的早诊早治率，降低死亡率。④妇女艾滋病感染率和性病感染率得到控制。⑤降低孕产妇中重度贫血患病率。⑥提高妇女心理健康知识和精神疾病预防知识知晓率。⑦保障妇女享有避孕节育知情选择权，减少非意愿妊娠，降低人工流产率。⑧提高妇女经常参加体育锻炼的人数比例。

（二）《农村孕产妇系统保健管理办法（试行)》

孕产妇系统保健是指从怀孕开始到产后 42 天为止，对孕产妇进行系统的检查、监护和保健指导。它是落实计划生育基本国策、实现优生优育的重要内容和基础工作。为加强对农村孕产妇保健工作的管理，卫生部于 1989 年 2 月 10 日发布《农村孕产妇系统保健管理办法（试行)》，并规定于 1989 年 2 月 10 日开始执行。此管理办法是从我国农村的实际情况出发，总结近年来农村开展孕产妇系统保健管理工作的经验而制定的。通过建立健全村、乡、县三级医疗保健网，明确职责，实行统一的管理，做到预防为主，防治结合，达到减少孕产期合并症、并发症和难产的发病率，降低孕产妇、围产儿死亡率，提高出生人口素质的目的。农村孕产妇系统保健工作应以提高产科质量为中心，筛选高危孕妇为重点，实行分级分工管理，根据各地实际情况，逐步扩大管理范围，提高保健质量。在已普及孕产妇系统保健管理的地方，可逐步开展围产保健工作的试点。

（三）《中华人民共和国人口与计划生育法》

我国在 20 世纪 70 年代开始全面推行计划生育工作，大体经历了四个阶段：第一阶

段是党和国家的动员号召；第二阶段是党和国家的政策指导；第三阶段是国务院行政法规和地方性法规的规范；第四阶段是在 2001 年 12 月 29 日九届全国人大第二十五次常委会通过了《人口与计划生育法》。在过去的 30 年里，计划生育为稳定本国和世界人口增长速度、促进人类文明发展作出了贡献。本法对人口与计划生育工作明确提出要求：

1. 积极开展以人为本的计划生育优质服务，保障妇女享有计划生育权利。为流动妇女提供卫生保健服务，维护流动妇女的保健福利。各级政府的相关部门应积极探索流动妇女的社区卫生保健服务模式，积极开展性与生殖健康教育和咨询服务，组织流动妇女进行必要的健康检查，免费提供避孕工具，为贫困流动孕产妇实行免费服务，提高了流动妇女的健康水平。

2. 提倡晚婚晚育，坚持实行计划生育基本国策。在计划生育活动中，国家强调社会性别意识，尊重妇女的生育权利，将计划生育与促进男女性别平等相结合。《人口与计划生育法》的实施，进一步明确夫妻双方共同承担计划生育责任，为实现家庭生活中的性别平等提供了有利条件。

3. 依法保障女婴和女孩的生存发展权利，遏制出生男性婴儿性别比偏高的现象。《人口与计划生育法》禁止利用超声技术和其他技术手段进行非医学需要的胎儿性别鉴定，不允许非医学需要的选择性别的人工终止妊娠。

（四）《女职工劳动保护规定》

国务院第十一次常务会议通过《女职工劳动保护规定》，自 1988 年 9 月 1 日起施行。自此 1953 年 1 月 2 日政务院修正发布的《中华人民共和国劳动保险条例》中有关女工人、女职员生育待遇的规定和 1955 年 4 月 26 日《国务院关于女工作人员生产假期的通知》同时废止。

该规定更进一步强化从劳动保护的角度，维护女职工的合法权益，减少和解决女职工在劳动和工作中因生理特点造成的特殊困难，保障其健康权益。明确规定不得在女职工妊娠期、产褥期和哺乳期降低她们的基本工资或解除劳动合同；女职工在月经期间，所在单位不得安排她们从事高空、低温、冷水和国家规定的第三级体力劳动强度的劳动；女职工在妊娠期间，所在单位不得安排她们从事国家规定的第三级体力劳动强度的劳动和孕期禁忌从事的劳动；怀孕 7 个月以上（含 7 个月）的女职工，一般不得安排她们从事夜班劳动；女职工在哺乳期内，所在单位不得安排她们从事国家规定的第三级体力劳动强度劳动和哺乳期禁忌从事的劳动等。

第二节   妇女各时期的保健

社区护士应熟悉妇女各时期主要的健康问题，按照国家相应的卫生工作部署，积极开展有效的健康宣传教育，针对妇女在各发展阶段的主要健康需要，采取科学的保健措施，减少妇女由于生殖而导致的健康受损和病残病死率，完成社区妇女常见病、多发病的普查、普治工作，提高全社会妇女的健康水平。

一、女性青春期保健

青春期是由儿童发育到成年的一段过渡时期，指从月经初潮开始到生殖功能发育成熟的阶段。进入青春期的年龄因人而异，一般指 11 ~ 17 岁。社区对处于青春期女性的保健工作，主要是通过对中小学卫生保健人员的业务指导和定期到中小学开设专题讲座，及时发现共性健康问题，促进该群体的身心健康。

（一）女性青春期常见的健康问题

1. 青春期月经问题

月经是青春期开始的一个重要标志，青春期女性由于下丘脑 – 垂体 – 卵巢尚未建立稳定的周期性调节与反馈机制，容易出现月经异常，常见的有青春期功能失调性子宫出血、闭经、痛经等，由此也会出现女性生理和情绪的反应与波动。

2. 青春期营养问题

青春期是人生第二个快速成长期，机体组织结构发生变化，如骨骼中的水分减少、矿物质沉积量增加，以完成骨骼的成熟。此期所需要的营养素，不仅要满足机体基本生理发展，还须提供机体成长的额外要求。同时，青春期女性由于担心肥胖而会自行节食，也常会导致营养不均衡。

3. 青春期心理行为问题

青春期女性随着社会接触面的逐渐扩大，逻辑思维的发展以及自我意识的增强，开始产生独立意向。试图摆脱父母的约束，在同辈中寻找平等和理解，探求共同认可的行为标准。但因尚不能完全改变对家庭的依附关系，所以他们常处于独立意识和依附生活的心理矛盾中，易受模仿性和暗示性影响，作出偏激和错误的判断及行为偏差。

（二）女性青春期保健指导

1. 健康教育

针对青春期的健康问题利用各种途径开展教育，如青春期生理卫生教育，包括青春期生理特点、青春期生理保健和生殖生理的基础知识；青春期心理卫生，包括青春期心理发展特点、健康心理维护保健知识；青春期伦理道德的基本要求，包括男女交往礼仪、规范和相关法律法规教育。

2. 合理营养指导

正确引导青春期女性的健康审美观念，充分认识青春期营养对个体身体素质的重要影响，明确青春期科学的膳食要求，建议合理的食物种类与膳食安排，解释补充钙、铁对保证身体发育的重要意义。

3. 经期卫生

说明经期卫生与生殖健康的关系，明确良好的经期卫生习惯的具体要求：① 保持经期个人卫生，正确选择经期卫生用品。②注意保暖，不宜冷水浴，禁止游泳、坐浴。③劳逸结合，避免重体力劳动。④合理膳食，避免辛辣和刺激性食物，不宜饮用咖啡和浓茶。⑤建立月经记录卡，记录月经情况，及时发现异常。

4. 心理辅导

通过校园丰富多彩的文化主题活动积极影响处于青春期的女性，加强与家长的沟通联系，及时发现心理行为变化和问题，开展必要的心理健康咨询，促进个体心理健康发展。

二、围婚期妇女保健

围婚期是指女性从确定婚姻对象到婚后受孕前的一段时期，围婚期妇女保健目的是提高妇女的婚姻保健意识，接受系统的生育知识指导，以保障婚配双方及其下一代的健康。

（一）围婚期妇女常见的健康问题

1. 婚姻保健知识缺乏

系统的婚姻保健知识是幸福婚姻生活的保障，但随着初次性行为年龄的提前和法定婚前体检的取消，个体的婚前保健意识日趋淡漠，婚姻的保健知识也较为缺乏。

2. 生育健康知识缺乏

个体通过学校教育获取的有关生育方面的知识非常有限，加上受传统文化的影响，妇女对生育保健知识的获取被动有限，因而不能选择适合的方法。

（二）围婚期妇女保健指导

1. 婚前教育

婚姻不仅是两性的结合，而且要孕育新生命。因此，择偶不仅要以感情和性爱为基础，还需要有科学的态度，从遗传、健康和国家法律方面慎重考虑：

（1）近亲不相恋　直系血亲或三代以内的旁系血亲之间不能通婚。否则会因他们具有共同的遗传基因而影响到子代的优生。

（2）结婚年龄　20岁前不宜结婚，一般25岁左右是较为适宜的结婚年龄。

（3）婚前检查　婚检一方面可以了解男女双方目前的健康状况，同时，通过体检也可以确定有无生理缺陷、严重疾病以及遗传方面的问题，以便向婚检者提出医学建议，以利于男女双方科学的选择终身伴侣，以及科学选择生育以避免遗传病的延续。婚前检查主要内容包括：①询问健康史、个人史、家族史、是否近亲婚配、月经史等。②全身体格检查：血压、体重、身高以及女性第二性征。③生殖器官检查。④实验室检查：血常规、尿常规、肝功能、阴道分泌物涂片等。2003年10月1日通过法律规定，婚前检查可在自愿基础上进行。

2. 生育指导

（1）性保健指导　介绍性生理、性心理、性卫生知识，使女性能获得安全健康的新婚生活。

（2）受孕指导　①最佳生育年龄：根据国家计划生育政策方针晚婚、晚育、节育、优生的要求，指导妇女选择最佳生育年龄，女性在 18 岁前或 35 岁后妊娠都有较大的生育危险，一般以 25~29 岁为宜。②受孕时机：青年夫妇结婚后 2~3 年生育，有利于夫妇的健康、学习与工作，在经济与精力上不至于过分紧张，使个人和家庭在婚后有缓冲的时间。同时，受孕之前还要注意夫妻双方的身体和心理是否处于良好状态，近期有无有害物质接触史以及对胎儿不利的药物服用等。一般而言，春天时节万物更新，男女双方精神饱满，精卵细胞发育较好，而且多种多样新鲜瓜果蔬菜可供孕妇选择，多样营养丰富的食品可为胎儿的发育提供有利的条件。

（3）节育指导　对婚后暂时不考虑生育的妇女进行避孕指导：①工具避孕是利用工具防止精子与卵子结合或通过改变宫腔内环境达到避孕的方法。其中包括避孕套、阴道隔膜和宫内节育器。②药物避孕方法是通过药物抑制下丘脑释放促黄体生成激素释放激素，使垂体分泌促卵泡素和促黄体素减少，从而抑制排卵；改变宫颈黏液性状，不利于精子穿透；改变子宫内膜形态与功能，不适于受精卵着床以达到避孕的目的。有复方短效口服避孕药、长效口服避孕药和缓释系统避孕药等。③其他避孕方法包括安全期避孕法和免疫避孕法。

三、妊娠期妇女保健

妊娠是胚胎和胎儿在母体内成长发育的过程，妊娠期是指妇女从确定妊娠到分娩的一段时间。妊娠期保健是根据孕妇在妊娠不同阶段出现的各类身心反应给予保健指导，以保障其妊娠过程的安全。

（一）妊娠早期（妊娠开始~12 周末）

1. 常见的健康问题

（1）早孕反应　多数妇女会出现头晕、乏力、嗜睡、喜酸物，或恶心、呕吐、食欲不振等，即早孕反应。有些妇女也会出现晕厥、妊娠剧吐、便秘或腰背痛等较为严重的妊娠反应。

（2）致畸、流产或异位妊娠可能　妊娠早期的感染、用药、环境有害因素或不良生活方式都有可能导致胎儿畸形或流产。在妊娠早期也有异位妊娠的可能性存在。

（3）心理调适不良　妊娠对妇女是一个挑战，无论妊娠是计划中或是意外，孕妇对此都需要有一个逐渐适应和接受的过程，妊娠早期孕妇常有矛盾、不确定感，同时由于早孕反应所致的身体不适，常易引起其焦虑不安的心理情绪反应。

2. 保健指导

（1）产前检查　全面详尽的产前检查，是贯彻预防为主，对孕妇、胎儿进行监护，了解孕妇整体健康状况，确保母婴安全、健康的必要措施和保障。社区护士应教育、督促孕妇参加规范的产前检查，建立孕产妇保健手册，接受正确的妊娠保健教育指导，及时发现妊娠异常反应，得到必要的医疗干预。

（2）用药指导　妊娠早期是胚胎器官的形成发育阶段，很容易因某些药物的作用造成某些器官细胞受损，导致胚胎停止发育、发育异常或功能异常。因此，用药应慎重。同时，还要避免另一种错误倾向，孕妇因担心药物对胎儿的不良影响，通常不用所有药物，甚至有妊娠并发症与妊娠合并症者也拒绝必要的药物治疗，以致病情加重，严重影响母儿健康。在妊娠早期，为保障胎儿中枢神经系统的正常发育可补充叶酸；妊娠中期在医生指导下补充铁和钙剂以防治贫血、缺钙。

（3）日常生活起居指导　①个人卫生与衣着：孕妇的新陈代谢旺盛，汗腺及皮脂腺分泌增多，经常洗澡能促进血液循环并感到清洁、舒适。孕妇衣着应宽松、舒适、透气性好，穿平底、轻便的鞋，既舒适又安全。②休息：应保证孕妇夜间睡眠 8 ~ 9 小时，午休 1 ~ 2 小时。充足的睡眠不但可以解除疲劳，也可以预防妊娠合并症的发生。睡眠时应采取侧卧姿势，最好是左侧卧位，可以减少增大的子宫对腹主动脉及下腔静脉的压迫，使回心血量增加，保证子宫组织和胎盘有充分的血液供给，改善全身循环状况，减轻下肢水肿。健康无合并症的妇女，妊娠 28 周以前仍可继续日常工作，但应避免重体力劳动和从事有害工种，28 周以后要适当减轻工作量。③运动：适合的体育锻炼与做妊娠体操有助于增进肌肉张力和促进新陈代谢，但应以不引起疲劳为度。散步是比较好的活动方式，建议孕妇每天散步 2 ~ 3 次，每次 30 分钟为宜；游泳、骑自行车也是孕妇较适宜的运动。活动或运动是否适宜的判断，常以运动后心率超过 140 次/分，休息后心率降至 90 次/分为宜，如果休息后心率不能及时回复，应降低运动强度。避免剧烈的跑、跳、打球等活动，以防止引起流产、早产、胎盘早期剥离等意外。④性生活指导：妊娠的前 3 个月，性生活的刺激可引起盆腔充血及子宫收缩而导致流产。妊娠晚期性生活能诱发早破水、早产，并可能将细菌带入阴道导致产前、产时及产后的感染，给母婴带来危害。因此，妊娠 12 周以前及 28 周以后，应避免性生活。

（4）应对早孕反应指导　①饮食指导：早孕期饮食以高热量、易消化、清淡食物为主，避免油腻，多食新鲜蔬菜、水果，少量多餐，每天进餐 5 ~ 6 次，避免空腹。②妊娠知识教育：介绍早孕反应原因、减缓早孕反应方法、异常早孕反应的识别，介绍妊娠有害环境和生活方式以及预防致畸的各种措施。③良好的心理调适：引导孕妇适应新角色要求，鼓励孕妇表达自己对妊娠的感受、疑虑或担心。社区护士应评估孕妇的心理状态，提供有针对性保健知识和信息。同时，调动孕妇的家庭支持系统，帮助孕妇调试心情，顺利度过早孕反应期。

（二）妊娠中期（妊娠 13 ~ 27 周）

1. 常见的健康问题

（1）自我监护知识缺乏　此期胎儿发育迅速，腹部变化明显，出现胎心、胎动，必要的自我监护知识对孕妇与胎儿的健康和安全非常重要。

（2）营养摄入过剩或不足　妊娠中期，由于早孕反应逐渐消失，孕妇食欲明显增加。同时，胎儿生长发育迅速，对营养物质需求增加，如果缺乏科学的营养知识就有可能导致盲目补充营养品或偏食而影响胎儿正常发育。

（3）乳房护理知识缺乏　此期进行必要的乳房护理，可以为母乳喂养创造有利的条件。特别是对一些乳头扁平、乳头凹陷的妇女，如果缺乏乳房护理知识和技巧，则会影响母乳喂养。

（4）胎教知识缺乏　在妊娠中期进行科学的胎教，将有益于胎儿生长发育。缺乏胎教意识或不正确的胎教均对胎儿造成不利影响。

（5）常见症状　在妊娠中期一些孕妇可能会出现贫血、下肢痉挛等症状，部分孕妇可能会出现妊娠高血压等并发症。

2. 保健指导

（1）自我监测　指导孕妇和家属数胎动、听胎心是在家中对胎儿情况进行监护的可行手段。一般从 20 周开始，教会家庭成员为孕妇听胎心音并每天记录，正常胎心率为 120 ~ 160 次/分，过快或过慢均属异常，应随时到医院就诊。孕妇自妊娠 18 ~ 20 周开始感觉到胎动，通过对胎动次数及强弱的观察，可及早发现异常。正常情况下，每小时胎动约 3 ~ 5 次，12 小时内胎动不应少于 10 次。如出现胎动减少或突然频繁应及时就诊。

（2）合理饮食　均衡膳食是妊娠期保证孕妇和胎儿营养的关键所在。妊娠中期孕妇的膳食原则应以动物蛋白为主，宜选择鸡、鸭、鱼、瘦肉、牛奶、鸡蛋；增加植物蛋白；多食新鲜蔬菜、瓜果等富含维生素的食物；膳食中适当限制含脂肪、糖分较多的食物；适当限制食盐的摄入量。

（3）乳房护理技巧　应常用拇指及食指轻捏住乳头做环形转动，每日 10 ~ 20 次。为防止哺乳期发生乳头皲裂，于妊娠 7 个月开始，每日用温水毛巾轻擦乳头，增加皮肤韧性。如乳头扁平或凹陷，应每日坚持用一只手的食指与中指分开扶住乳头两旁固定乳房，另一只手的拇指及食指轻捏住乳头向外牵拉 1 ~ 2 次，帮助乳头凸出，以适应哺乳。

（4）胎教知识　适宜的胎教不仅有益于胎儿的发育，也有助于增进母儿感情。一般可以通过听舒缓的音乐、与胎儿交谈和抚摸等方式给予胎儿良性影响，达到胎教目的。

（5）讲解妊娠中期常见症状的原因，介绍处理原则　如通过饮食和铁剂的补充缓解贫血问题；补充钙剂、保暖、避免腿部过度劳累防治下肢痉挛；对于妊高症患者应监测血压，预防水肿，注意休息，定期门诊。

（三）妊娠晚期（妊娠 28 周以后）

1. 常见的健康问题

（1）分娩知识需求增加　进入妊娠晚期后，随着分娩期的临近，孕妇对分娩知识的了解一方面可以缓解她们对分娩的担心或恐惧。同时，清楚临产先兆、分娩过程、异常分娩征象，一旦发生能及时就诊。

（2）水肿及下肢静脉曲张　由于增大的子宫压迫下腔静脉，使静脉回流受阻。水肿影响孕妇的行动，也容易造成感染。

（3）妊娠晚期常见并发症　前置胎盘和胎盘早剥是妊娠晚期严重的并发症，是导致妊娠晚期大出血的主要原因，经产妇、多次人工流产易发生前置胎盘；慢性高血压、慢性肾炎、腹部受外伤、妊娠晚期长时间仰卧位易发生胎盘早剥。

2. 保健指导

（1）分娩相关知识教育：社区护士应向孕妇介绍分娩过程，指导孕妇如何合理用腹压配合子宫收缩加快分娩的技巧以及合理运用放松技巧等，特别应该告知孕妇及家属识别临产先兆，当出现临产先兆应尽快送往分娩医院，以确保母子平安。临产先兆的临床表现为：①子宫不规律收缩：宫缩持续时间短且不恒定，间歇时间长且不规则；宫缩的强度无进行性加强；常在夜间出现，白天消失；不伴随出现宫颈管消失和宫颈口扩张；给予镇静剂可以抑制宫缩。②胎儿下降感：随着胎先露下降入骨盆，宫底随之下降，多数孕妇会感觉上腹部较前舒适，进食量也增加，呼吸轻快。同时，由于胎先露下降压迫膀胱，孕妇出现尿频。③见红：在分娩前 24～48 小时，因宫颈内口附近的胎膜与该处的子宫壁分离，毛细血管破裂经阴道排出少量血液，与宫颈管内的黏液混合并排出，称为见红，是分娩即将开始的比较可靠的征象。

（2）孕妇应避免长时间站立，适当增加卧床休息时间。建议孕妇多采取左侧卧位，减少或避免仰卧位，以缓解右旋的子宫对下腔静脉的压迫。

（3）加强对前置胎盘和胎盘早剥的高危孕妇观察，并告知妊娠晚期应避免劳累、注意休息，如果出现无痛性阴道出血或腹痛，应及时就诊。同时，如孕妇突然有液体从阴道流出，有可能是胎膜早破，应采取平卧位并及时送往医院；指导孕妇在妊娠晚期应避免性生活；以往出现过早产的孕妇应多休息，避免触碰乳头以免引起子宫收缩，一旦出现早产先兆应及时就诊。

（4）心理支持：妊娠晚期孕妇存在对分娩产生既期待又恐惧的矛盾心理。担心分娩过程出现危险，常有焦虑的情绪反应，社区护士应有针对性地进行心理疏导，帮助她们正确认识分娩过程，对孕妇的疑虑问题耐心解释并给予积极引导。

（5）分娩准备：是社区护理工作中极为重要的环节，包括分娩医院的选择、产后居住环境，尤其是孕妇的身心准备。可以通过产前学校介绍相关知识，也可以在社区服务中心组织妊娠晚期孕妇进行同伴学习，促进相互交流心得体会。社区护士应主动根据孕妇的需要，提供相关的信息，以协助孕妇做好分娩准备。

四、产褥期妇女保健

产褥期是指从胎盘娩出至产妇除乳腺外全身各器官恢复或接近正常未孕状态所需的时间，一般为 6 周。社区护士在产妇出院回家后，要进行 3 次家庭访视，第一次应在产妇出院 3 天内；第二次在产后 2 周；第三次在产后 4 周。在家访中，社区护士根据产妇现存的或潜在的健康问题进行保健指导。

（一）产褥期常见的健康问题

1. 子宫复旧不良

（1）子宫收缩不良　产褥期第一天子宫底为平脐，以后每天下降 1～2cm，产后10～14天降入骨盆，耻骨联合上方扪不到子宫底。如不按期复旧或有压痛，应做进一步检查处理。

（2）恶露时间延迟或有异味　随子宫蜕膜的脱落，含有血液及坏死蜕膜组织的血性液体经阴道排出称为恶露。血性恶露约持续 3～7 天，浆液性恶露约 7～14 天，白色恶露约 14 ~ 21 天，产后 3 周左右干净。血性恶露持续两周以上，说明子宫复旧不好。如恶露变为混浊，有臭味，恶露增多，持续时间长或伴有全身症状，可能提示产褥感染。

2. 生活方式不健康

由于受传统观念影响，部分产妇对产褥期的生活方式缺乏科学认识，盲目遵从落后的生活起居安排，不敢开窗通风，不敢下床活动，不洗澡不梳头，饮食中不放盐，盲目进补等。

3. 母乳喂养知识缺少

由于产妇缺乏必要的哺乳知识，易导致产后乳头皲裂、乳腺管不通畅，乳房红肿、胀痛并有硬结，乳汁分泌量不足，甚至发生乳腺炎。

4. 新生儿护理知识缺乏

多数初产妇对新生儿没有经验、缺乏知识与技巧，尤其是缺乏对新生儿喂养、皮肤护理及黄疸等异常问题的判断能力。

5. 产妇心理适应不良

产后妇女需要经过多方调试，以完成其社会、心理的适应过程，一般而言此过程包括：依赖期、依赖－独立期、独立期。此过程产妇需要来自家庭和专业人员的支持和帮助，以适应新角色的要求。

（二）产褥期妇女保健指导

1. 生活起居指导

（1）社区护士家访时，应注意查看产妇居住环境条件与生活起居安排，建议产妇应有冷暖适宜、安静舒适的休养环境，经常通风换气，使室内空气新鲜。产妇要注意冬季保暖、夏季防暑，纠正不良的生活起居方式。

（2）产妇要以均衡营养为宜，饮食要易于消化，应增加营养丰富汤汁类食物，如鱼汤、鸡汤、骨头汤、小米粥等，每日的汤水量应有 2500ml，以保证乳汁分泌量；适当摄入高质量的脂肪不仅有利于婴儿大脑的发育，也有利于脂溶性维生素的吸收；多饮用新鲜蔬菜和水果，避免辛辣、刺激性饮食。

（3）产后 24 小时内以卧床休息为主，产后 2 天可在室内走动，指导产妇做产后健身操。行会阴侧切或剖宫产的产妇可适当推迟起床活动时间，待伤口愈合后做产后健身操。活动有助于体力恢复、排便排尿、避免或减少静脉栓塞的发生，同时也能帮助恢复盆底及腹肌的张力。

（4）注意个人卫生，每天坚持梳洗、刷牙，勤换衣服及床单。保持外阴的清洁卫生，每日应冲洗外阴部，选用消毒卫生巾，以预防感染。

2. 产褥期心理调适

分娩后产妇需要多方面调整以适应新的角色要求和家庭成员结构的变化。在此过程产妇的心理反应多受其性格特点、新生儿是否健康、其性别是否符合预期、家人的关心与支持、家庭的经济状况等影响。有部分产妇可能出现产后沮丧和产后抑郁，不仅影响家庭功能和产妇的亲子行为，严重者还可危及产妇和婴儿的健康与安全。因此，采取相应的护理措施以预防此问题的发生或缓解症状。

（1）消除产妇不良的社会、心理因素，减轻心理负担和躯体症状。

（2）对有发生抑郁倾向的产妇，应减少或避免精神刺激和生活压力，并给予心理疏导。

（3）鼓励和倾听产妇诉说心理感受，做好产妇心理指导工作。

（4）促进和帮助产妇适应母亲角色，指导产妇与婴儿进行交流、接触，通过对婴儿的照顾，培养和增强产妇的自信心。调动和发挥社会支持系统的作用，改善家庭关系和家庭生活环境。

（5）密切关注产妇的行为举止，及时发现并竭力阻止产妇的危险行为，确保母子安全。重症患者需要请心理医师或到相关医疗机构就诊。

3. 母乳喂养指导

社区护士在进行家庭访视中，主动宣传母乳喂养的优点，增强母乳喂养的信心，介绍母乳喂养的知识并指导正确的母乳喂养方式和技巧。

（1）正确哺乳指导 哺乳前后应用温开水清洁乳房和乳头，一般哺乳姿势应是母亲和婴儿的体位舒适，母亲的身体与婴儿贴近，婴儿将乳头和大部分乳晕含在口中，母亲能看到婴儿吸乳，防止婴儿鼻部被乳房压迫，发生窒息。

（2）促进乳汁分泌 母乳的分泌量与浓度可受母亲的年龄、营养状况、心理状况和工作紧张等因素的影响。保持精神愉快、充足的睡眠、多食营养丰富的汤汁有益于促进乳汁分泌。按需哺乳，多次反复吸乳有利于乳汁分泌，勿过早添加辅食。

（3）乳房胀痛和硬块 哺乳前热敷乳房，两次哺乳间隙按摩乳房，哺乳时先让婴儿吸乳肿胀一侧乳房，增加哺乳次数，注意饮食清淡等可以预防和消除乳房肿胀和硬块。采用舒适的哺乳姿势，避免婴儿长时间吸吮乳头可以预防乳头皲裂，如果发生乳头皲裂可指导产妇增加哺乳次数、减少每次哺乳时间，哺乳时让婴儿含住大部分乳头和乳晕；每次哺乳后，在乳头上涂少量乳汁，乳汁具有抑菌作用并富含蛋白质，可修复表皮。如果发生乳腺炎应及时到医院就医。

4. 新生儿护理指导

社区护士应帮助产妇或家庭成员学会一些新生儿护理知识和方法，如新生儿脐部护理、新生儿沐浴、新生儿抚触和新生儿臀部护理等。同时，还应介绍一些新生儿常见问题的观察与处理原则，如新生儿溢乳、黄疸和脐部感染等。

五、围绝经期妇女保健

绝经是指月经完全停止1年以上。围绝经期是指妇女绝经前后的一段时间，包括从接近绝经出现与绝经有关的内分泌、生物学和临床特征起至最后一次月经后1年。一般发生在45～55岁之间，平均持续4年，可以分为绝经前期、绝经期以及绝经后期。由于社会、经济和地区的不同，个人体质、婚孕状况的差异，围绝经期的时间也有差异，我国城市妇女平均绝经年龄为49.5岁，农村妇女平均绝经年龄47.5岁，近年妇女围绝经期有延长的倾向，大约50岁左右。围绝经期妇女通常在家庭生活中担当着主要角色，她们的身心健康状况将直接影响整个家庭的和谐与稳定。

（一）围绝经期妇女常见的健康问题

1. 内分泌改变

雌激素的分泌量逐渐减少，对下丘脑–垂体发挥负反馈的作用减弱至消失，因此，下丘脑分泌促性腺激素释放激素的功能增强，促使垂体释放大量促性腺激素，导致血液中促性腺激素水平增加，下丘脑–垂体–卵巢轴之间平衡失调，出现潮红、潮热、出汗、夜间盗汗等自主神经功能失调症状。

2. 生殖系统改变

内外生殖器官开始萎缩，表现为外阴皮肤干皱，皮下脂肪变薄；阴道干燥、皱襞变平、弹性减退导致性交痛；子宫缩小，盆底松弛，阴毛稀疏，阴阜及大小阴唇呈萎缩状。

3. 月经改变

绝经前约70%妇女出现月经紊乱，多为月经周期不规则，月经量时多时少，持续时间长短不一。如出血过多或过频，易导致头昏、乏力、心悸、失眠等贫血症状。

4. 心血管系统改变

因血液中胆固醇水平升高，各种脂蛋白增加，而高密度脂蛋白/低密度脂蛋白比率降低，易诱发动脉粥样硬化。故绝经后妇女冠心病发生率增高。

5. 骨质疏松

绝经后雌激素水平下降，骨质吸收速度快于骨质生成，促使骨质丢失甚至发生骨质疏松。骨质疏松主要是指骨小梁减少，可引起骨骼压缩使体格变小，严重者导致骨折，易发生于桡骨远端、股骨颈、椎体等部位。

6. 心理及行为改变

随着机体内分泌激素的变化，处于围绝经期的妇女可出现自主神经系统功能紊乱的症状，因个体受教育程度、职业、性格、经济以及家庭稳定等情况的差异，其心理及情绪反应也不同。

（1）焦虑倾向 焦虑是围绝经期妇女比较多见的一种情绪反应，是自主神经系统受到刺激的结果。表现为情绪容易烦躁不安，注意力不集中，失眠、多疑，情绪波动大而无法自控。

（2）抑郁倾向 以脑力劳动为主的妇女往往因记忆力减退，影响工作而产生悲观的想法，表现为情绪低落，情感脆弱，缺乏自信，自我封闭，内心有挫败感和负罪感，严重者可发展为抑郁性神经官能症。

（3）个性及行为改变 妇女进入围绝经期后，由于家庭成员、个人职业地位以及自身健康与容貌的改变等，可引起个性与行为方式的变换，常表现为心情忧虑、孤独及情绪不稳定，自私、唠叨、急躁，甚至产生自杀的想法。

（4）偏执状态 有一些围绝经期妇女有嫉妒妄想、迫害妄想和疑病妄想。涉及对象是家庭成员或关系密切的近邻、同事。常表现为情绪易激动、紧张，并发生冲动行为，如拒食、自伤、伤人等。

（二）围绝经期妇女保健指导

1. 健康生活方式

社区护士可利用家庭访视和患者交谈的机会，建立互相信赖的护患关系，使其能充分宣泄自己的情绪与表达机体的不适，并提供针对性的保健指导。

（1）户外活动与运动 促进围绝经期妇女多参加户外活动，能帮助她们不脱离正常的社会生活并在群体活动中培养生活情趣，还有助于其分散注意力，缓解不适症状，同时也可缓解一些心理上的孤独感。适宜的运动可以降低血脂水平，促进机体的新陈代谢，延缓衰老，还可以保持愉快的精神状态。围绝经期妇女宜选择散步、慢跑、游泳、太极拳、爬山、跳舞和一些小球类活动，但应避免过度劳累。

（2）性生活指导 向夫妇双方介绍围绝经期的生理、心理变化过程，并取得丈夫的理解、关心、尊重和支持，促进夫妇间的情感交流，指导围绝经期性生活注意事项以维持适当的性生活频度，维护家庭和谐幸福。

（3）劳逸结合 围绝经期妇女一般多处于事业发展和子女成家立业阶段，而围绝经期妇女的身心变化也需要有一个平稳的适应过程，如果不能正确处理个人、家庭、工作三者的关系，容易导致她们身心疲惫，不利于顺利度过围绝经期。因此，指导围绝经期妇女应力所能及地合理兼顾工作与休闲，并能得到家属的支持。

2. 合理营养

均衡膳食结构是预防绝经后疾病的有效措施，围绝经期妇女膳食原则为：适当控制总热量，供给充足的优质蛋白，应限制摄入高脂肪、高胆固醇食物；多食水果、蔬菜，避免过多高糖食物摄入，适量补充钙剂。应限制摄入高脂肪、高胆固醇食物；多食水果、蔬菜，适量补充钙剂。

（1）热量 随着基础代谢率逐渐下降，活动量逐渐减少，机体的能量供应可适当降低。一般 40~49 岁可减少 5%，50~59 岁可减少 10%，60~90 岁可减少 20%。

（2）蛋白质 一般每日供给 0.7~1g/kg，特别是要注意补充优质蛋白质，包括瘦肉、乳类、禽类、蛋类、豆类等。

（3）脂肪 一般每日 65g 左右，少吃动物性脂肪，适当食用植物油。脂肪摄入过少时，会影响脂溶性维生素的吸收。

（4）碳水化合物 是人体最重要和最经济的热量来源，不能缺少，但也不能过多，以免体重增加，一般以五谷为主。

（5）维生素 维生素具有广泛的生理功能，任何一种维生素都不可缺乏，应多吃新鲜水果、蔬菜。

（6）矿物质 对围绝经期女性来说，钙的摄入量应予以足够重视，以减缓老年人常见的骨质疏松。铁对于造血有重要作用，不可缺少，应注意摄取。

3. 妇科疾病普查

对围绝经期妇女定期进行妇女病普查能及早发现妇女常见病、多发病，常规检查一般包括乳腺癌检查、宫颈癌检查，以及血压、体重、胸部 X 线检查和血脂、血糖化验等。同时，通过针对性教育，可提高妇女的自我保护意识，降低发病率，维护围绝经期妇女健康水平和生活质量。

4. 缓解围绝经期症状的指导

围绝经期出现的一系列生理、心理的改变是由于机体未适应卵巢功能衰退、雌激素水平下降所致，因此，可以通过药物补充外源性激素（激素替代疗法）使体内激素达到绝经前水平，从而减轻围绝经期不适症状，预防由此导致的病症发生。激素替代疗法必须是在医生的指导下用药，社区护士要让服用药物的妇女了解用药目的、药物剂量、用法及可能出现的不良反应。长期使用雌激素治疗者应进行定期复查，并及时调节适于个体的最佳用量，以防不良反应发生。另外，建议围绝经期妇女在日常膳食中增加豆类、棉子油、玉米油、花生油、芝麻油及菠菜、莴苣叶、甘薯、鲜奶油、豆类、蛋与牛肝、虾皮、芝麻酱、骨头汤、核桃、海带、紫菜等食物，也可达到缓解症状的目的。

第四章　社区儿童和青少年保健

社区儿童和青少年保健是社区卫生服务的重要组成部分，社区护士应根据儿童和青少年不同时期生长发育的生理和心理特点，为其提供系统的、连续性的服务，保护和促进儿童、青少年的健康成长。

第一节　概　述

0~6岁儿童是社区儿童保健的主要服务对象，重点是0~3岁的婴幼儿。社区儿童保健管理包括散居儿童保健管理和集体儿童保健管理。

青少年时期包括学龄期和青春期。目前，我国青少年保健工作主要是以学校为主体，社区护士应协助学校做好青少年的卫生保健工作，帮助青少年形成正确的健康观和建立良好的行为生活方式，促进青少年健康成长。

一、社区儿童和青少年保健的意义

儿童和青少年是祖国的未来，是社会可持续发展的重要资源。他们的健康不仅关系到整个国家的前途和民族的振兴，也是未来社会生产力发展的基本要素。促进和保障儿童、青少年健康发展是全社会的一个系统工程，社区儿童和青少年保健是其中的一个重要环节，也是社区卫生服务的重要组成部分。通过定期的健康检查、保健指导，为儿童、青少年提供整体的、连续的服务，达到预防疾病、保护和促进儿童、青少年健康成长的目的。

二、我国儿童保健工作的组织机构

儿童保健机构是通过一定的组织形式为儿童群体或个体提供疾病预防及医疗服务，促进儿童健康成长。目前，我国已建立了较完整的儿童（妇幼）卫生保健网以及相应的保健机构，完善了各种工作制度和预防保健制度。儿童（妇幼）保健组织机构见图4-1。

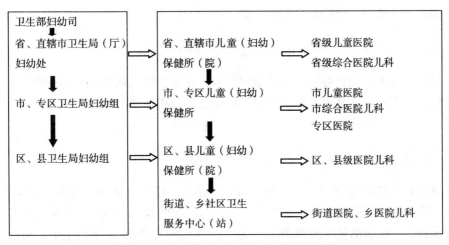

图4-1 我国儿童（妇幼）保健组织机构

三、我国儿童保健的现状

我国政府历来高度重视儿童保健工作，经过长期不懈的努力，以及在世界卫生组织、联合国儿童基金会、世界银行等国际组织的援助下，我国妇幼卫生保健事业得到了突飞猛进的发展。1991年，经全国人大批准，中国成为"儿童权利公约"的签约国。儿童优先和儿童生存、保护和发展成为我国政府的承诺，也是我国儿童保健工作的主要目标和基本策略。1992年9月，国务院颁布了《九十年代中国儿童发展规划纲要》，规定了20世纪90年代儿童生存、保护和发展的十大目标。1994年10月，全国人大常委会通过了《中华人民共和国母婴保健法》，并从1995年6月1日起实施。这是我国第一部保护妇女儿童健康权益的专门法律，标志我国妇幼保健事业进入法规化管理的轨道，使母婴保健工作有法可依。2001年5月，国务院颁布了《中国儿童发展纲要（2001-2010年）》（简称《纲要》），从儿童健康、教育、法律保护和环境四个领域提出了儿童发展的主要目标和策略。截至2010年，《纲要》确定的主要目标基本实现。儿童健康、营养状况持续改善，婴儿、5岁以下儿童死亡率分别从2000年的32.2‰、39.7‰下降到13.1‰、16.4‰，提前实现联合国千年发展目标。

受社会经济、文化等因素的影响，儿童发展及权利保护仍然面临着诸多问题与挑战。进一步解决儿童发展面临的突出问题，促进儿童的全面发展和权利保护，仍然是今后一个时期儿童保健工作的重大任务。为此，2011年7月，国务院颁布了《中国儿童发展纲要（2011-2020年）》，从儿童健康、教育、福利、社会环境、法律保护五个领域提出了未来十年我国儿童发展的主要目标和策略，进一步推动我国儿童保健事业的发展。

四、社区儿童和青少年保健工作内容

社区儿童、青少年保健工作主要是根据不同年龄的儿童、青少年的生理和心理发育特点，提供基本保健服务，包括出生缺陷筛查与管理（新生儿疾病筛查）、生长发育监测、喂养与营养指导、早期综合发展、心理行为发育评估与指导、预防接种、常见疾病

防治、健康安全保护、健康教育与健康促进等。

五、儿童和青少年生长发育的检测与评价

儿童时期的生长发育对成年后的影响很大，充分了解儿童和青少年各期生长发育的规律和特点，正确评价其生长发育状况，给予适当的指导和干预，对促进儿童和青少年的健康成长十分重要。

（一）儿童和青少年体格生长发育的检测

儿童生长发育的检测内容主要包括身高（长）、体重、坐高、头围、胸围、腹围、上臂围、皮下脂肪等形态指标。青少年生长发育状况的检测项目还包括某些功能指标和身体素质指标，如肺活量、50 米跑、立定跳远等（例如 2005 年全国学生体质健康调研检测项目涵盖身体形态、生理机能、身体素质、健康状况 4 个方面共 24 项指标）。每次检测最好固定时间、测量用具和方法。

（二）儿童和青少年体格生长发育的评价

体格生长发育的评价是将儿童和青少年各项生长指标的实测值与标准参照值进行比较，判断个体或群体儿童和青少年生长状况的过程。我国目前常用九市城郊正常儿童体格发育数据和全国学生体质与健康调研数据作为参照值评价儿童、青少年个体和群体的生长、营养状况。此外，在评价儿童、青少年群体生长发育状况时，为了进行国与国之间的比较，应采用国际公认的标准，如 1978 年美国国家卫生统计中心建议参考值、2006 年 WHO 公布的新的《儿童生长标准》等。

目前，我国常用的体格生长评价方法有均值离差法、百分位数法、指数法、相关法、生长发育图法（曲线图法）等。

1. 单项指标评价

（1）均值离差法　适用于描述正态分布状况。以均值（$\bar{x}$）为基准值，标准差（SD）为离散距，根据离差范围不同将儿童体格发育分成五等级评价或六等级评价。按年龄的体重、按年龄的身高均值离差法评价是我国目前在儿童保健门诊及基层保健人员中最常用的体格发育评价方法，见表 4 - 1。

表 4 - 1　均值离差法的等级评价

等级	$\bar{x}-2SD$ 以下	$\bar{x}-$（1SD~2SD）	$\bar{x}-1SD$	$\bar{x}$	$\bar{x}+1SD$	$\bar{x}+$（1SD~2SD）	$\bar{x}+2SD$ 以上
六级	下	中下	中低	—	中高	中上	上
五级	下	中下		中		中上	上

（2）百分位数法　适用于描述正态和非正态分布状况。百分位法就是把某一组变量值按大小顺序排列起来，求出某个百分位上的数值，然后将百分位数值列表。一般多采用第 3、10、25、50、75、90、97 百分位数。P_{50} 相当于 $\bar{x}$，P_3 相当于 $\bar{x}-2SD$，P_{97} 相

当于 $\bar{x}+2SD$。$P_3 \sim P_{97}$ 包括了全样本的 95%。

当变量值呈非正态分布时，百分位数法比均值离差法能更准确地反映所测数值的分布情况。

2. 多项指标综合评价

（1）三项指标综合评价法　WHO 推荐用按身高的体重、按年龄的身高、按年龄的体重 3 项指标综合评价。评价时以低于 P_{20} 的数值为低，$P_{20} \sim P_{80}$ 的数值为中，P_{80} 以上的数值为高。此种评价可对小儿的营养状况作出判断。

（2）相关法评价　相关法评价是目前认为较理想的体格发育评价方法。它可以将体重、身高、胸围、上臂围等多项指标结合起来，进行小儿体格发育的综合评价。

（3）指数评价法　根据人体各部分之间的比例和相互关系，并借助于一定的数学公式，将两项或两项以上指标联系起来判断营养状况、体型，主要用于科研、教学工作及体质评价。常用的有 BMI（body mass index）指数法（即 Kaup 指数），计算公式为：体重（kg）/ [身高（m）]^2，它既反映了一定体积的重量，又反映了机体组织的密度，是评价营养状况的一个较好指标。

3. 小儿生长发育图评价

将小儿的某项体格生长指标（如身高、体重等）作为纵坐标、年龄为横坐标，绘制成生长发育曲线图，能直观、快速地了解儿童的生长情况，了解其发育趋势和生长速度，及时发现偏离，以便及早发现原因并予以干预。这也是 WHO 推荐给家长使用的体格生长发育评价方法，简便易行。

第二节　社区儿童和青少年保健指导

儿童、青少年处于不断生长发育的动态变化过程中，不同年龄阶段因其解剖、生理、体格和神经发育各有不同特点，其保健措施、工作重点亦有所不同。

一、新生儿期保健

新生儿是指胎儿娩出后脐带结扎至出生后 28 天内（<28 天）。此期是婴儿期的特殊阶段，发病率和死亡率在婴儿期是最高的。新生儿期保健应与围生期保健紧密衔接，建立孕期和新生儿期家庭访视制度，根据小儿及其家庭情况给予预防保健指导。

（一）新生儿家庭访视

新生儿家庭访视是新生儿保健的重要措施，社区护士应在新生儿出院回家后进行家庭访视，访视次数不少于 2 次。首次访视应在出院 7 天内进行，了解出生时情况、预防接种情况、新生儿疾病筛查情况等。观察家居环境，重点询问和观察新生儿的喂养、睡眠、大小便、黄疸、脐部情况、口腔发育等。为新生儿测量体温，记录出生时体重、身长，进行全面体格检查。根据新生儿的具体情况，有针对性地对家长进行母乳喂养、护理和常见疾病预防指导。对于低出生体重、早产、双多胎或有出生缺陷的新生儿根据实际情况增加访视次数。

（二）保暖

新生儿房间应阳光充足，通风良好，温湿度适宜。室温宜保持在20℃～22℃，湿度55%～60%。北方寒冷季节要特别注意保暖，防止烫伤；夏季应避免室内温度过高，多喂水，以防发生脱水热。新生儿衣被应轻软，衣着和尿布应选择浅色、柔软、透气的布料，衣服要宽松，四肢可自由活动，不宜用带子捆绑。

（三）日常护理

1. 观察
指导家长观察新生儿面色、呼吸、精神状态、反应、哭声、睡眠、吃奶、大小便、体温、黄疸、体重等，了解新生儿生长发育状况。

2. 选择合适体位
注意保持呼吸道通畅，及时清除口鼻分泌物，新生儿睡眠时应选择合适的体位，以头偏向一侧为好，不宜长时间仰卧，仰卧时还要避免颈过度前屈或后仰，喂奶后宜选择右侧卧位。

3. 脐带护理
新生儿脐带未脱落前要注意保持脐部清洁干燥，每天用75%酒精或5%碘伏棉签消毒脐带残端及脐轮周围1～2次，使用尿布时注意不要超过脐部，以免尿、粪污染脐部。

4. 臀部护理
保持臀部皮肤清洁干燥，及时更换尿布，每次大便后用温水清洗臀部，以防红臀发生，必要时可使用氧化锌或5%的鞣酸软膏涂抹局部。

5. 皮肤护理
新生儿皮肤娇嫩，新陈代谢旺盛，应每日洗澡保持皮肤清洁。

（四）母乳喂养

1. 母乳喂养定义
母乳喂养是0～6个月婴儿的最佳喂养方式。WHO和联合国儿童基金会联合制定的《婴幼儿喂养全球战略》中明确指出：在生命的最初6个月应对婴儿进行纯母乳喂养，以实现婴儿的最佳生长、发育和健康。

2. 促进母乳喂养成功的方法
（1）早吸吮 即新生儿出生后30分钟内，开始与母亲肌肤接触30分钟以上，同时帮助吸吮乳头，帮助建立觅食与吸吮反射，同时促进早期泌乳。

（2）勤吸吮 频繁吸吮会通过刺激乳头反射性刺激脑垂体分泌催乳素，从而促进乳汁分泌，同时频繁吸吮能使乳腺管收缩、通畅，减少乳胀发生。出生最初2天每天吸吮次数应在12次以上。

（3）按需哺乳 只要新生儿啼哭或母亲乳胀就喂哺新生儿。坚持夜间哺乳，夜间哺乳可刺激乳汁分泌。

（4）指导正确的哺乳方法 哺乳前更换尿布，清洗双手后，采取母婴均舒适的体位哺乳。哺乳时新生儿贴近母亲，用嘴含住乳头和大部分乳晕，注意不能堵住新生儿的鼻子，先吸空一侧乳房，再吸吮另一侧，下次哺乳时则从另一侧乳房开始。每次哺乳时间控制在 15~20 分钟内，不要超过半小时，哺乳完毕，将新生儿竖抱靠在肩头，轻拍其背部将胃内吸入的空气排出，以防溢奶。哺乳后指导母亲将新生儿右侧卧位半小时，以防溢奶或吐奶造成窒息。

（5）预防乳头皲裂 每次哺乳前用温水擦洗乳房，切忌使用肥皂或酒精等清洁乳头。哺乳结束后，不要强行从新生儿口中拉出乳头，以免引起局部疼痛和破损，应按住新生儿下颌，在没有口腔负压的情况下缓慢将乳头从新生儿口中退出。为预防乳头皲裂，每次哺乳后可挤出一滴乳汁涂抹在乳头上自然干燥，或涂抹橄榄油，起到保护乳头的作用。选择合适的哺乳奶罩保护乳头，避免衣物摩擦，也有利于乳头皲裂的愈合。

（五）预防疾病

保持室内空气清新，尽量减少亲友探视，避免交叉感染。婴儿用具要专用，食具每次用后消毒。衣服、被褥和尿布要柔软，并保持清洁和干燥。母亲在哺乳和护理前应洗手。家人患感冒时必须戴口罩才能接触婴儿。此外，新生儿出生两周后应口服维生素 D，每日 400IU，根据季节和新生儿状况逐渐增加户外活动时间，多晒太阳，预防佝偻病。夏季要指导预防中暑和婴儿腹泻，冬季预防新生儿硬肿症以及一氧化碳中毒。同时，指导母亲注意防止新生儿窒息的发生，避免新生儿包被蒙头或哺乳姿势不当。按时接种卡介苗和乙肝疫苗，预防疾病。

（六）促进新生儿感知觉、运动发育

即早期教育或训练。新生儿期感觉器官发育相对成熟，早期给予各种信息刺激，可促进感知觉较早、较好的发育。父母应与新生儿多说话，多抚摸、摇、抱新生儿，让新生儿多看色彩鲜艳的玩具、听优美的音乐，促进视、听觉发育。如无其他异常，生后 1 周左右可进行新生儿抚触，促进新生儿循环、呼吸、消化功能和肢体肌肉的放松与活动，同时促进父母与新生儿之间的情感交流。

二、婴幼儿期保健

出生后到满 1 周岁之前为婴儿期（又称乳儿期），1 周岁后到满 3 周岁之前为幼儿期。此阶段的保健重点在于合理喂养，及时添加辅食，适当进行体格锻炼增强体质，按时进行各种预防接种，同时注意预防发生意外伤害。

（一）合理喂养

1. 婴儿期膳食

6 个月内鼓励纯母乳喂养，6 个月后开始添加辅助食品。辅食添加应根据婴儿的实

际需要和消化系统的成熟程度，遵循从少到多，由稀到稠，由细到粗，由一种到多种循序渐进的原则。天气炎热和婴儿患病时应暂缓添加新的辅食种类。

2. 幼儿期膳食

幼儿期仍需供给营养丰富的食物，蛋白质、脂肪、碳水化合物的供给各占总能量的 10%~15%、25%~30%、50%~60%，优质蛋白应占蛋白质总量的 1/3~1/2。食物品种应多样化，同时注意培养良好的饮食习惯。

（二）定期健康检查

定期健康检查是指按一定时间间隔对儿童进行的健康检查，以便动态观察儿童生长发育和营养状况，及时干预。婴幼儿定期健康检查的时间为 3、6、8、12、18、24、30、36 月龄共 8 次。定期健康检查内容包括：询问两次健康检查期间婴幼儿的喂养方式、辅食添加、睡眠、神经精神发育及患病情况；进行体格检查，评估其生长发育和心理行为发育情况；进行母乳喂养、辅食添加、神经心理行为发育、意外伤害预防、口腔保健、中医保健、常见疾病防治等健康指导；婴幼儿 6~8、18、30 月龄时分别进行 1 次血常规检测；在 6、12、24、36 月龄时分别进行 1 次听力筛查。

（三）培养良好的生活习惯

从婴儿期开始培养良好的生活习惯，有益于发展婴幼儿的独立性和自主性，如睡眠、饮食、排便、排尿、卫生习惯、自理能力等。

（四）体格锻炼

体格锻炼是促进婴幼儿生长发育、增进健康、增强体质的积极措施。体格锻炼的形式多种多样，可以利用自然因素（如日光、空气和水"三浴"锻炼）、体育运动（如婴儿主动、被动操，幼儿体操等）及游戏等强身健体，提高婴幼儿对外界环境的适应能力和抗病能力。

（五）早期教育

早期教育是指根据婴幼儿生理和心理发展特点，进行有针对性的指导和培养。早期教育的年龄主要是 3 岁以前，其目的是发挥婴幼儿的潜力，增进与人交往和沟通的能力。早期教育的内容包括动作训练、语言训练、认知能力和社会交往能力的培养等。

（六）预防疾病与意外

按时预防接种，注意常见病和多发病的防治。做好口腔保健，预防龋齿。婴幼儿活动能力逐渐增强，活动范围增大，容易发生各种意外伤害，如窒息、烫伤、跌落、中毒、溺水等，应指导父母树立安全意识，消除婴幼儿生活活动场所的安全隐患，避免让其单独行动，加强照管等。

三、学龄前期保健

3 周岁后到入小学前（6～7 岁）为学龄前期。此期小儿具有较大的可塑性，应注意培养其良好的道德品质和生活自理能力。学龄前儿童仍应注意预防各种传染病和意外伤害。

（一）保证充足营养

学龄前儿童膳食结构接近成人，每日 4～5 餐（3 餐主食，1～2 餐点心），应供给平衡膳食，保证优质蛋白的摄入，每日优质蛋白摄入应占总蛋白的 1/2。

（二）加强学前教育

学龄前儿童智力发展快，注意培养其良好的学习兴趣与习惯，注重儿童想象力与思维能力的发展。

（三）体格检查

每年 1～2 次，检查内容包括测身高、体重，检查牙齿、视力、听力、血红蛋白等，监测其生长发育情况，指导正确的坐、立、行、站姿势，预防脊柱畸形。

（四）预防疾病与意外

此期儿童传染病明显减少，但集体机构儿童要特别注意预防肝炎、麻疹、痢疾等传染病。学龄前儿童免疫系统疾病开始增多，如急性肾炎、风湿热等，应注意防范。做好视力和口腔保健。每年接受 1 次视力筛查和眼的全面检查，培养良好的用眼习惯，积极矫正屈光不正和采取功能训练，防治各种流行性眼病；培养每天早晚刷牙的习惯，预防龋齿，纠正不良口腔习惯，预防错颌畸形，每半年或 1 年检查口腔 1 次。指导家长培养儿童良好的饮食习惯，避免摄入过多高热量、高脂肪膳食，加强体育锻炼，预防儿童肥胖的发生。学龄前儿童活泼好动，好模仿，动作协调性差，缺乏自控能力，是意外事故的高发时期，此期儿童在预防婴幼儿期常见意外事故的基础上，应对他们加强安全教育。

四、青少年期保健

6～7 岁至 11～12 岁为学龄期。此期保健应注重营养、充足的睡眠和适当的体格锻炼，以适应学校生活，注意培养儿童正确的姿势，保护视力，预防龋齿。

青春期是指从第二性征出现到生殖功能基本发育成熟的时期，女生较男生发育早，女生的青春期约为 11～12 岁至 17～18 岁，男生约为 13～14 岁至 18～20 岁。此期的保健重点是保证充足的营养，形成健康的生活方式，加强青春期生理和心理卫生教育，培养良好的品德。

（一）保证充足营养

提供足够的热量、蛋白质及各种营养素，以满足体格发育的需求，同时注意营养过剩，预防肥胖症。多食含钙食物，如牛乳、豆制品，加强运动，促进骨骼发育。小学生课间应加餐 1 次，有助于学习时集中注意力。

（二）卫生保健

合理安排作息时间，避免学生作业过多和精神过度紧张。每年进行 1 次体格检查，监测生长发育。青春期尤其要重视生理卫生教育和性教育，使青少年了解青春期发育特点，了解月经和遗精、怀孕、性传播疾病等相关知识，指导女生做好经期卫生和自我防护。加强体育锻炼，增强体质，锻炼意志。

（三）预防疾病和意外

此期危害青少年身心健康的主要问题，已不再是急性传染病和营养不良，而是与社会心理因素、不良行为生活方式有关的疾病和现象，如网瘾、吸烟、性病、少女怀孕、酗酒、吸毒、自杀等。需要社会、学校、家庭联合起来，对青少年进行健康健育和指导，帮助他们建立健康的行为生活方式和社会适应能力，预防危害社会和身心健康的行为发生。青少年神经内分泌发育不稳定，易冲动、好冒险、敏感又脆弱，对自身认识不足，容易发生意外伤害和事故，尤其是男性，常见运动伤害、车祸、溺水、打架斗殴等，女生易发生自杀倾向，应继续加强安全教育和心理指导。

第三节 计划免疫与预防接种

预防接种是指有针对性地将生物制品接种到人体内，使人体对某种传染病产生免疫能力，从而预防该传染病。计划免疫是根据儿童的免疫特点和传染病发生的情况制定的免疫程序，有计划和有针对性地实施基础免疫（即全程足量的初种）及随后适时的加强免疫（即复种），确保儿童获得可靠的免疫，达到预防、控制和消灭相应传染病的目的。

一、计划免疫

目前卫生部规定的计划免疫为"五苗防七病"，包括皮内注射卡介苗（BCG）、重组乙型肝炎疫苗（以下称乙肝疫苗）、口服脊髓灰质炎减毒活疫苗（以下称脊灰疫苗）、吸附百白破联合疫苗（以下称百白破疫苗）及吸附白喉破伤风联合疫苗（以下称白破疫苗）、麻疹减毒活疫苗。此外，根据疾病流行情况、季节、卫生资源、经济水平可进行非计划免疫接种，如乙型脑炎疫苗、流行性脑脊髓膜炎疫苗、风疹疫苗、流感疫苗、B型流感嗜血杆菌结合疫苗、腮腺炎疫苗、甲型肝炎病毒疫苗等的接种（表4-2）。

表4-2　儿童计划免疫程序表

疫　苗	接种对象月（年）龄	接种剂次	接种部位	接种途径	接种剂量（/剂次）	备　注
乙肝疫苗	0、1、6月龄	3	上臂三角肌	肌内注射	酵母苗5μg/0.5ml，CHO苗10μg/1ml、20μg/1ml	出生后24小时内接种第1剂次，第1、2剂次间隔≥28天
卡介苗	出生时	1	上臂三角肌中部略下处	皮内注射	0.1ml	
脊灰疫苗	2、3、4月龄，4周岁	4		口服	1粒	第1、2剂次，第2、3剂次间隔均≥28天
百白破疫苗	3、4、5月龄，18~24月龄	4	上臂外侧三角肌	肌内注射	0.5ml	第1、2剂次，第2、3剂次间隔均≥28天
白破疫苗	6周岁	1	上臂三角肌	肌内注射	0.5ml	
麻风疫苗（麻疹疫苗）	8月龄	1	上臂外侧三角肌下缘附着处	皮下注射	0.5ml	
麻腮风疫苗（麻腮疫苗、麻疹疫苗）	18~24月龄	1	上臂外侧三角肌下缘附着处	皮下注射	0.5ml	

二、预防接种的禁忌证

（一）一般禁忌证

1. 患自身免疫性疾病和免疫缺陷者。

2. 患有肝炎、急性传染病（包括有接触史而未过检疫期者）或其他严重疾病暂不接种。

3. 患有结核病、肾炎、心脏病、湿疹及其他皮肤病禁忌接种卡介苗。

4. 在接受免疫抑制剂治疗期间、腹泻、发热忌服脊灰疫苗。

5. 小儿前次接种时出现过敏反应，禁忌再次接种该疫苗。

（二）特殊禁忌证

1. 有明确过敏史者禁种白喉类毒素、破伤风类毒素、麻疹疫苗（特别是鸡蛋过敏或新霉素过敏）、脊髓灰质炎糖丸疫苗（牛奶或奶制品过敏）、乙肝疫苗（酵母过敏或疫苗中任何成分过敏）。

2. 百日咳菌苗可产生神经系统严重并发症，儿童及家庭成员患癫痫、神经系统疾病、抽搐史者禁用此菌苗。

三、预防接种的实施

（一）儿童预防接种证、卡（簿）的管理

根据《中华人民共和国传染病防治法》及其实施办法的规定，国家对儿童实行预防接种证制度。每名适龄儿童都必须按规定建立预防接种证，并实行凭证接种和办理入托、入园、入学手续的制度。

（二）预防接种工作

1. 接种前准备工作

接种工作人员在接种前应查验儿童预防接种证、卡（簿）或电子档案，核对受种者姓名、性别、出生日期及接种记录，确定本次受种对象、接种疫苗的品种。采取预约、通知单、电话、手机短信、网络、广播通知等适宜方式，通知儿童监护人，告知接种疫苗的种类、时间、地点和相关要求。接种前询问受种者的健康状况以及是否有接种禁忌等，告知受种者或其监护人所接种疫苗的品种、作用、禁忌、不良反应以及注意事项，可采用书面或（和）口头告知形式，并如实记录告知和询问的情况。

2. 接种时的工作

接种场所要求光线明亮、通风、保暖。接种用品及急救用品摆放有序。在接种室/台分别设置醒目的疫苗接种标记，避免错种、重种和漏种。接种工作人员在接种操作时再次核对受种者姓名、预防接种证、接种凭证和本次接种的疫苗品种，核对无误后严格按照《预防接种工作规范》规定的接种月（年）龄、接种部位、接种途径、安全注射等要求予以接种。严格遵守消毒制度，做到每人一副注射器、一个针头，以免交叉感染。接种活疫苗或菌苗时只用75%的酒精消毒，禁用2%碘酊，以防活疫苗或菌苗被灭活。

3. 接种后的工作

告知儿童监护人，受种者在接种后应在留观室观察30分钟。接种后及时在预防接种证、卡（簿）上记录，与儿童监护人预约下次接种疫苗的种类、时间和地点。当日接种完后整理用物，已开启安瓿未用完的疫苗应焚烧处理，冷藏容器内未打开的疫苗做好标记，放冰箱保存，于有效期内在下次接种时首先使用。

四、预防接种的反应及处理

（一）一般反应及处理

预防接种的一般反应，是指在预防接种后发生的，由疫苗本身所固有的特性引起的，对机体仅造成一过性生理功能障碍的反应。

1. 全身反应

一般于接种后24小时内出现不同程度的体温升高，多为轻中度发热，持续1~2天。部分受种者可出现头痛、乏力、周身不适、恶心、呕吐、腹泻等胃肠道症状。轻度

全身反应一般不需任何处理，适当休息，多喝开水，注意保暖。全身反应严重者应密切观察病情，必要时送医院观察治疗。

2. 局部反应

接种后数小时至 24 小时左右，注射部位出现红、肿、热、痛，有时伴局部淋巴结肿大或淋巴管炎。皮内接种卡介苗者，多于 2 周左右出现局部红肿，以后化脓或形成溃疡，3~5 周结痂，形成疤痕（卡疤）。轻度局部反应一般不需任何处理。反应较重者可用干净的毛巾局部热敷，每日数次，每次 10~15 分钟。卡介苗所致局部反应禁忌热敷。

（二）异常反应及处理

预防接种异常反应，是指合格的疫苗在实施规范接种过程中或者实施规范接种后造成受种者机体组织器官、功能损害，相关各方均无过错的药品不良反应。

1. 晕厥

多见于年轻体弱的女性或小学生，婴幼儿较少见。多见于恐惧、疲劳、精神紧张、空腹等原因，一般在注射时或注射后数分钟出现，表现为头晕、心慌、面色苍白、出冷汗、心跳加速等症状。应立即使患儿平卧、松解衣扣并注意保暖，口服温开水或糖水，必要时可针刺人中、合谷穴，一般即可恢复正常。

2. 过敏性休克

发病呈急性经过，一般在注射后数分钟发病，出现胸闷、气急、呼吸困难、面色苍白、出冷汗、四肢厥冷、脉搏细弱、血压下降等休克症状，甚至昏迷，如不及时抢救，可危及生命。应立即使患儿平卧、头低位，注意保暖、吸氧；皮下注射 1∶1 000 肾上腺素；发生呼吸衰竭时肌内注射洛贝林（山梗菜碱）30mg 或尼可刹米 250mg，呼吸停止者应立即行人工呼吸，心跳停止者行胸外心脏按压，同时心室内注射异丙肾上腺素；喉头水肿行气管插管，必要时气管切开。

3. 过敏性皮疹

荨麻疹最为多见，其他可表现为麻疹、猩红热样皮疹、大疱型多形红斑等。轻症可口服抗组胺药，如扑尔敏、苯海拉明等，重症给予 1∶1000 肾上腺素，也可使用肾上腺皮质激素。必要时用 10% 葡萄糖酸钙静脉注射。

第四节 儿童意外伤害

WHO 指出，现在全球范围内儿童意外死亡的发生率，已超过小儿肺炎、恶性肿瘤、先天性畸形及心脏病等疾病死亡率的总和，成为世界范围内儿童的头号"杀手"，是 21 世纪威胁儿童生命和生存质量的主要健康问题。我国近 10 年有关研究表明，因意外伤害导致的死亡居我国 0~14 岁儿童死亡顺位的第一位，占我国儿童总死亡率 50% 左右，且其导致的伤残人数远大于死亡人数，对儿童和青少年身心造成巨大影响，给家庭和社会造成巨大负担。儿童意外伤害已和传染性、慢性非传染性疾病并列为全球三大公共卫生问题。

一、概述

1. 概念

意外伤害是指突然发生的事件对人体所造成的损伤，包括各种物理、化学和生物因素造成的伤害。

2. 分类

目前儿童意外伤害的分类尚未统一，常见分类方法有以下几种（表4-3）。我国儿童常见的意外伤害包括道路交通伤害、中毒、跌落伤、溺水、窒息、烧烫伤、电击伤、动物咬伤及自然伤害等。城市以车祸为主，农村以溺水为主。

表4-3 儿童意外伤害常见的分类方法

分类方法	伤害名称
按国际疾病分类标准（ICD-10）分类	①交通事故，②溺水，③中毒，④跌倒，⑤火灾与烫伤，⑥窒息，⑦砸伤，⑧其他
按伤害的原因分类	①窒息，②淹溺，③交通事故，④中毒，⑤跌落伤，⑥烧烫伤，⑦电击，⑧自然灾害（如地震、洪水、泥石流、台风、雪崩、山体滑坡等），⑨砸伤，⑩其他伤害（如烟花爆竹引起的伤害、各种机械损伤或锐器伤、动物咬伤等）
按伤害的性质分类	①物理性（如烧伤、烫伤、触电、跌落伤等），②化学性（如药物、农药、强碱、强酸、一氧化碳中毒等），③生物性（如动物咬伤、蜂蜇伤等）
按伤害发生场所分类	①家庭，②道路，③学校（托幼机构）

3. 儿童意外伤害的影响因素

（1）儿童自身因素 儿童易发生意外伤害与其自身的生理心理发育水平有密切联系。儿童年幼无知，社会经验极少，防范意识和自身保护能力较差，是意外伤害发生的高危人群。儿童年龄阶段不同，造成伤害的原因有所不同。另外，性别不同，意外伤害发生的概率也不同。5岁前，男、女意外伤害发生率无差异，5岁后男性意外伤害的发生率明显高于女性。

（2）家庭因素 父母的教育方式、年龄、文化程度、经济状况、婚姻状况、子女人数等家庭因素均与儿童意外伤害的发生关系密切。父母年龄小、文化程度低、家庭经济状况差直接影响其对子女意外伤害的关注度，影响其对孩子的安全教育，意外伤害发生率增加。

（3）社会经济发展水平 儿童意外伤害的发生与一个国家、地区的经济发展水平有关，发达国家高于中等发达国家。澳大利亚悉尼的调查表明，社会经济状况与儿童意外伤害病死率呈负相关。

二、儿童常见意外伤害与防护

（一）窒息与异物吸入

1. 窒息

窒息是初生1~3个月内婴儿常见的意外事故，多发生在严冬季节。常因盖被或包裹过厚、过紧蒙住婴儿口鼻，母婴同睡或婴儿含乳头睡觉，母亲手臂或乳房堵住婴儿口鼻造成窒息。婴儿吐奶时将奶汁或奶块呛入气管亦可引起窒息。随意摆放在婴儿床上的绳子、塑料袋（布）都有可能被婴儿抓玩引起绕颈或蒙住口鼻而造成窒息。

2. 异物吸入

多见于 6 个月以上的婴幼儿，吸入的异物多是能放入口内的小物品，如生活用品中的纽扣、硬币、瓶盖等，食品如花生米、瓜子、豆子、果冻、果核，玩具如脱落的绒毛动物的眼睛等，都可造成婴幼儿窒息或生命危险。

3. 预防

加强宣教和防范。避免母婴同睡，避免婴儿含乳头睡觉，婴儿床上无杂物；儿童进食时不可惊吓、责骂或逗引，以免引起大哭、大笑将食物吸入气管；培养儿童良好的饮食习惯，细嚼慢咽，纠正口内含物的不良习惯；不给婴幼儿喂食有危险的食品，如果冻、整粒瓜子、花生、豆子及带刺、带骨、带核的食品；选择安全的玩具，一切容易被吞下或吸入的物件都不应作为儿童玩具，如小珠子、棋子等；家中儿童能触及的地方，不要放细小物品，如扣子、钱币、小球等。

4. 窒息的处理

（1）迅速解除引起窒息的原因，清除口腔和呼吸道分泌物，保持呼吸道通畅。

（2）呼吸、心脏骤停者应立即进行心肺复苏。

5. 异物吸入的抢救

（1）**背部叩击法** 迅速将患儿置于救护者屈膝的大腿上，头低于躯干，用掌根部适当用力叩击其肩胛区数次，使异物随咳嗽排出。

（2）**腹部冲击法** 意识清醒的患儿，救护者站在患儿背后，双臂环绕患儿腰部，让患儿弯腰，头部前倾，救护者一手握空心拳，并将拇指侧顶住患儿腹部正中线脐上方两横指处，剑突下方，另一手紧握此拳，有节奏地快速向内、向上冲击，患儿低头张口，以便异物受到气流冲击而吐出。意识不清的患儿，将其置于仰卧位，救护者骑跨在患儿两大腿外侧，一手掌根平放其腹部正中线肚脐上方两横指处，另一手直接放在第一只手上，两手掌根重叠，合力快速向内、向上冲击患儿腹部。

（二）交通事故

WHO 统计，交通事故造成每年超过 18 万以上的 15 岁以下儿童死亡，数十万儿童致残。我国每年有超过 1.85 万名 14 岁以下儿童死于道路交通事故，交通事故已成为我国儿童意外伤害死因顺位的第一位。在儿童交通事故中，约半数是因儿童自身违法行为引起的，如在马路上嬉戏、打闹、玩耍、乱穿马路、追逐猛跑、攀爬护栏等。

1. 预防

培养儿童自我保护意识，加强交通安全教育，遵守交通规则。教育儿童熟悉各种交通信号和标志，不在街道、马路上嬉戏、玩耍、追逐打闹；教育儿童行车要注意安全防护，戴头盔、系安全带，不将头、手臂伸出窗外；教育家长应让婴幼儿坐在汽车后座，并配有婴幼儿专用的安全坐椅；学校、幼托机构应加强对学生接送车辆的监管。

2. 处理

交通事故会造成儿童不同程度的身体损伤，甚至造成死亡，一旦发生，应立即送医院进行救治。

（三）溺水

溺水是儿童意外死亡的主要原因之一。儿童溺水主要因为游泳或在水边玩耍时失足落水。婴幼儿如被单独留在澡盆里，也可发生溺水事故。

1. 预防

加强看护和安全教育。绝不可将婴幼儿单独留在澡盆里；在接近水源时，密切注意幼儿活动，避免坠落淹溺；教育儿童不可独自或结伴去无安全措施的池塘、江河湖泊玩水或游泳；危险水域应加设安全护栏或设有醒目的警示标志。

2. 处理

一旦发生溺水，在将其救离水面后，迅速去除口鼻淤泥、烂草、呕吐物等，松解衣扣、腰带进行控水。救护者将溺水儿童倒提双足或将其扛在肩上，来回跑动迅速排出呼吸道和胃内积水。若患儿呼吸、心跳停止，应立即进行人工呼吸和胸外心脏按压，并及时送医院做进一步抢救和治疗。

（四）中毒

中毒是 5 岁以内儿童死亡的主要原因之一。常见中毒物有药物、工农业化学品、有毒动植物、生活用消毒剂、杀虫剂、去污剂等。造成中毒的原因主要是年幼无知，由于误服、吸入、接触吸收等方式引起，以误服最多见。北方寒冷季节，经呼吸道吸入一氧化碳中毒也较多见。

1. 预防

加强对药品、有毒物品的管理。家中药品应放在高处儿童拿不到的地方并上锁，日常使用的消毒剂、杀虫剂、去污剂更要妥善保管和使用，避免儿童接触，特别注意不要用饮料瓶等食具装盛有毒物品。避免食用有毒植物，如毒蘑菇、含氰果仁（苦杏仁、桃仁、李仁等）、白果仁（白果二酸）等。冬季室内使用煤炉或燃气器要注意室内通风，定期检查煤气管道，以免一氧化碳中毒。

2. 处理

接触中毒者，应立即脱去污染衣物，用清水冲洗被污染的皮肤，也可用毒物拮抗剂或解毒剂冲洗；口服中毒者采用催吐、洗胃、导泻和灌肠等方法及时清除毒物；吸入一氧化碳中毒者，应立即移离有毒场所，呼吸新鲜空气，必要时吸氧，严重者可行高压氧舱治疗。

（五）跌落伤

2~7 岁儿童是跌落伤发生和死亡的高峰期。婴幼儿平衡能力差，易从床上、楼梯、窗口跌落。学龄前儿童喜欢追逐、打闹、爬高，但自我控制和应急反应能力差，易发生跌落伤。学龄儿童跌落伤主要发生在学校，大多与体育活动相关。男孩由于生性好动，活动范围广，跌落伤发生率高于女孩。

1. 预防

加强宣教和防范。婴儿床要加床栏，避免将婴儿放到未加保护的高台上；窗户安装护栏，楼梯高度和坡度应适合儿童生长发育的特点；浴室地板要加防滑护垫；清除地上电线、绳索等容易绊倒的障碍物；教育儿童不要独自站在桌椅、窗台等高处，不要攀高。儿童应穿合适的鞋和衣服，系好鞋带，衣裙、裤脚不要拖地，应在老师或家长的指导下进行体育运动，并佩戴适当的防护用品。

2. 处理

儿童发生跌落伤后，可能对受伤经过表述不清，家长或看护者应密切观察小儿表现，发现异常及时就诊。软组织挫伤或擦伤时，首先检查伤口的大小、深度、有无严重污染及异物存留，及时用冷开水或肥皂水冲洗伤口，并根据情况清除异物，重者需消毒包扎。肢体骨折者视骨折的不同部位和严重程度进行固定、包扎和止血。小儿跌落后如伤情重，出现意识不清、休克或颅脑损伤等情况应立即送往医院进一步抢救。

第五章　社区亚健康和中年人保健

　　"亚健康"介于健康与疾病之间，是社会发展、科学与人类生活水平提高的结果，与现代社会人们不健康的生活方式及所承受的社会压力不断增大有直接关系。亚健康期是保健防病的关键时期，此时处理得当可恢复到健康状态，否则发展成各种疾病。亚健康概念的提出为护理学和预防医学增添了新的研究课题，亚健康状态研究也是21世纪健康和疾病预防研究领域的热点问题。中年人是社会的中坚力量，承担着工作和生活的双重压力。因此，社区亚健康和中年人的保健是社区保健工作的重点。

第一节　亚健康的保健

一、亚健康的概念

　　亚健康理论是国际医学界20世纪80年代后半期的医学新思维。前苏联学者N·布赫曼以及后来许多学者经过研究与探索，把健康与疾病之间存在的一种非健康也非疾病的中间状态称为亚健康。WHO认为，亚健康状态是指健康与疾病之间的临界状态，虽然各种仪器及检验结果为阴性，但人体还是有各种各样的不适感觉，是一种处于机体结构退化和生理功能减退的低质与心理失衡状态，又称第三状态或"灰色状态"。因其主诉症状多种多样，且不固定，也被称为"不定陈述综合征"。

　　亚健康状态由四大要素构成：①排除疾病原因的疲劳和虚弱状态。②介于健康与疾病之间的中间状态或疾病前状态。③在生理、心理、社会适应能力和道德上的欠完美状态。④与年龄不相称的组织结构和生理功能的衰退状态。

　　WHO的一项全球性调查表明，全世界总人口中真正健康的人仅占5%，诊断有病的占20%，而75%的人处于亚健康状态。我国预防医学会的数据表明：目前处于亚健康状态的中国人的比例已上升至75%。其中女性多于男性，中年人多于青年人，城市亚健康人明显多于农村，脑力劳动者多于体力劳动者，处于亚健康状态的高级知识分子、企业管理者占亚健康人群70%以上。

二、亚健康的分类

（一）以 WHO 四位一体的健康新概念为依据分类

1. 身体亚健康

主要表现为不明原因或排除疾病原因的体力疲劳、虚弱、周身不适、月经周期紊乱或性功能下降等。

2. 心理亚健康

主要表现为不明原因的脑力疲劳、思维紊乱、情感障碍、恐慌、焦虑、自卑以及神经质、冷漠、孤独，甚至产生自杀念头等。

3. 社会适应性亚健康

突出表现为对工作、学习、生活等环境难以适应，对人际关系难以协调，即角色错位和不适应是社会适应性亚健康的集中表现。

4. 道德亚健康

主要表现为世界观、人生观和价值观上存在着明显的损人害己的偏差。

（二）按照亚健康概念的构成要素分类

1. 身心上有不适感觉，但又难以确诊的"不定陈述综合征"。
2. 某些疾病的临床前期表现（疾病前状态）。
3. 一时难以明确其病理意义的"不明原因综合征"。
4. 某些临床检查的临界值状态，如血脂、血压、心率等偏高状态和血钙、钾、铁等偏低状态。
5. 高致病危险因子状态，如超重、吸烟、过度紧张等。

三、亚健康的临床表现

亚健康的临床表现以主观感受为主，伴随各种行为障碍或自主神经功能紊乱等。症状可以单一出现，也可以同时或交替出现，极少或没有客观体征。亚健康状态的诸多表现，在中医理论中属"虚劳精气不足型"，具体包括躯体、心理、思想道德或社会适应性等方面：

1. 躯体不适表现

全身疲乏无力，不愿多干活、多走路，自感体质虚弱，步伐沉重；浑身酸痛，头昏、头痛；睡眠障碍，天天昏昏沉沉，头脑不清醒，想睡睡不着，睡着睡不深，睡深睡不久，睡久睡不安，经常做一些怪异的噩梦；机体机能低下，免疫功能下降；性功能低下，男性常表现为阳痿、早泄、性交不能，女性表现为性冷漠、性恐惧、性厌恶等；自主神经功能紊乱，表现为忽冷忽热，爱出汗，皮肤经常出现烧灼、针刺不定位的疼痛、麻木、蚁走样等异常感觉；胃肠功能紊乱，出现食欲不振、厌食、恶心、腹胀、便秘等。

上述躯体不适是多种多样的，常缓慢、渐进地蚕食着人们的健康，各种临床检查均在正常范围或在临界阈值左右，若不及时调整，将不断地向着疾病、衰老方向推进。

2. 心理不适表现

精神不愉快，情绪不稳定，烦躁，易怒，紧张，恐惧，焦虑，抑郁，妒忌，记忆力下降，注意力不集中及反应迟钝等。

3. 社会适应不协调

不能很好地适应社会，对工作、生活、学习等环境难以适应，爱发牢骚，固执己见，偏激，主观片面，爱吵架，脱离实际，脱离社会，脱离群众。与同事、朋友及家庭成员关系紧张，自己感到很烦恼，很孤独，工作效率很低。角色错位是社会适应不协调的集中表现。

4. 道德不良表现

主要表现为世界观、人生观和价值观上存在着明显的损人害己的偏差。

5. 其他不适表现

某些重病、慢性病虽已临床治愈进入恢复期，却仍然表现为虚弱等种种不适。也包括在人体生命周期中衰老引起的组织结构老化与生理功能减退所出现的虚弱症状。

总之，亚健康的临床表现存在"四多"、"八高"、"三低"。"四多"指疲劳症状多，器官功能紊乱多，精神负担和体力透支多，超重、肥胖多。"八高"是指高血压，高血脂，高胆固醇，高血黏度，高低密度脂蛋白，高血糖，高血酶及脂肪肝。"三低"指免疫功能低，工作效率低，适应（环境、社会、角色）能力低。

四、亚健康的形成因素

过度紧张和压力，不良生活方式和习惯，环境污染以及不良精神和心理因素刺激是影响亚健康的重要因素。

1. 理化因素

环境、大气、水、噪音等污染，长期处于高温、高气压（或低气压）、寒冷、过度辐射、震动环境下，接触有毒化学物质等。

2. 生物学致病因素

细菌、病毒、真菌、寄生虫感染，昆虫或有毒动物咬伤等。

3. 躯体因素

环境变化、职业特点造成的躯体不适；肥胖、消瘦、睡眠不足、缺氧、缺乏锻炼等。

4. 内分泌因素

青春期、妊娠期、更年期等处于内分泌功能波动时期，会有轻微的内分泌功能紊乱等。

5. 营养因素

饥饿或低血糖、营养缺乏或过剩、暴饮暴食、维生素缺乏、脱水等。

6. 行为因素

生活规律紊乱或酗酒、过量吸烟、吸毒、药物依赖等不良的生活习惯等。

7. 精神因素

遭遇生活事件刺激、人文环境突然变化、人际关系紧张、经济压力大、人格缺陷等。

8. 社会因素

文化传统、宗教信仰、社会习俗、社会动荡、经济危机、失业等。

9. 身心处于超负荷状态

现代社会生活工作节奏日益加快，竞争日益激烈，身心长期处于超负荷状态，人体各个系统不堪重负，从而造成了机体身心疲劳。

五、亚健康人的保健指导

"亚健康"的防治是保健、防病的关键。做好亚健康的防治，首先要树立正确的生活观、健康观，明白不良生活习惯和行为是当前致病的高危因素。调整或改变不良生活习惯、培养健康的生活方式是亚健康防治的重点。心理素质、社会因素等与亚健康也有着相当密切的关系，所以要超越亚健康，走出亚健康，造就一个健康的自我，就要有良好的心理素养，保持良好的、和谐的人际关系。

（一）亚健康人的生理调节

亚健康是潜伏在人体内的"隐性杀手"，它们多与不良生活方式或习惯有关。所以，养成良好的生活习惯和行为是远离"亚健康状态"的生理调节重点，如合理膳食、节制烟酒、规律生活、适当的运动与休息等，具体内容详见中年人保健。

（二）亚健康人的心理社会调节

亚健康的形成与心理－社会因素有密切关系。保持良好的心理状态、培养多方面的兴趣和爱好是走出亚健康的必备条件。

1. 提高心理素质

心理素质与先天遗传有关，但可以被后天环境和教育改变。因此，要客观地认识自己，不断提高自身的心理承受能力和自我调适能力，调整和改善心理状态，消除心理危机，保持愉快、稳定的情绪；学会正确地对待生活、学习、工作过程中所遇到的各种压力，学会自我减压，确定可行的目标；同时，要正确面对竞争，与时俱进，不断学习充实和完善自己，保持竞争实力，这也是减轻心理压力的有效途径之一。

2. 调节不良心态

做好自我心理调整是健康行为的重要环节。要保持积极乐观的人生态度，乐观地待己、待人和处世；要善于发现他人的优点，做到心胸开阔，不为小事而计较；学会释放压抑的情绪，学会摆脱痛苦的困扰；正确处理人际关系，学会控制自己的情感，从而增强自信，增强对他人和社会的信心。

3. 培养健康心理

健康心理应是有健全的个性，能与人和睦相处，有较强的耐受力、控制力、抗挫折力和适应能力，工作、学习上发挥高效率，有良好的智能和专业知识及广泛的兴趣，有积极进取的精神。健康心理需要在生活、社会环境中培养和塑造。首先要树立良好的人生观和价值观，培养乐观的精神，培养广泛的兴趣爱好，积极参加社会活动，学会控制情绪，养成豁达、乐观、宽以待人、与人友善、乐于助人的品格，做到知足常乐、淡泊名利，使身心处于协调平衡状态中，保持身体、心理、情感、行为的健康与和谐。

4. 心理调节法

心理调节法就是利用心理学的理论知识和技巧，通过各种方法，改变不正确的认知活动、情绪障碍，解决心理上的矛盾，如音乐疗法、自我松弛疗法、娱乐疗法、强化疗法等。

（三）预防亚健康的"十字方针"

针对亚健康的成因和危害，必须强化自我防护。

1. "平心"即平衡心理、平稳情绪、平静心态。
2. "减压"即适时适度缓解过度紧张和压力。
3. "顺钟"即个人的休息和睡眠要顺应生物钟。
4. "增免"即通过有氧运动等来增强自身免疫力。
5. "改良"即通过改变不良生活方式和习惯，从源头上阻止亚健康状态的发生。

第二节　社区中年人保健

一、中年人的内涵

中年人是指年龄在 35～59 岁的人。其中 35～45 岁为中年早期，46～59 岁为中年晚期或老年前期。中年期是人生岁月中对社会及家庭最具贡献力的阶段。

二、中年人的生理与心理特点

（一）中年人的生理特点

人一旦进入中年，随着各生理器官功能的衰减，人的外表与机能开始发生显著变化，中年人只有用正确的心态来面对这些变化，采取合理的保健措施，才能确保身心健康。中年人的具体生理特点如下：

1. 皮肤和毛发

区别年龄最直观的是皮肤和毛发。中年之后皮肤的弹性下降，加之皮下脂肪的萎缩，使皮肤变薄，弹性降低，汗腺功能的低下，使皮肤干燥与皱纹增加，皱纹先后出现于前额、眼角、眼睑、口角等处，且随年龄的增长而增多。由于皮下肌肉及纤维组织失去弹性致使中年后往往会出现眼袋。50 岁以后，结缔组织中的弹性纤维的比例逐渐下降，导致弹性锐减和组织僵化。白发和秃头也是中年人的征兆。白发是因为原来供应头发黑色素小粒的黑色素细胞耗尽，致使头发失去黑色素而变为白发。秃头是因为头皮血液循环不良或肾上腺激素分泌减少；若有家庭性秃头倾向者此期的脱发会更明显。男性秃头倾向比女性更加明显。

2. 感官系统

进入 40 岁后，人的眼睛便开始发生变化，下眼睑常常出现袋状下垂，角膜的透明度减退，巩膜表面的球结膜变薄，容易发生破裂，出现球结膜下出血。中年人会因深度知觉、黑暗适应和眼肌弹性的衰退而造成视力问题，影响日常生活。晶状体逐渐失去弹性，视物焦点调节功能急剧衰退，开始出现老花眼；眼球内液体增加造成青光眼；晶体钙化混浊导致白内障。

听觉、味觉及触觉的功能在中年早期仍能维持，但在 50 岁左右听觉和嗅觉开始出现衰退现象。

3. 骨骼系统

骨骼的生长早在成年期已停止，随着年龄增长，40 岁开始骨的含钙量逐渐下降，女性更年期之后最为明显。钙的流失造成骨质密度和总量降低，从而导致骨质疏松，骨的脆性增加，易出现骨折。男性骨质含钙量较同龄女性要多，因此中年男性其骨骼强度比中年女性要强。男性也会有骨质疏松的病变，但较同龄女性晚 15～20 年才发生，且速度慢得多。

中年人易发生骨质增生，常见有颈椎病、椎间盘变性引起椎间盘突出、压迫神经根或脊髓引起相应的神经症状。由于关节功能的退化，易造成关节僵硬、劳损、关节炎等。

4. 肌肉系统

中年期可以保持青年时期所建立的肌力形式，但随着年龄增长，肌力开始下降，脂肪组织取代肌肉组织，胶原纤维失去弹性并变粗，肌肉变得松弛，表现为脸上肌肉松垮，乳房下垂和肚皮松垮，身体逐渐发胖，肌肉失去弹性等。

5. 心血管系统

一般中年人的心脏仍维持正常大小，但有些中年人会随着年龄的增加，机体渐胖，高血脂造成动脉粥样硬化或脂肪沉积，导致左心室肥大，使心肌梗死发病率提前。随着年龄的增加，血管壁的钙含量增加，动脉血管壁的弹性下降，脆性增加，故容易发生循环系统方面的障碍，出现高血压、冠心病、脑血管病等。心血管病和高血压是中老年人死亡的主要原因。

6. 呼吸系统

人到中年，随着年龄的增加，人体肺泡和小支气管的口径逐渐扩大，而肺血管数目又有所减少，加之肺泡间质纤维增加，肺组织变厚变硬失去弹性，肺活量明显减少，致使呼吸效率逐渐下降，参加一定强度的活动后就会感到气喘、气短，甚至呼吸急促，呼吸频率增加。

7. 消化系统

人到 30 岁以后，胃液的分泌、胃液中游离酸含量及胃蛋白酶含量都逐渐减少，胰腺分泌的消化酶从 20 岁开始便一直下降到 60 岁，有些人暴饮暴食、饮食没有规律、烟酒过度，极易导致消化系统疾病。人到中年以后代谢水平开始下降，活动量减少，多余的热量转化为脂肪造成肥胖。

8. 内分泌系统

步入中年时，性激素的改变会造成一定的生理变化，以更年期的各种变化最为显著，此时男性和女性之性腺所制造的睾酮、雌激素、黄体素都会大量减少。中年期生殖器官与性激素的改变导致生理上的明显变化，称为更年期。在中年的早期，激素的分泌保持正常，在45岁以后会出现明显的改变，造成非常显著的生理变化。

9. 大脑及神经系统

人到40岁以后会感到记忆力不如以前，这是脑组织衰老的表现。这时脑组织的水分、蛋白质、脂肪、核糖核酸等含量及其运转功能下降，脑组织中的代谢产物增多，脑神经细胞减少，脑组织开始萎缩，重量逐渐减轻，神经传导和突触传导随年龄的增长而减慢，对外界反应速度不及青年人快，也不如青年人敏捷，且会有反应迟缓、遇事迟疑的现象，中枢抑制过程逐渐减弱，睡眠时间逐渐缩短，而且易醒。到中年后期，人的机械记忆能力逐渐下降，但意识记忆能力有所提高，理解力增强，从而补偿了记忆减退的不足。

（二）中年人的心理特点

人进入中年以后除了心理和智力上的成熟以外，在性格及情绪上也趋于稳定，社会态度、意识倾向、兴趣爱好等也相应稳定不易改变，自我控制和对环境适应能力较强。在婚姻和家庭问题上已和青年时代不同，建立了家庭，承担起对妻子、丈夫、子女、双亲和社会的法律责任和道德义务。此外，还要应付繁杂琐碎的家务劳动和曲折的人生道路以及正确对待和妥善处理政治、经济、思想、个性、亲属等方面的各种影响，因此需要家庭成员彼此忍让、互相体谅、互相关心、互相支持，才能使家庭生活和谐。

中年人心理异常会导致难以接受正确的思想意识及道德观念的教育，学习能力差，工作效率低，事业成就不大，人际关系紧张等，甚至可出现越轨行为，造成不良后果。心理异常的外部原因有：传染病、中毒、外伤、脑组织损伤等，或周围环境中各种强烈持久的刺激，使神经过度紧张，兴奋和抑制过程失调。

三、中年人的保健指导

中年人虽年富力强，但隐藏着许多能影响本身健康的因素，所以必须给予极大的关注和重视。随着年龄的增长，生理功能逐渐下降，较重的工作和生活负担，使体力的消耗达到相当大的程度。因此，对外界的适应能力以及抵抗疾病的能力都呈逐渐下降趋势，会导致各种疾病的发生。做好社区中年人的保健有利于延长中年人寿命，提高其工作能力与效率。中年人的保健需有一个良好而完整的体系，通过各方面的协作，保证对中年人的疾病做到早发现、早诊断、早治疗。

1. 定期进行体检

定期体检是指在一定时期内（一般为1年，也可以根据个人情况具体确定）进行的一次全面的体检。中年人正处在各种器官及功能的衰退时期，只有定期进行体格检查，才能早期发现身体隐藏的疾患，为及时进行治疗和保健提供科学依据。社区护士应向中年人宣传定期检查的好处和重要性，鼓励中年人坚持定期健康体检，充分了解自身的健康状况，做到早发现、早预防、早治疗。

（1）中年人定期检查的项目及其意义

①血压测量：血压较高常与原发性高血压、脑卒中、动脉硬化有关。40 岁后应注意测量血压，以便尽早发现高血压，尽早治疗。

②检查眼底：原发性青光眼、老年性白内障常在中年期发病。脑动脉硬化能从眼底反映出来，患有高血压、冠心病、糖尿病及过度肥胖者，必须查眼底。

③尿液化验：对于高血压、冠心病患者等化验尿液有利于了解有无肾动脉硬化，可以早期发现肾脏病、糖尿病。

④血脂检测：血脂过高易引起动脉粥样硬化，动脉硬化常可导致冠心病、心肌硬化。进入中年期，每年 1 次的血脂检查不容忽视。

⑤心电图：有利于早期发现冠心病。有胸闷心悸者，尤其应注意做此项检查。

⑥胸部 X 线透视：可以早期发现有无肺部疾病，如肺部肿瘤、肺结核等。对于有吸烟嗜好者尤其应注意定期检查。

⑦大便隐血试验：可以早期发现胃癌、结肠癌等消化系统疾病。

⑧肛门指检：有助于早期发现男性前列腺病变，也可以发现直肠癌。

⑨妇科检查：中年期乳腺癌、宫颈癌等发病率较高，定期做好妇科检查尤其重要，有利于发现这些疾病。

⑩防癌检查：随着年龄增大，接触致癌物的几率增加，加之中年人免疫系统功能衰退，防御能力降低，为细胞癌变创造了条件。原发性肝癌多见于中年人，故 40 岁后，应每年检测甲胎蛋白 1 次。乙型肝炎患者更应该注意定期检查。

（2）中年人须警惕六个疾病信号　步入中年后，随着免疫力的逐渐下降，机体难免出现一些问题。有些人没有注意疾病信号，从而失去了最佳治疗时机。因此，要注意以下身体疾病报警信号。一旦出现，要及时到医院就诊，以争取最佳治疗时机。

① 晚上口渴或尿频，尤其是夜尿增多，尿液滴沥不尽，考虑糖尿病、前列腺肥大或前列腺癌。

②上斜坡或楼梯时就出现气喘、心慌，经常感到胸闷、胸痛，可能是高血压和冠状动脉硬化的前兆。

③近日来咳嗽痰多，时而痰中带有血丝，与肺炎、肺结核、支气管扩张、肺癌等有关。

④胃部不适，常有隐痛、反酸、嗳气等症状，考虑慢性胃病，尤其是胃溃疡或胃癌。

⑤食欲不振，吃一点油腻或不易消化的食物，就感到上腹部闷胀不适，大便没有规律，考虑肝胆疾病、胃病或胃癌、结肠癌等。

⑥脸部、眼睑和下肢常浮肿，血压高，伴有头痛、腰酸背痛，则可能是患了肾脏疾病。

2. 加强合理营养

中年人每日饮食营养要均衡，尤其要摄入适量的蛋白质、矿物质、维生素、低胆固醇及低热量食物。中年人应了解每日摄入的能量状况，不要边看电视边吃东西、食物在口中咀嚼力争在 20 次以上，避免空腹时去买食品等，以限制热量的摄取。减少摄取含碳水化合物及脂肪高的食物，避免因体重过重，导致糖尿病、心血管疾病等慢性疾病的发生。中年人需要摄食全蛋白食物如牛奶、乳酪制品、蛋、肉及鱼，以维持细胞功能和修补体内的组织，但需去除饱和脂肪酸和胆固醇。不完全蛋白质如豆荚类、谷类、花生酱、面包等食物，可以作为细胞代谢所需的原料及维生素。适当摄入矿物质和维生素，每天需要摄取 1000mg 钙质，尤其是绝经后的妇女。每日食盐摄取量控制在 6g 以下，减盐的要点是可使用醋或香料等调味，有盐菜和无盐菜配合吃，吃减盐酱油，少吃咸菜，不喝炒菜的汤，减少含盐量高的熟食品的摄入等。应在愉快的气氛下用餐，避免非常疲倦时进食，注意细嚼慢咽。

3. 注意工作、休息与睡眠

中年人过劳死的比例急剧增加是值得注意的问题。过劳死是指由于急性循环系统疾病导致的突然死亡。其发病与有关循环系统疾病未被发现或症状较轻没有及时正确治疗、工作责任重、压力大、1 个月内加班超过 100 小时等因素有关。因此要注意：①减轻工作劳累，避免疲劳。②注意劳逸结合。③放松身心，减轻疲劳。另外，中年人因体力下降，活动量减少，睡眠时间也会减少，但仍需要和年轻人一样每晚 6~8 小时的安静睡眠。中年人由于身体器官功能减退，加上工作事业任务重，易发生疲劳等现象，因此应注意合理安排休息，以便补充体力。

4. 纠正不良行为习惯

中年人吸烟者占全部吸烟者的 1/4 左右。长期吸烟可使慢性阻塞性肺疾病的患病率增高，也是缺血性心脏病的三大因素之一。社区护士要提供指导戒烟和减少吸烟的方法：①要从烟中有害物质对人体危害的角度进行教育，提高吸烟者戒烟的动机。②指导戒烟者在吸烟时吃戒烟糖、做深呼吸或做些自己喜欢的运动等。③教育其减少每天吸烟量，缩短烟在口中停留的时间或吸一支烟的时间，烟头尽量留长些，以减少吸入肺部的烟量。

5. 适当进行运动与休闲活动

运动是去除亚健康和解除压力的最好办法。运动可以储备生命力，保持旺盛的工作精力和能力，可以加速血液循环，增强心脏收缩力，改善呼吸功能；运动可以强筋健骨，提高反应能力，延缓衰老；运动可以加快代谢，促进消化吸收。中年人只要自己喜欢且能持之以恒，并适合个人的生理状况和能力，没有特别限制的运动种类。但运动时应逐渐增加运动量，避免运动过量。体重过重或有心脑血管疾病者，从事新的运动前要先进行健康检查。中年人运动应该以有氧运动为主，运动时应注意：①逐渐增加运动量，速度和力量要适宜。②避免运动过量，以不感到疲倦为宜。③若中年人体重过重，而且有心脑血管疾病的家族史或是久坐的工作，应经健康检查后，根据运动处方来进行锻炼。

6. 正确面对更年期

虽然更年期是人体生命发展过程中的自然现象，但男女两性都会因身体逐渐老化而感受到压力，形成不必要的负担。尤其是更年期的妇女，可能会因感觉丧失生育能力、性能力减退、魅力减低而沮丧或忧虑；也可能因子女自立或成家而感到空虚。中年人应正确面对更年期的生理与心理变化，做好以下几点：

（1）视个人身体器官功能的变化为自然现象。

（2）依个人的体质与能力设定合适的目标，并定期评价，且有自信地处理现实的问题。

（3）对新事物的学习可能会缺乏恒心与耐力，但可通过丰富的经历、判断力与问题处理能力来处理面对的一些问题。

（4）不要太在意因老化所造成的外表变化，应重视内涵及内在情感的流露，培养一些兴趣，多参与娱乐活动，多与朋友分享情感，以减少枯燥与寂寞。

（5）尽量减少所处环境的变化以免造成压力，若必须改变则可采取渐进的方式，并多利用现有的社会资源协助调适。

（6）对可能遇到的事件预先做好心理准备。认同自己的角色是生活充实和有意义的前提。

（7）安排好工作、生活与休息，饮食、起居有规律，劳逸适度，保持充足的睡眠，多到户外活动，可减轻各种不适症状。给予适当的治疗，对少数症状比较明显的女性，影响生活和工作者，可适量应用镇静、解痉或安眠药物等。

7. 做好自我检查

自我检查是通过自己的感官或借助简单的器具对自身进行的一种检查。这种方式简便有效。在社区医生及护士正确指导下，定期自我检查，如实记录检查结果及自觉症状，可以使社区医生及护士详细、全面地了解病史，及时做正确的诊断。但应避免自我怀疑。自我检查的项目包括：①一般情况：体温、脉搏、呼吸、血压、体重、面容、面色、皮肤和淋巴结等。②头颈部检查：眼、耳、鼻、舌、口腔、甲状腺和气管等。③胸部检查：胸廓、心尖搏动、乳房等。④腹部检查：腹部外形，腹部有无压痛及肿块等。⑤脊柱、四肢及关节。⑥外生殖器、肛门及大小便的情况。

8. 讲究心理卫生

中年人由于工作繁忙、家庭拖累、现实生活中许多矛盾得不到解决，致使情绪处于紧张、焦虑、忧郁状态，加之机体生理功能逐渐衰退，内分泌失调，各种身体及精神疾病容易发生，因此应讲究心理卫生，保持愉快的情绪，可防止衰老，增进健康。

（1）要正视现实，适应环境。中年人必须务实，目标不应过高或过低。目标过高实现不了会使人沮丧，削弱自信心；目标过低会使人缺乏紧迫感。

（2）保持进取、乐观的人生态度，不为挫折、压力所阻挡。

（3）善于调节、控制情绪，保持积极的心态。

（4）学会善于用脑和合理用脑。

9. 性生活

性生活是中年人生活的一部分。有学者认为，正常的性生活有益于延年益寿，但频度要适度，一般每周 1~2 次，因年龄、健康状况、情绪好坏等不同则表现出很大的差异。

第六章 社区老年人保健

随着社会经济和医药卫生事业的持续不断发展，以及人口出生率和死亡率的下降，人均预期寿命日益延长，全球人口老龄化已经成为一个不容忽视的社会趋势，也成为当今世界一个重要的社会问题。由于老年人大多生活在社区，因此，社区是对老年人实施预防、保健、医疗、康复、健康教育的主要场所。研究社区老年人的健康问题，满足老年人的健康需求，提高老年人的生活质量，已经成为社区老年护理的重要内容。

第一节 概述

一、老年人的内涵

1. 老年人的概念

WHO 提出，发达国家 65 岁及以上者，或发展中国家 60 岁及以上者称为老年人。根据现代人生理、心理结构的变化，近年 WHO 将人的年龄界限又做了新的划分：60 ~ 74 岁为年轻老年人，75 ~ 89 岁为老老年人，90 岁以上为非常老的老年人或长寿老年人。

2. 老龄化社会

按照 WHO 的标准，年满 60 岁的老年人口占总人口 10% 以上，或年满 65 岁的老年人口占总人口 7% 以上，即可定义为老龄化社会。目前全世界约有 60 多个国家先后进入老龄化社会行列，我国是其中之一。我国老年人口系数于 1999 年 10 月已经超过 10%，2011 年公布的我国第六次全国人口普查表明，60 岁及以上人口占社会总人口 13.26%，其中 65 岁及以上人口占社会总人口 8.87%，分别比 2000 年人口普查上升 2.93 个百分点和 1.91 个百分点，说明我国老龄化进程逐步加快。

二、老年人的生理与心理特点

人的生命过程依次经历生长、发育、成熟及衰老阶段，进入老年期后机体的生理功能呈进行性的退行性变化，老年人常出现不同程度活动力减弱、对外界环境适应力减退等各系统生理功能和代谢的障碍。同时由于政治、经济、文化、家庭等社会因素影响，容易导致老年人出现不良情绪而影响健康。社区护士应熟悉老年人生理与心理特点，以便准确、全面收集资料，发现与确认老年人的健康问题，制定切实有效的护理计划，认真实施并作出评价。

（一）老年人的生理特点

每个人衰老的起始年龄、速率存在个体差异，即使同一个人，不同器官组织的衰老状况也不一样，但大体变化一致。

1. 体表外形的改变

老年人头发逐渐变白脱落，面容皮肤皱纹最先见于前额，其次眼角、鼻根部和鼻唇沟。眼睑、耳及颈部皮肤下垂。眼球因局部脂肪减少而内陷。皮肤弹性降低，厚度变薄、松弛，皱纹加深，表面失去光泽，可见老年性色素斑。由于椎间盘萎缩，脊柱弯曲度增加，骨代谢异常易致骨质疏松等原因，老年人随年龄增长逐渐变矮。同时细胞和脏器组织脱水，皮下脂肪减少、萎缩等，使体重下降。

2. 感觉系统的变化

老年人的视力、瞳孔适应能力随增龄降低，调视功能和辨色能力减退。约1/3的60岁以上老年人有不同程度听力障碍。老年人的嗅觉逐渐迟钝，超过85%的80岁以上老年人嗅觉显著减退。另外，老年人对酸、甜、苦、辣等味觉的敏感性降低。皮肤感觉迟钝，触觉、痛觉、温觉减弱。

3. 呼吸系统的改变

老年人胸廓呈桶状胸，胸式呼吸减弱，肋间肌和膈肌萎缩，呼吸功能减低。气管内径变窄，支气管黏膜腺体萎缩，杯状细胞增多，分泌物增加并黏稠，黏液纤毛运载系统清除功能减低，易有痰液潴留和感染。肺泡弹力纤维减少，肺泡及肺泡管扩大，肺泡面积减少，肺通气功能降低，肺活量减少，残气量增多，气体交换能力下降等。

4. 循环系统的改变

随年龄增长，心脏重量增加，左心室壁肥厚。心室内传导系统与心脏纤维支架间发生纤维或钙化退行性变，导致心脏传导阻滞。心肌纤维呈棕色萎缩，心肌ATP酶活性下降，钙离子扩散率减少，导致心肌收缩力下降、心搏出量减少。心内膜、瓣膜、瓣环逐渐发生淀粉样变性和脂肪沉积，以及纤维化、钙化，使瓣膜增厚或变硬，瓣膜变形，造成瓣膜关闭不全，产生心脏杂音。血管壁弹性纤维减少，胶原纤维增多，动脉粥样硬化，使动脉压升高，静脉压下降，易发生直立性低血压。

5. 消化系统的变化

口腔黏膜菲薄、萎缩，对刺激抵抗力差。牙体质地变脆，颜色变暗，磨耗严重易碎裂。牙龈萎缩。舌乳头味蕾数目明显减少并有萎缩，约80%功能单位损失，味觉减退，唾液腺萎缩，分泌减少，口腔黏膜干燥。老年人的消化功能日益减退，消化液分泌减少，胃肠蠕动减慢。平滑肌萎缩致食欲降低。此外结肠、直肠及肛门括约肌松弛，易出现便秘或大便失禁。

6. 泌尿系统的变化

随年龄增长，肾单位数目减少，肾小球滤过率下降；肾小管浓缩与稀释能力减退，导致尿液稀释及夜尿现象。肌肉张力减低及膀胱容量减少，使膀胱排空能力下降，残余尿量增加，尿路感染机会增加，女性易发生尿失禁。

7. 生殖系统的改变

老年男性睾丸萎缩和纤维化，生精能力逐渐下降，精液中精子数逐渐减少，活力下降。睾丸间质细胞减少，产生雄性激素能力下降，睾酮分泌减少。性兴奋功能减退，性欲反应不灵敏，性兴奋缓慢，肌肉张力减弱，性器官组织弹性降低和力度不足，不应期延长等。

女性生殖器官老化，如外阴、阴唇萎缩，阴蒂缩小，神经末梢减少，感觉迟钝。阴道黏膜皱襞减少、干燥，阴道 pH 由酸性变为碱性，抗感染能力减弱。子宫黏膜和子宫体萎缩，宫颈管粘连闭锁，输卵管黏膜萎缩，管腔变窄或闭锁，卵巢萎缩，卵泡消失。乳房缩小、松弛。雌激素分泌减少，促黄体生成素升高，雌二醇分泌减少。性欲减退，性冲动反应和心理反应降低。

8. 神经系统的变化

老年人脑体积减少，重量减轻，脑回缩小，脑沟增宽，脑膜增厚，脑侧室扩大，脑脊液增多，脑灰质变硬及萎缩，脑的水分减少 20% 左右。脑内神经细胞缺失，星形胶质细胞增加，脂褐质沉积。神经细胞树突变短或减少，膜代谢障碍，周围神经节段性脱髓鞘，神经纤维变性，传导速度减慢。神经反射变弱或消失。

9. 肌肉、骨骼的改变

老年人骨的大小及外形不变，但重量减轻。由于骨质萎缩，骨小梁减少并变细，使骨密度降低，骨质疏松，骨脆性增加，易发生骨质疏松症、骨软化与骨折。由于脊椎韧带钙化易导致骨刺形成，椎间盘变薄，身高缩短。随年龄增加肌纤维逐渐萎缩，纤维数量减少，肌肉萎缩，强度持续下降，易产生疲劳，如颈部及背部肌肉的紧张度降低，手肌肉萎缩，腹肌变厚，腰围增加。

（二）老年人的心理特点

由于身体衰老易致老年人出现精力不足、记忆力下降；社会地位改变使老年人常有孤独、抑郁、自卑等不良情绪；离退休后家庭成员间关系的改变以及患慢性病等易致孤独、焦虑、抑郁和消极心理；死亡的临近使得老年人产生悔恨感、罪恶感等各种复杂的心理。不同经历、不同性格的老年人有不同的心理特点。主要表现为两种倾向：

1. 积极健康的心理状态

有的老年人生性乐观、宽厚、平和，或因人生经历丰富，遇到不顺心的事总能想办法积极化解；有的老年人发挥余热忙于工作，或经常参加社区老年人的集体活动，如郊游、钓鱼、打太极拳、跳舞等。这些老年人始终保持知足常乐的心态，有益于健康。

2. 消极不良的心理状态

常有四种表现：

（1）黄昏心理 有的老年人与子女相隔甚远，或因朋友相继离世、丧偶、年老体弱，感觉到死亡临近等原因，常唉声叹气，失去生活的乐趣，甚至对未来丧失信心，对任何人和事都怀有一种消极、否定的灰色心理。

（2）自卑心理　由于退休后社会地位改变，常会感到与同事和朋友的距离越来越远，不再受人尊重和重视，而易产生失落感和自卑心理，表现为焦虑、闷闷不乐。有的老年人退休后由于经济收入减少、家庭地位变化等原因，整天发牢骚、埋怨，指责子女或以前的同事和下属，或表现为自暴自弃，特别是性格内向孤僻、兴趣狭窄、不善交际的老年人更易出现自卑心理而表现为急躁易怒。

（3）不安全感　有的老年人尤其性格内向孤僻者对社会上的某些人或事持有偏见，从而刻意封闭自己，不愿与人交往，常产生孤独、焦虑、抑郁等不良情绪，认为外界缺乏安全感，甚至恐惧外面的世界。这种不安全感常可通过各种语言和行为表现出来，如忧伤、焦躁、不冷静、好孤寂、攻击性语言和行为等。

（4）无价值感　衰老常与价值降低相伴。有的老年人退休后不能适应闲散的生活，感到无所事事，或因患慢性病导致身体功能下降，和以前同事、朋友的交往减少，常感觉自己成了家庭和社会的累赘，活着没有意义，对自己评价过低，产生悲观厌世的心理。

三、老年人的社会生活改变

随着年龄的增长，老年人的社会角色和家庭角色发生改变，加之丧偶、丧子、再婚等生活事件的发生，必然导致老年人的社会生活发生改变。

1. 退休

退休使老年人远离了以前繁忙、有规律的工作和生活，空闲时间增多，常感到生活单调乏味，内心空虚，无所事事等。同时退休可能使老年人的收入减少，在家庭中的地位改变，使其从原来的生产者或决策者，变成退休后的依赖者，易造成自尊下降而表现出沮丧、抑郁。老年人对退休的适应大约需 1 年左右的时间。

2. 再婚

由于受我国传统观念等影响，老年人再婚常遇到较大阻力，如子女不理解、不支持，或来自社会舆论的压力，导致近些年出现老年人同居、"走婚"等现象。而家庭财产及遗产继承问题是老年人再婚难的根本原因。再婚还常涉及老年人的赡养问题，有的子女在父母再婚后推卸责任，不愿继续承担对父母的赡养义务，对父母再婚后的生活造成很大影响。

3. 家庭再定位

家庭是老年人获得生活满足和情感支持的重要来源，好的家庭支持系统是构成老年美满生活的要素。老年状况的调查报告显示：约 70% 以上的老年人希望能与子女同住，目前约 14% 的老年人独居，而其中一半以上并不满意独居生活，希望能与家人同住。和子女同住常会涉及经济问题，而最大的问题在于家庭内部人际关系的处理，如婆媳关系不和导致家庭矛盾，常对老年人的身心健康造成不利影响。

4. 丧偶或丧子

配偶是老年期生活的主要照顾者，丧偶常导致无法承受的悲伤和孤独。部分老年人因此对未来丧失信心而陷入孤独、空虚、抑郁中，甚至产生不同程度精神障碍。据统计，丧偶老年人在随后两年内的死亡人数，高于夫妇都存在者的死亡人数的 7 倍。晚年丧子是人生一大不幸，还涉及老年人日后的赡养、善后等一系列问题。

5. 身体功能障碍

老年人常患一种或多种慢性疾病。多数患病老年人日常生活能自理，但随着年龄增长，他们将不可避免地面临身体功能障碍，如视力、听力减退，手脚活动不便，甚至瘫痪，使老年人的依赖性增加。一些慢性疾病还可引起自我概念改变。所以，老年人必须适应慢性疾病和身体功能障碍，改变自己的生活习惯和生活方式。

四、老年人的患病特点

老年人身体各器官系统发生不同程度的老化，对内外刺激的反应性和代偿能力均有不同程度减弱。因此，老年人患病的表现有其自身特点：

1. 多病共存及多脏器病变

据资料显示，老年人的两周患病率为 250‰，慢性病患病率达 540‰，住院率为 61‰，均高于其他年龄段的人群。一个老年人可同时患两种及两种以上多系统疾病，疾病间相互影响，造成病情复杂和治疗困难。此外，老年人同一脏器可有多种病变，尤多见于循环系统，如高血压性心脏病并发冠心病，冠心病并发老年退行性心瓣膜病等，使脏器功能严重受损。

2. 临床表现不典型

由于老年人患病的多病性，加之神经系统和全身应激反应迟钝，敏感性降低，疼痛阈值增高，所以常起病隐匿，患病后缺乏典型的症状和体征。尽管病情很重，仍可能没有明显的症状或体征，如有感染却无发热、白细胞升高等表现；急性心肌梗死时缺乏疼痛表现等。此外，由于老年人感知功能减退，而家庭成员或其他相关人员提供的病史参考价值有限，因而难以收集到准确全面的病史资料。

3. 疾病影响严重

老年人各脏器功能减退，身体应激能力及代偿贮备能力均减弱，一旦发病，病情可迅速恶化，甚至死亡。另外，老年人口渴中枢敏感性降低，饮水少，患病后易引起脱水，脑细胞脱水则易导致中枢神经系统功能障碍，表现为不同程度意识障碍。另外，老年人肾脏功能减退，对水、电解质调节能力减弱，若有腹泻、呕吐易出现低血钾等电解质紊乱。

4. 对治疗反应差

老年人肝功能和肾功能减退，药物在机体内吸收、分布、代谢、排泄及药物反应等都发生变化，因而老年人对药物的耐受性差，容易出现不良反应。另外，老年人常用多种药物，药物间相互作用可影响治疗效果。

5. 病程长，恢复慢，并发症多

老年人患病多起病隐匿，当症状明显时，病情常已发展到中、晚期；同时老年人多脏器功能减低，虽经治疗很难恢复到患病前的健康状况；老年人机体功能和抵抗力均降低，容易产生并发症，如长期卧床易并发压疮、坠积性肺炎、骨质疏松等，常成为老年人死亡的重要原因。

6. 退行性疾患和精神疾患增加

老年期退行性疾患常导致老年人活动受限甚至残疾，生活不能自理，需较多照顾。老年流行病学调查发现，目前我国有 70% 老年人患老年病，其中生活不能自理者占 15%。老年痴呆、早老性痴呆发病率增高。据卫生部的资料显示，近年老年痴呆患病率已从 20 世纪 70 年代的 0.2% 上升到了 3.15%，85 岁以上者高达 19.3%。这些疾病对老年人影响较大，增加了老年保健护理的难度。

第二节　社区老年人常见健康问题与保健

老年人身体功能的退行性变化、社会生活改变等因素易导致身体、心理等健康问题，如嗜睡、疼痛、眩晕、跌倒及排尿障碍等。社区护士应熟悉老年人常见健康问题，及时评估和作出判断，并积极采取有效防治措施，维护和增进社区老年人的健康。

一、社区老年人常见健康问题

（一）社区老年人常见的身体健康问题

1. 疲劳

老年人体力减退，较年轻人易感到疲劳，表现为老年人不能持久从事某项活动，快速动作也受到限制。疲劳同时也是多种器质性疾病的症状之一，如消耗性疾病、贫血、心脏病等。高龄老年人发生心肌梗死时可仅以疲乏无力为唯一主诉。此外，疲劳也见于心力衰竭伴血压降低者，特别是左心衰竭及心脏局部缺血者。疲劳、乏力也可由严重低血钾或使用镇静剂过度等引起。

2. 眩晕

眩晕是老年人最常见的健康问题之一。中耳疾患、听神经瘤、急性迷路炎及阵发性耳源性眩晕（梅尼埃症）等均可致眩晕。严重进行性贫血、急性胃肠道出血、颈动脉窦综合征、体位性低血压、高血压、心律紊乱、心肌梗死及轻微的椎－基底动脉系统供血不足等也可导致眩晕。若眩晕持续不愈，应做全面的内科及耳鼻喉科检查，特别应注意神经和心脏病变以及低血压的可能性。

3. 晕厥

老年人晕厥最常见的病因为脑血管疾病。颈动脉硬化、颈椎疾患时，颈部转动可因部分阻断动脉血流而引起晕厥。病态窦房结综合征、高度房室传导阻滞或其他严重心律失常也可引起晕厥。血管反射、体液调节等生理机制随年龄增加而减弱，降低了内环境稳定性，也是老年人易发生晕厥的原因。晕厥常发生在老年人突然改变体位时，如突然起立引起直立性低血压而晕厥。夜间起床排尿、咳嗽、排便动作也可引起反射性血压不稳而致晕厥。

4. 跌倒

跌倒是社区老年人常见的健康问题。一年中以冬季跌倒的次数较多,有病或独身老人更易跌倒。其原因包括:①心血管疾病:老人可因心肌梗死而突然昏迷摔倒,有时摔倒前并无胸痛主诉;严重心律失常使心搏出量猝然下降,引起摔倒;椎-基底动脉严重硬化的老年人,体位改变过快可使脑血流量减少、脑缺血而易跌倒。②中枢神经系统病变:如帕金森病、脊髓变性等常使老年人动作不协调而发生摔倒。③其他:听力、视力减退,身体动作不协调,镇静药物的使用等均是导致老年人跌倒的原因。有的老年人跌倒后未得到及时处理,或因跌倒致外伤、骨折,甚至并发感染而死亡。

5. 睡眠失调

每个老年人对睡眠的需求不同。老年人肾脏功能减退,常夜间起床排尿,或因躯体疼痛等原因,造成老年人入睡困难、入睡后易醒、睡眠不深、过早醒来等。不少老年人长期服用安眠药,可因服药剂量过大,致使晨起后头昏脑涨,甚至昼夜颠倒,使正常睡眠规律被打乱。因此,老年人不应随便服用安眠药。

6. 失明与耳聋

视力减退可使老年人身体的灵活性及工作能力明显下降。如老年人突然一目失明,提示视网膜剥离、出血或视网膜静脉栓塞;突然双目失明常为枕骨皮质区脑血管破裂所致。手术指征明确的老年人应行手术治疗,以恢复视力。随着年龄增长,老年人常出现不同程度的听力障碍(特别是高频音),表现为说话大声刺耳、发音不清晰,因此容易被发觉。社区护士与其谈话时应尽量面对面,语句尽可能简单,并张大口形,使老年人易于理解接受。

7. 呼吸困难

随着年龄增长,老年人的肺功能降低,容易出现呼吸困难。休息情况下存在呼吸困难,可能与肥胖、贫血有关。呼吸困难更常见于各种心肺疾患者,若夜间突然发生呼吸困难,提示病情严重,需立即治疗。突然呼吸困难可能是异物堵塞气管的表现,也可能是黏痰栓塞引起的肺叶急性不张所致,或由于心力衰竭或呼吸衰竭引起。

(二)社区老年人常见的心理健康问题

1. 衰老感

衰老是生物体不可抗拒的自然规律,但老年人往往难以十分客观、坦然地接受自我的衰退现象,易产生衰老感。表现为老年人意志衰退,情绪消沉,进而加速生理功能衰退和心理功能的降低。衰老感常令老年人感到自身年迈体衰、失落感严重、敷衍度日和不思进取,认为自己是老年人了,不中用了。

2. 离退休综合征

是指老年人离退休后不能适应新的社会角色、生活环境和生活方式的变化而出现的焦虑、抑郁、悲哀、恐惧等消极情绪,或因此产生偏离常态行为的一种适应性心理障碍。性格内向的老年人容易出现,其形成与离退休后产生失落感、怀旧及恋友等有关。主要表现为坐卧不安,行为重复,犹豫不决,甚至出现强迫性行为;注意力不能集中,容易做错事；急躁易怒，敏感多疑；或情绪忧郁，失眠，多梦，心悸，阵发性全身燥热等。

3. "空巢"综合征

是指随着子女长大成人，相继独立离家就业与结婚，老年人产生的心理不适应现象。子女离家是家庭发展的必然规律，而有的老年人固执地怀旧，产生人去楼空感。表现为常常回忆往事，不愿同亲友来往，总觉得别人对自己很冷淡，不喜欢参加活动，爱闭门发呆，认为子女离开了自己就失去了情感依附。

4. 老年抑郁症

是老年人最常见的功能性精神障碍，尤以 50～60 岁多见。持久的忧郁心境为其重要特征，表现为兴趣丧失，无愉快感，精力不足，易感疲乏，自责，自我评价降低，不愿与人交往，言行减少，悲观厌世，易失眠，记忆力下降，反应迟钝，有疑病倾向，且自觉病情严重，甚至产生自杀行为等。

5. 老年疑病症

是以怀疑自己患病为主要特征的一种神经性的人格障碍，如不能得到及时缓解和治疗，可发展为对疾病甚至对死亡的恐惧，严重影响老年人的身心健康。主要表现为老年人对自己身体的变化特别敏感，相信自己有病，时常为自己的病症感到忧郁和恐慌，与实际情况极不相符。

6. 丧偶失去精神支柱

死亡是不可抗拒的自然规律，当老伴因病或意外突然离去，常使老年人感到失去了精神支柱，悲哀、彷徨、失落、孤独、无依等情绪交织，吃不下饭，睡不好觉，严重损害健康。其过程大致可分为三个阶段：自责，认为自己对不起逝者；怀念，总爱回想和老伴一起度过的日子；恢复，逐渐走出丧偶的阴影，开始面对现实生活。

二、社区老年人的保健指导

1991 年 12 月 16 日，联合国大会通过《联合国老年人原则》。该原则强调老年人的独立、参与、照顾、自我充实和尊严。

20 世纪 90 年代著名人口学家邬沧萍教授率先提出"健康老龄化"的口号。它是一项应对人口老龄化的战略目标和对策，是指三种状态的交叉组合，即无疾病、无残障，良好的认知能力和身体功能，生活的积极参与。通过社区保健护理，有利于延缓老年人机体功能衰退，维持老年人正常的生活活动能力，使老年人老而少病、病而不残、残而不废，且精神健康地安度晚年生活，实现健康老龄化。

（一）指导自我保健

对身体健康状况良好，或虽有慢性病但无明显残障的社区老年人，保健指导的重点是提高老年人的自我保健意识，增强其自护能力，维护和增进健康水平，预防疾病和损伤。可通过健康教育让老年人认识到，自我照顾与帮助他人都是有价值的社会活动，从而自觉自愿地在生活中克服和预防自理缺陷。并注意培养老年人的自我观察与判断能力，及时发现异常或疾病的早期症状，如感到疲乏、眩晕等身体不适时能主动寻求帮助，以免延误诊断和治疗。社区护士应注意正确引导，恰当安排各种活动，并注重家庭和社会的支持，提供有益于老年人健康的生活环境以满足现在或将来的自理需求。

（二）创造良好的居家环境

老年人的居家环境应体现舒适和安全的原则。居室整洁卫生，采光充分，布置简单实用，可适当摆放花卉，环境安静无噪音。保持室内空气新鲜、通风良好，每日定时通风 2~3 次，每次 20~30 分钟。居室温度保持夏季在 26℃~28℃，冬季 20℃~22℃。湿度保持在 50% 左右。地面要平坦、防滑、干燥；经常行走的道路要有足够的空间和无障碍物；室内应设防护设备如拐杖、厕所及走廊等通道安装扶手等，老年人的厕所最好使用坐厕。

（三）饮食与营养保健

1. 平衡膳食

老年人膳食中所含的营养素需种类齐全，数量充足。除碳水化合物、蛋白质、脂肪外，还应补充丰富的维生素，特别是维生素 A、D、E、C 及 B 族维生素等，对调节生理功能，维持正常代谢，增强免疫力，增进机体健康及防治疾病有重要意义。还需足量的膳食纤维，以维持正常的排泄。老年人每日食盐摄入不超过 5g，低盐有利于预防高血压。充足的水分有助于营养素的吸收和废物的排泄，最好在临睡前、早晨起床后和白天两餐之间饮水。饮水以新鲜温开水为宜，茶是较好的保健饮料，但忌过量饮茶、空腹饮茶、饮冷茶、浓茶和用茶水服药。

2. 营养素比例适当

各种营养素比例适当，一般谷物占 20%~40%，蛋、肉、鱼占 8%~16%，油脂食品占 12%~18%，乳制品占 6%~18%，糖和甜食占 10%，蔬菜和水果占 12%~20%。各种营养素互补可提高营养价值，满足机体需要，如动物性食物与植物性食物合理搭配，细粮与粗粮搭配。

3. 规律进食，促进食欲

合理调配一日三餐，讲究进食卫生。原则为"早饭宜好，午饭宜饱，晚饭宜少"。做到定时、定量、不偏、不暴（暴饮暴食）。注意食物的色、香、味，菜品丰富、新鲜、易于消化，以增进食欲，保证营养的摄入。少食油炸、油煎、油腻、过黏的食物。

（四）睡眠保健

老年人的睡眠易受个人习惯、疾病及光线、噪音等环境因素影响，并与年龄有关。睡眠时间通常随年龄增长而逐渐减少，一般每天 6 小时左右，但存在个体差异。睡眠质量的好坏直接影响机体状况，睡眠不良可引起精神萎靡、食欲不振、疲乏无力、焦虑、烦躁等。因此，社区护士应指导老年人掌握健康睡眠方法，改善睡眠质量。

1. 养成良好的睡眠习惯

睡眠习惯一旦养成，到就寝时间便可条件反射地进入睡眠状态。提倡早睡早起和午睡习惯，但对已形成个人特殊睡眠习惯且睡眠质量好的老年人，一般不宜改变；对睡眠极不规律的高龄老年人，应适当照顾，逐渐调整睡眠规律。

2. 劳逸结合，保持情绪安定

为老年人营造舒适的睡眠环境，保持安静、空气新鲜、湿度及温度适宜，光线暗淡。指导老年人睡前放松，可到室外空气新鲜处散步半小时，或练太极拳、气功，自我按摩腰背肌肉，听轻松的乐曲等。睡前不做剧烈活动，不看紧张刺激的节目或故事，勿饮浓茶或咖啡等兴奋性饮料，勿进食。保持情绪安定有利于睡眠。

3. 睡眠方法适宜

采取右侧卧位可放松肌肉，消除疲劳，避免心脏受压。老年人醒后起床动作要慢，做到"三个半分钟"，即清晨或夜间醒来后，平躺半分钟，在床上坐半分钟，双腿下垂床沿坐半分钟，最后再下地活动，以免血压骤变发生意外。新的研究认为，饭前午睡好，只睡半小时甚至比饭后睡两小时消除疲劳的作用还大。有午睡习惯的老年人，午餐后要休息 15~30 分钟再睡，午睡时间以 30~60 分钟为宜。

4. 恰当的睡眠时间

一般以醒来感觉全身舒适、精力恢复、身心轻松为好。可视自己的体质、生活习惯自行调节。一般认为，60~70 岁 7~8 小时，70~80 岁 6~7 小时，80 岁以上 6 小时即可（包括午休）。

5. 诱导睡眠

睡前温水泡脚能促进全身血液循环，使脚部血管缓慢扩张，血流增加，减少头部血流，大脑皮质的兴奋性降低，起到催眠作用；另一方面可保持脚的清洁卫生，减少脚病，减轻下肢水肿，并使全身舒适，易于入睡。其他如头部按摩、清洁口腔等，可使身心舒适，利于入睡。

（五）运动保健

运动可促进人体新陈代谢，推迟衰老过程，还能防治动脉硬化和冠心病，有利于改善睡眠，调节情绪，增进社交，减轻老年人的孤独感。老年人运动应持之以恒，循序渐进，环境适宜，形式多样，因人而异。

1. 老年人运动的指导原则

WHO 提出了老年人健身的五项指导原则：①应特别重视有助于心血管健康的运动，如游泳、骑车、散步、慢跑等。②应重视重量训练，适度重量训练对减缓骨质丢失、防止肌肉萎缩和维持器官功能有重要作用。③注意维持体内运动平衡。④高龄老人和体质衰弱者应参加运动，尽量选择活动量较小的运动，如慢走。⑤关注与锻炼相关的心理因素，如锻炼须持之以恒。

2. 运动方式和运动量

老年人应根据年龄、性别、体质状况、兴趣爱好等选择安全性较高的运动项目，如散步、太极拳、广播体操、高尔夫球、保龄球、门球等，也可根据身体情况选择健身操、游泳、跳舞、骑车、登楼、爬山等。每次运动时间一般30分钟左右，如运动量较轻（如散步），也可适当延长至60分钟。运动中掌握合适的运动量，一般认为达最大心率（220－年龄）的60%～80%为老年人运动时所应达到的强度之对应心率。

3. 老年人运动的注意事项

①不宜空腹晨练。空腹晨练有发生大脑供血不足的危险，导致老年人出现头晕、心慌、腿软、站立不稳。原有心脏病的老年人可突然摔倒甚至猝死。因此，晨练前要适量进食松软、可口、温热的食物，如热豆浆、热牛奶、藕粉、糕、粥、鸡蛋饼、燕麦片等。②餐后不要马上活动，一般餐后1～2小时后运动为宜。夏季应避免在烈日下锻炼，以防止高血压患者发生脑出血。冬季天气特别寒冷时，可适当增加室内锻炼。避免起床后马上剧烈活动，应在机体充分舒展后慢慢开始运动。③身体不适，食欲不振，睡眠不良或力不从心时，不要强行坚持运动和锻炼。④患有脑血管疾病、心脏疾患或糖尿病的老人，在疾病恢复期应在医生的指导下参加适当的运动。⑤运动中如有气短、头晕、胸闷等不适应立即中止运动，观察脉搏和呼吸，休息5分钟后再次检查脉搏和呼吸是否正常，如有差异应请示医生，决定是否继续活动。⑥运动时最好穿运动服，便于肌肉关节的运动，运动鞋大小合适，穿着舒适，鞋底要软。

（六）跌倒的预防

1. 跌倒的危险因素

①环境因素：社区街道路面不平坦，环境光线较暗，家中地板不防滑。②自身因素：视力障碍，步态不稳，动作迟缓，衣裤、手杖长度不合适等。③药物不良反应：服用镇静催眠药、降压药、扩血管药物等。④其他：嗜酒，无人照料等。

2. 防范措施

①改善环境。社区护士应指导老年人改善家庭环境，完善家庭设施，地面采用防滑材料，厨房、厕所地面保持干燥，最好铺上防滑橡胶垫，墙上安固定把手，浴室内放置座椅；日常用品放于伸手可及处，通道内无障碍物；居家楼层不宜过高，两边有栏杆，台阶边安装防滑条，每一台阶高度不超过15cm。②告诫老年人谨慎户外活动，户外行走和活动时多留心路面和周围环境情况，最好有人搀扶，雨雪天和晚上避免外出；保持适当活动量，选择散步、快走、慢跑、太极拳等合适的运动方式；衣裤合适，手杖长短适宜。③尽量避免应用引发跌倒的药物，如麻醉药、镇静安眠药、镇痛药、扩血管药等。④避免嗜酒等不良嗜好。

（七）安全用药

老年人由于肝脏和肾脏功能减退、对药物的代谢和吸收低下、药物排泄减慢、机体内环境稳定失调及中枢神经系统反应性变化等原因，易产生药物不良反应。社区护士应指导老年人正确合理用药。

1. 遵医嘱用药

老年人应在医生指导下用药，切勿认为自己久病成医，自作主张滥用药物。当病情好转或治愈后，或用药达到疗程时，应遵医嘱及时减量或停药。要根据病情选择合适的给药方法。

2. 药物应有明显标签

药瓶或药盒标签清晰，详细记录服药的时间、剂量、方法等，防止漏服、误服、过量服用。

3. 服药体位恰当

采取立位、坐位或半坐位服药，避免卧位服药引起呛咳。

4. 服药后多饮水

指导老年人服药后应多饮水，防止药物黏于食管壁致局部药物浓度过高造成黏膜刺激，并影响药物的吸收。

5. 监测服药情况

指导家属协助监督老年人正确合理用药，并自我观察疗效和不良反应。有条件的老年人可行血药浓度监测，如洋地黄、胺碘酮等药物血浓度测定，既可调整用量提高疗效，又可避免药物的不良反应。

6. 使用补药要适当

应遵循"因人制宜，因病制宜，因地制宜"的原则进补。时刻记住用药的禁忌证。

总之，老年人用药须做到六先六后：①先明确诊断，后用药。②先非药物疗法，后药物疗法。③先老药，后新药。④先外用药，后内服药。⑤先内服药，后注射药。⑥先中药，后西药。

（八）心理保健

老年人心理健康的判断依据为：有正常的感觉和知觉，有正常的思维和良好的记忆；有健全的人格；人际关系良好；能正确认知社会，与大多数人的心理活动一致；能保持正常的行为。老年人心理保健的关键在于保持良好的心态，即快乐无虑、心平气静。社区护士应指导老年人客观对待身体功能的衰退，根据自身生理、心理和社会生活变化与发展的特点，主动调适心理状态，完成自我心理保健。

首先树立老有所为，老有所用的观点。其次，保持积极的心理状态，愉悦的情绪能使人对未来充满信心，能承受生活中的种种压力。老年人应主动找乐，如以读书为乐，书画为乐，知足常乐，助人为乐。指导老年人树立正确的生死观，正确对待生死。同时处理好家庭与代际关系，现代家庭中子女尽孝道、赡养老人、尊重老人固然重要，但老年人自身的厚道、理解和宽容在维系良好家庭关系中的作用也不可忽视。

对有离退休综合征的老年人，社区护士应指导其顺应规律，调整心态，正确对待离退休，努力实现社会角色的转换。鼓励身体健康状况良好的老年人发挥余热，回归社会，生活规律，并培养广泛的兴趣和爱好，扩大社会交往，排解寂寞。

对老年抑郁症者，应指导积极治疗身体疾病。鼓励老年人扩大社会交往，多参加社会活动，保持积极向上的生活态度。指导晚辈多给予老年人关心和照顾，必要时进行心理治疗和药物治疗。

引导丧偶老年人以哭泣、书信、日记等方式宣泄情感，尽快从悲痛中解脱出来。条件允许时，可到亲朋好友处小住，避免睹物思情。鼓励其多参加社会活动和文体活动，多接触外界，以转移注意力。

组织有老年疑病症者参加有益的娱乐活动和适当的社会活动，丰富精神生活。加强与老年人的沟通，交流时语调温和，慢而清楚。采取安慰、诱导、启发、解释等方法，让老年人正确对待疾病，减轻精神负担。

第七章 社区慢性病的护理

随着社会经济的发展、医学模式的转变、医学科学的进步以及人们生活方式的改变，人类疾病谱发生了很大变化。以心脑血管疾病、糖尿病、恶性肿瘤为代表的慢性非传染性疾病（慢性病）逐渐取代了急性传染病。慢性病通常是终身疾病，伴随的疼痛、伤残及昂贵的医疗花费等都影响着患者的健康状况和生活质量，也给家庭和社会带来了巨大的经济负担和生活压力。由于慢性病患者的多数时间是在家庭和社区生活中度过。因此，在社区中开展慢性病预防和护理干预成为社区护理的重要内容。

第一节 概 述

一、慢性病的概念与分类

（一）慢性病的概念

慢性病全称是慢性非传染性疾病，是指由多种原因长期作用而引起的病程长、病因复杂且治愈困难的一类疾病的总称。因其发生与人类的不良行为和生活方式及环境中存在的多种因素有关，也称为现代文明病或生活方式病。我国常见的慢性病有：恶性肿瘤、心脑血管疾病、糖尿病、慢性阻塞性肺疾病等。

根据 WHO 报告，2005 年全球总死亡人数为 5800 万，其中近 3500 万人死于慢性病。《中国慢性病报告》显示：我国有近 3 亿人超重和肥胖，血脂异常患者 1.6 亿，慢性病患者 2.8 亿，慢性病死亡占总死亡比例呈持续上升趋势。2005 年，全国慢性病死亡人数 750 万。2008 年，国家卫生服务调查显示：在慢性病疾患中，循环系统疾病（如心脏病、脑血管疾病、高血压等）、内分泌系统疾病（如糖尿病）增加明显，而呼吸、消化等系统的慢性病明显下降。

（二）慢性病的分类

根据病变对人体产生的影响程度不同，慢性病分为致命性慢性病、可能威胁生命的慢性病和非致命性慢性病三类：

1. 致命性慢性病

各种恶性肿瘤，如急性白血病、肺癌、肝癌、胰腺癌、乳腺癌转移、恶性黑色素瘤等。此外，还有后天免疫不全综合征、骨髓衰竭、肌萎缩性侧索硬化症等。

2. 可能威胁生命的慢性病

如血友病、脑卒中、心肌梗死、镰状细胞贫血、糖尿病、肺气肿、慢性酒精中毒、老年痴呆、硬皮病等。

3. 非致命性慢性病

如痛风、支气管哮喘、偏头痛、胆结石、季节性过敏、帕金森病、风湿性关节炎、慢性支气管炎、骨关节炎、胃溃疡、高血压、青光眼等。

二、慢性病的特点及危险因素

（一）慢性病的特点

1. 病因复杂

与急性传染病不同，慢性病是在多种致病因素的长期作用下逐渐形成的，常与遗传因素、环境因素、生活行为因素和卫生服务因素等有关。与一种疾病有关的危险因素，可能对其他疾病也产生影响。比如吸烟，既是高血压的一个致病原因，同时也是癌症、心脏病、脑血管病等的共同危险因素。疾病的本身，如肥胖也可以是一个独立的危险因素，对于慢性阻塞性肺疾病、心脑血管病、糖尿病、皮肤病、胆囊疾患、关节炎等多种疾病均有影响。

2. 起病隐匿

通常慢性病的早期可能不出现任何症状或是症状比较轻而易被忽视，但慢性病会在病因的长期作用下，器官损伤逐步积累，直至急性发作或者症状较为严重时才被发现。

3. 病程较长

大多数慢性病的病程长，甚至是终身患病，如原发性高血压、糖尿病。慢性病所造成的病理损害是不可逆的。病情逐渐发展，临床治疗主要是缓解症状或控制疾病发展，相对提高患者生活质量，目前医疗技术水平无法做到治愈或根治。

4. 并发症多

慢性病难以根治，加之疾病本身或长期卧床等原因，患者可出现不同程度的功能障碍甚至功能丧失，最终导致多器官损害，产生多种并发症，从而对个人、家庭、社会造成负担。虽然慢性病难以治愈，但与之相关的并发症是可以预防的。

（二）慢性病的危险因素

慢性病的危险因素，可分为不可改变的因素和可改变的因素两大类：

1. 可改变的危险因素

可改变的危险因素是指可以通过干预手段来改变的一些危险因素。

（1）不合理膳食 包括高脂、高盐、高糖食物以及膳食中水果和蔬菜摄入不足：①高盐：我国居民食盐摄入量远远高于 WHO 规定的每日小于 6g 的标准。尤其以北方为甚。②高脂：据统计，近10年来我国城市居民膳食中脂肪供能以接近WHO推荐水平最高限度的30%。高脂肪、高胆固醇食物是冠心病、缺血性脑卒中等动脉粥样硬化疾病的危险因素；高脂饮食还增加胰岛素抵抗，增加糖尿病的发病危险。高脂饮食也增加乳腺癌、结肠癌的发病危险。③维生素缺乏：维生素缺乏与某些癌症的发病有关，如食物中维生素A含量低，与乳腺癌、肺癌、胃癌、肠癌以及皮肤癌、膀胱癌的多发有关。④低膳食纤维食物：膳食纤维摄入量不足，与结肠癌、直肠癌的发病有关。此外，长期食烟熏及腌制食物、暴饮暴食等也危害健康。

（2）缺少运动　是指每周规律运动时间少于2小时。长期不活动会使身体对心脏工作量的需求减少，导致心肌衰弱，心脏功能减退。同时，运动少造成肌肉总体比例减少，致使人体的血管总开放量减少，导致血液循环量减少且变慢。此外，血管由于没有外力（运动或劳动）刺激会使血管弹力减低，功能退化。从而出现高血压、动脉粥样硬化、血管栓塞等。缺少运动使每日消耗的热量大大低于摄取的热量，造成体重超重和肥胖人数的增加，超重和肥胖易导致冠心病、高血压、2型糖尿病、胆囊疾病等。并且，超重者高血压的患病率是正常体重者的4倍。此外，与超重密切相关的肿瘤有停经后的乳腺癌、子宫内膜癌、膀胱癌与肾癌。

适当运动可降低血压，改善血糖、血脂水平，并可减少癌症发生的危险。另外，身体活动对增加综合体质，维持心理平衡具有非常积极的作用。最有效的运动形式是经常性的有氧运动，要求运动强度为中低水平，即每日运动超过30分钟，每周运动5次以上，运动后心率加上年龄达到170次/分。

（3）吸烟　包括主动吸烟和被动吸烟。吸烟已经成为当今世界性的社会问题。烟草中的有害物质主要有尼古丁、焦油、亚硝酸和一氧化碳。吸烟是高血压、冠心病、脑卒中、肺癌、糖尿病、老年痴呆等多种慢性病的危险因素。其对健康的综合危害高于糖尿病和血脂异常，与高血压相当。吸烟者中，慢性病患病率随吸烟年数的增长而增加，而且每日吸烟量越大，患病率越高。

（4）过量饮酒　过量饮酒指每日饮酒量超过4个标准杯（相当于2瓶啤酒或1两50°白酒），且每周饮酒超过5次。由于不同个体身体状况不同，对酒精的耐受力不同，上述标准只能作为参考。青少年、孕妇和已经戒酒的人应该滴酒不沾。过量饮酒可明显增加发生心血管病特别是脑卒中和消化系统癌症的危险。饮酒与吸烟有协同作用，可使许多癌症的发病率明显增高。

（5）精神紧张与应激　精神紧张与应激和慢性病关系密切。短时间的精神紧张不会导致疾病，只有突然的、强烈的或长期的、持久的精神紧张与应激超出了人体自身的调节范围，才会引起各项功能紊乱，导致疾病的发生。在现代竞争日益激烈的情况下，人们的生活压力、工作压力普遍增大，长期处于这种精神压力下，会使血压升高、心率加快、血中胆固醇升高，机体免疫力下降，这也是慢性病不断攀升、呈现年轻化趋势的原因之一。

（6）环境污染　环境分为自然环境污染和社会环境污染：①自然环境污染：自然环境污染可对人体产生直接、间接或潜在的有害影响，如汽车尾气、工业废气、废水对外部环境的污染，室内装修、厨房烹调油烟对生活环境的污染，都可导致肺癌、白血病等恶性肿瘤，并成为慢性阻塞性肺疾病的危险因素。此外，噪音污染也与心血管病有关。②社会环境污染：政府的卫生政策、卫生资源的配备、卫生服务的利用程度、社会风俗习惯、社区居民受教育程度、居民经济水平、家庭结构与功能等也会影响人们的健康。

2. 不可改变的危险因素

（1）年龄 年龄越大，发生心脑血管病的机会越大，而且很多恶性肿瘤的发病率也随着年龄的增加而增加。

（2）性别 和女性相比，男性患心脏突发事件的可能性大而且发生的年龄早。女性绝经后，患心脏病的危险性会迅速上升，甚至可能超过同年龄段的男性。在血压方面男女差别也如此。

（3）遗传 高血压、糖尿病、血脂异常、肥胖、冠心病、脑卒中和肿瘤这些慢性病均为多基因遗传病，即遗传因素与环境因素作用的总和决定一个人是否易于患病。与环境因素相比，遗传因素所起的作用大小称为遗传度。一般而言，高血压、2型糖尿病和冠心病的遗传度均在60%左右，血脂异常的遗传度在50%左右，脑卒中的遗传度在40%左右，肥胖的遗传度在30%以上，肿瘤的遗传度多数在20%以下。对于个体而言，如果父母患有上述慢性病，子女患该病的可能性高于没有遗传背景者，且亲缘关系越密切、发病时间越早、病情越重、亲属中发病人数越多，该病的遗传性越强。疾病的遗传度越高，就越应该注意控制环境和心理因素的影响，以防止其易患性达到发病的阈值。所以，对个人而言，绝不能因有家族倾向性而忽视了环境和心理因素的调整。

慢性病的发生与流行不是由单个因素引起，往往是多个危险因素综合作用的结果。而多个因素的作用，常常不是单个因素作用的简单相加，而是存在多个危险因素之间的交互作用和协同作用。

三、慢性病对个人、家庭和社会的影响

（一）慢性病对个人的影响

慢性病对个人的影响程度取决于发病年龄、个性、疾病的性质、是否并发残疾、是急发型还是渐发型、所需的治疗时间和费用等因素。

1. 对身体功能及日常生活的影响

慢性病最主要的特征是病理变化的不可逆性所导致的功能下降或丧失。因此，慢性病患者均存在不同程度的身体功能下降，从而影响日常生活及自理能力，使生活质量下降。如慢性病患者的免疫力下降，易发生感染和并发症；食欲下降易引起营养不良；长期卧床易导致压疮与感染；慢性病的各种症状及后遗症会影响患者的自理能力、自我评价、生活满意度；长期缺乏运动易产生关节挛缩、变形、骨质疏松、肌肉废用性萎缩等。所以，采取各种手段和措施来维持和改善慢性病患者的身体功能及日常生活能力、提高其生活质量是社区护士的主要职责。

2. 对患者心理的影响

由于慢性病需要长期甚至终身治疗和康复，在疾病早期对患者心理的影响有时甚至大于对患者身体的影响。如必须改变长期形成的生活方式和习惯，改变或修正自己的人生目标，要适应身体外观的改变等等。这些改变势必会影响患者的情绪、威胁患者的自尊。

（1）对心理过程和个性的影响　在疾病的影响下，患者可能产生感觉障碍、认知障碍、人格障碍等情况。

（2）对情绪的影响　在慢性病的不同阶段，患者可能出现各种情绪反应，如焦虑、愤怒、依赖、猜疑、恐惧等。社区护士只有在了解患者情绪的情况下，才能提供恰当的护理。

（3）对自我形象的影响　当慢性病发展到影响患者的身体结构或有明显功能障碍时，就会影响患者的自我概念和自我形象。这种影响取决于改变的类型、改变的程度、患者的适应能力、患者所能得到的帮助与支持等。

（4）常见的心理及行为反应　①失落感及失控感：几乎所有的慢性病都会造成患者心理上不同程度的失落感及失控感，这种感觉有时会使患者产生自我毁灭性行为（如自杀）。②隔离感：主要发生在职业角色改变及家庭角色重新划分之后。这种感觉在慢性病的进展期表现尤为突出。③依赖感：由于长期受到疾病的折磨，患者会出现软弱无力、依赖性增强的情况，甚至会出现与自己年龄不相符合的幼稚行为。④过分自尊：表现在一方面认为自己患病应该得到别人更多的关心和照顾；另一方面认为别人的关心和照顾会使自己显得无能而予以拒绝。这种矛盾和多疑心理使得患者较为敏感，情绪较易激动。

3. 对社交功能的影响

慢性病所致的生理、心理反应可能影响或阻碍患者参与的社交活动，导致与朋友、同事及家人的疏远，造成患者有社交孤立感。尤其是当出现慢性病病容或病态时，常拒绝参加社交活动，表现为性格孤僻、缺少朋友、拒绝帮助、情绪低落，甚至丧失生活的信心。

（二）慢性病对家庭的影响

慢性病对家庭影响的大小取决于慢性病患者所造成家庭角色改变的程度、精神心理压力的大小、经济压力等因素。

1. 家庭成员心理压力增加

由于亲人所遭受的痛苦、对患者的照顾所消耗的时间和精力以及因慢性病所需的长期经济支持等原因，使每个家庭成员的心理压力增大且情绪也受到不同程度的影响。一般而言，家庭成员对亲人患病后的心理反应为内疚、自责、焦虑、否认、退缩、愤怒、烦躁等。同时患者的情绪对家庭成员的情绪变化有很大的影响。反之，家庭成员的情绪变化也对患者的情绪产生很大的影响。

2. 家庭成员的角色调整与再适应障碍

在多年的共同生活后，家庭成员在家庭中各自承担着一定角色，慢性病的发生使得其原有角色发生改变，需要家庭成员角色的重新调整和适应，以承担照顾和代替患者以往所承担的家庭角色来维持家庭的完整性。急发型慢性病因其需要在较短时间内进行角色以及情绪的调整，所以其对家庭结构、家庭功能以及家庭关系的影响大于渐发型；而渐发型慢性病则需要更多的精力与耐力。这种角色和关系的调整可能会改变家庭原有的习惯和氛围，出现家庭适应困难和家庭问题。

3. 家庭的经济负担加重

由于慢性病具有病程长、见效慢、易反复等特点，使得慢性病患者医疗护理费用的支付是长期甚至是终身的。另外，疾病对患者及其家属工作的影响也使家庭收入减少。加之，患者所需营养等费用增加，更使得慢性病患者的家庭易陷入经济困境。

（三）慢性病对社会的影响

慢性病对社会的影响程度取决于慢性病的发病率、死亡率、所需社会资源的多少、对人群生理以及心理的影响等因素。

1. 对社会经济的影响

一方面，慢性病的日益增多以及最终造成的机体功能下降，使社会丧失大量劳动力；另一方面，慢性病所需的医疗和社会资源迫使社会资源重新分配，导致社会负担加重，最终影响和制约社会经济的发展。慢性病不仅严重危害着人们的生命和健康，降低人们的生活质量。而且也是社会医疗费用直线上升的主要原因。

2. 对社会文化的影响

慢性病的发生与人群中不良行为和生活方式以及环境中存在的多种因素有关。因此，进行正确的文化传播，提倡健康的生活方式和习惯，建立绿色环保的环境，营造有益于身心健康的社会文化氛围是慢性病防治工作中最经济而有效的措施。

3. 对社区卫生的影响

慢性病对医疗服务、长期照顾服务或社会福利都会产生大量需求。长期照顾服务主要针对有身心障碍且需要他人协助日常生活的人群。不同社区内的慢性病的发病率和死亡率各有其特点。社区医疗机构应根据当地的实际情况，制定出符合当地慢性病发生、发展规律的社区卫生区域规划，着重解决对当地人群健康造成较大威胁的慢性病的防治工作。

第二节　社区常见慢性病患者的护理与管理

慢性病对社区居民的危害已逐渐加重，亟待解决。以社区为基础，健康教育和健康促进为主要手段对慢性病进行综合防治，加强对慢性病患者的护理是提高社区居民健康水平和生活质量的重要保证。本节主要介绍高血压、冠心病、糖尿病、恶性肿瘤患者的社区护理与管理。

一、心脑血管疾病患者的护理与管理

心脑血管疾病是社区人群中的常见病、多发病，位居我国人群死因首位，被称为人类健康的头号杀手。随着对心脑血管疾病认识的深入，"预防为主"的观念已深入人心。增强社区人群对该病危害的认识，提高自我保护意识和能力，将有利于达到群防群治的目的。

（一）发病特点与主要危险因素

1. 发病特点

（1）发病率　心脑血管疾病的发病率一直高居慢性病之首，且呈现逐年增高趋势。据 WHO 2009 年统计，全球每年死于心脑血管疾病者 1750 万人，平均每 3 人中有 1 人死于心脑血管疾病。我国每年约 260 万人死于心脑血管疾病。根据 2007 年我国人群血压抽样调查结果，35 ~ 74 岁的调查人群中，高血压患者可占 27.2%，即有 1 亿多人正受到高血压的威胁。

（2）好发年龄和人群　心脑血管疾病可发生于任何年龄段，发病率随年龄的增长呈现上升趋势，尤其是进入老年期后，其发病率急剧上升。统计数据表明，年龄每增加 16 岁，成人患心血管病的可能性就翻 3 倍。心血管病的发病率男性高于女性，但绝经后的女性发病率则趋向于与男性持平。此外，心脑血管疾病的发生与肥胖、吸烟、缺乏运动、糖尿病、脂质代谢异常等危险因素相关。近年来，心脑血管疾病发病年龄提前，呈现年轻化趋势。

（3）死亡率　心脑血管疾病患者在疾病早期常无任何不适，当其就诊时却已合并严重的脏器损害，因此被称为危害人类健康的头号杀手，尤其是中老年患者的主要死亡原因。据统计，我国心脑血管疾病的死亡率占总死亡率的 36%（即每 5 人会有 2 人死于心脑血管疾病）。

2. 主要危险因素

心脑血管疾病的发生是多因素长期作用的结果，有时各因素间可能存在协同关系，进行多重危险因素联合干预可使干预效果最优化。同一危险因素对不同疾病（甚至是同一疾病的不同种类）所起的作用大小也有不同，应首先确定好干预的优先顺序，以便尽可能地提高控制效果。

（1）生活习惯和方式　研究证实，超重和肥胖、钠盐摄入过多、各种营养素的摄入不平衡、过度饮酒、吸烟、血糖升高、血脂过高、运动减少、A 型性格、压力过大等均可引起心脑血管疾病。

（2）环境因素　医学界普遍认为，长期持续紧张、不和谐的生活和工作环境，累积达到一定程度后，可导致心脑血管疾病的发病率增加，如噪音、人际紧张等。

（3）遗传因素　心脑血管疾病有高度家族倾向性，家族中有心脑血管疾病者其患有心脑血管疾病的概率远远高于没有家族史的人，尤其是在一级亲属中，遗传倾向更加明显。

（4）职业因素　从事紧张度高、需要集中精力工作的人罹患心脑血管疾病的概率较高,如律师、医务人员、教师、警察、司机等。

(5)心理社会因素 心脑血管疾病被认为是身心疾病,身心遭受慢性、隐匿性刺激,对心血管系统的危害是显而易见的,如长期的精神压力可以使血压升高、心率加快、血中胆固醇增加等。

(二)社区评估

1. 高血压

高血压可分为原发性和继发性两大类。原发性高血压又称高血压病,是指病因不明的,以体循环动脉血压升高为主要表现的临床综合征,占高血压总数的95%以上。高血压既是一种世界性的常见病,又是其他心血管病的主要危险因素。随着我国居民中高血压的发病率不断攀升,高血压已经成为国人健康的"第一杀手"。但人们对高血压还缺乏足够认识,普遍存在知晓率低、治疗率低、控制率低和患病率高、死亡率高、致残率高的"三低三高"现象,我国的高血压防治任务非常艰巨。高血压是国家社区慢性病管理和预防的重点疾病,调查表明,长期处于精神紧张状态下、肥胖、摄盐较多、父母患有高血压、有长期烟酒嗜好、摄入动物脂肪较多者,是高血压的高发人群。

高血压的诊断标准:在未用抗高血压药情况下,收缩压≥140mmHg(18.7kPa)和/或舒张压≥90mmHg(12kPa)。高血压一般起病缓慢,部分患者无症状,仅在偶然测血压或普查时被发现,一般可有头晕、头痛、耳鸣、眼花、心悸、失眠等症状,多在情绪激动、精神紧张或劳累后出现,随着病情发展,血压升高逐步明显而持久,上述症状逐渐频繁。但症状的轻重与血压升高程度可不完全成正比。早期除血压升高外,可无其他体征或实验室检查异常,后期则因并发心、脑、肾不同程度的损害而有相应的表现。

2. 冠心病

冠心病是冠状动脉粥样硬化性心脏病的简称,是由于冠状动脉粥样硬化,使冠状动脉失去弹性或管腔变窄,产生冠状动脉循环障碍,引起心肌缺血、缺氧或坏死的病变而出现各种临床表现的总称,又称缺血性心脏病,是当前国内外最常见和危害最大的心脏病。由于冠状动脉病变引起管腔狭窄或闭塞的临床症状以及在时间长短、程度轻重上不尽相同,可表现为隐性心脏病、心绞痛、心肌梗死、心肌硬化及心源性猝死等多种形式。临床上主要表现为心绞痛和心肌梗死。

冠心病的主要危险因素是"四高",即高血压、高血脂、高血糖和高体重,男性多于女性(多发生于绝经后期)。此外,还有增龄,不良生活习惯(如吸烟、缺乏运动),精神和心理压力(多为A型性格)以及家族性遗传等因素。

3. 脑血管意外

脑血管意外是一组由于脑部血管病变或全身血液循环紊乱所致的脑组织供血障碍性疾病,又称急性脑血管病,脑卒中,俗称中风。本病以急性脑功能障碍为特征,以局灶性神经功能丧失(如偏瘫、失语)为共性,是一种严重危害人类健康的常见病。我国现有脑卒中患者约700万,每年新发150万。现有的脑卒中患者中有75%不同程度的丧失劳动能力,40%重度残疾,全国每年死亡100万人以上。可见,本病具有发病率高、死亡率高、致残率高的特点。本病常有先兆症状，如能及时干预，可挽救患者的生命，避免致残。本病根据发病特点分为脑出血、脑栓塞、脑血栓。主要危险因素是高血压、血脂异常、心脏病、生活节奏过快、心理压力大、过度劳累及脑血管病家族史等。发病人群多为中老年人，男性多于女性。

（三）社区健康管理与护理

1. 心脑血管疾病患者的社区管理

重视危险因素是预防心脑血管疾病的基础。在社区中，主要通过三级预防措施来达到控制危险因素、控制症状、预防并发症、防止残疾的目的。

（1）一级预防 主要针对社区全体人群开展的保健管理，目的是控制危险因素，预防发病。一级预防包括建立健康档案；通过广泛宣传，使人们认识心脑血管疾病发病的危险因素，设计有针对性的干预计划；倡导以健康生活方式为主要内容的健康教育和健康促进活动，增强自我保护意识，如合理膳食、适量运动、戒烟限酒、心理平衡等（表7-1）。

表7-1 不同人群健康教育内容参考表（以高血压为例）

正常人群	高危人群	已确诊的高血压患者
什么是高血压	什么是高血压	什么是高血压
高血压有哪些危险因素	高血压有哪些危险因素	高血压有哪些危险因素
健康生活方式	健康生活方式	健康生活方式
定期检测血压的意义	定期检测血压的意义	定期检测血压的意义
哪些人易患高血压	哪些人易患高血压	哪些人易患高血压
	针对高血压危险因素进行改变	针对高血压危险因素进行改变不良行为和
	不良行为和生活方式的指导	生活方式的指导
		什么是高血压危险分层，分级管理及意义
		高血压治疗长期性及定期随访的重要性
		正确认识高血压药物治疗的疗效和不良反应等

（2）二级预防 主要针对高危人群的管理，主要有筛查和监测危险因素（血脂、体重指数等）；进行行为干预（指导戒烟、减轻体重等）；定期体检（每年至少1次），以期做到早期发现、早期诊断、早期治疗。同时应建立健康档案，以便追踪观察。

（3）三级预防 主要是针对已确诊的心脑血管疾病患者的管理。心脑血管疾病一般需要长期的，甚至终身的服药，因此在治疗过程中，社区护理的重点是用药观察和指导，以提高患者服药的依从性，减少并发症的发生。此外，还包括病情变化的急救处理、并发症的监测与治疗、残疾或残障的康复护理和心理健康指导等。

2. 心脑血管疾病患者的家庭护理

（1）高血压患者的家庭护理

①控制体重：控制体重可以使高血压的发病率减低28%～40%，建议体重指数

（BMI）应控制在23以下。减轻体重的主要措施为限制热量的摄入和增加体力活动。

②合理膳食：高血压患者的饮食应低盐低脂，多食水果和蔬菜，适当增加钾、钙摄入。健康人及轻度高血压或有高血压家族史的人，其食盐摄入量最好控制在每日5~6g；对高血压合并糖尿病、高血脂、肥胖症者每日不应多于3~4g；血压较高或合并肾功能和心功能不全的患者的摄盐量更应严格限制，每日用盐量以1~2g为宜或在医生的指导下使用。除食盐外，还应考虑其他钠的来源，包括腌制食品和食物本身含有的钠盐。有研究报道，钾摄入量每增加1mg，血压就下降一个百分点，因此专家建议高血压患者应多进食含钾丰富的食物，如香蕉、番茄、橙子、马铃薯等。钙的摄入与血压水平呈负相关；在限制能量时应做到营养平衡，合理搭配脂肪、蛋白和糖的热能比。

③戒烟限酒：尽管有证据表明非常少量饮酒可能减少冠心病发病的危险，但是饮酒和血压水平以及高血压患病率之间却呈线性关系，因此不提倡用少量饮酒预防冠心病的发生。对高血压患者而言，饮酒可增加服用降压药物的抗药性，因此应戒酒。此外，尽管尼古丁只使血压一过性的升高，但它降低服药的顺应性并增加降压药物的剂量，因此高血压患者戒烟也非常重要。

④适量运动：运动既能增加能量消耗，又能改善葡萄糖耐量，增加胰岛素的敏感性，对控制血压有利。患者血压稳定而无明显并发症时，可进行适当运动，如快步走（每日30分钟以上、每周5次）、慢跑、骑自行车、游泳、跳绳、打羽毛球等，当患者的血压控制不理想或有明显并发症时，只能进行较温和的运动，如散步、做操、打太极拳等。

⑤血压监测指导：一般情况下每日测血压1~2次，当出现头晕、头痛、眼花、耳鸣、失眠等症状时应增加次数。严密自测血压者，指导正确测量血压方法，要求"四定"（即定时间、定部位、定体位、定血压计），并准确记录。

⑥正确用药指导：绝大多数的高血压患者需要终身服药，降压药的选择主要取决于药物对患者的降压效果和不良反应。能有效控制血压并适宜长期服用的药物是合理的选择，必须督促患者遵医嘱服药，指导患者及家属观察药物效果及不良反应，避免降压过快、血压过低而致体位性低血压的发生（表7-2）。

表7-2　常用的抗高血压药

种类	举例	不良反应	备注
利尿剂	双氢克尿噻、吲哚帕胺	低血钾、高尿酸血症、高钙血症、高血糖和高血脂	适于老年人收缩期高血压和肥胖高血压
β受体阻滞剂	阿替洛尔、美托洛尔（倍他乐克）	心动过缓，诱发支气管哮喘、高血糖、高血脂	适于年轻人和心率稍快的高血压患者，对合并冠心病者尤佳
钙离子拮抗剂	硝苯地平（心痛定）、氨氯地平；维拉帕米（异搏定）	面部潮红、头痛、心率快、踝部水肿	—
血管紧张素转换酶抑制剂（ACEI）	卡托普利（短效）、依那普利（中效）、苯那普利（长效）	咽痒、干咳，少见有血管神经水肿、高血钾、白细胞下降、低血糖	高血压合并心力衰竭和糖尿病首选
血管紧张素Ⅱ受体拮抗剂	氯沙坦（科素亚）、缬沙坦（代文）、伊贝沙坦	轻度头痛、恶心	—

⑦减轻精神压力，保持心理平衡：长期精神压力和心情抑郁是引起高血压和其他一些慢性病的重要原因之一，高血压患者应积极参与社交活动，如参加体育锻炼、绘画等，在社团活动中倾诉心中的困惑，得到同龄人的劝导和理解。

⑧预防心脑血管意外：嘱患者保持良好的心态，学会控制情绪，保持有规律的生活、充足的睡眠，避免受寒，避免激烈运动、过度用力和强烈刺激等，避免使血压突然升高的各种因素，以防心脑血管意外。

（2）冠心病患者的家庭护理

①饮食指导：限制总热量、脂肪，特别是动物性脂肪以及胆固醇的摄入，少食用糖类，特别是40岁以后。提倡清淡饮食，多食富含维生素 C、E 的新鲜蔬菜和水果。多饮水，特别是晨起饮 1 杯水，避免因血液黏稠引发冠状动脉血栓形成。定时定量进食，避免暴饮暴食。禁烟酒、咖啡等。

②适量运动：视患者的情况决定运动量和时间，如做力所能及的家务劳动、骑自行车、散步、游泳等。

③正确用药指导：冠心病患者要定期到医院检查并按时服药，同时应治疗原发疾病如高血压、高血脂等。患者应随身携带硝酸甘油和急救卡，有心绞痛和心肌梗死发作时，就地休息、服药，及时就医。

④病情监测：教会患者及家属识别一些心绞痛和心肌梗死的非典型症状，如腹部疼痛和不适。对老年人或有高血压、糖尿病、心脏病家族史者，若出现不寻常的消化不良症状，持续 20~30 分钟，应怀疑是心脏病发作，及时就医。

⑤预防呼吸道感染：冠心病患者的居室环境应舒适安静，保持适宜的温湿度，保持空气新鲜，根据天气变化增减衣服。

⑥调整生活方式：保持大便通畅，避免用力排便，最好使用坐便器；夜间不要猛然起床，以免诱发心绞痛；洗澡水温不宜过高或过低，不超过半小时，以免加重心脏负担。

⑦心理行为干预：通过暗示、说服、解释、教育等对患者施加良好的心理影响。教会患者处理应激的技巧和放松的方法，弱化 A 型行为，保持心理平衡。

（3）脑血管意外患者的家庭护理

①居家环境的评估：社区护士在进行家庭访视时，要注意评估居住环境。是否存在不利于患者活动的障碍物或可能导致患者受伤的隐患。指导家属进行家庭环境的无障碍改造（如房间、厕所以推拉式为宜；门把手、电灯开关和水龙头设施高度低于常规高度；窗户和窗台的高度略低于一般房间高度；走廊应设扶手，便于行走和起立）。

②心理疏导和支持：社区护士应适时进行心理疏导，消除患者焦虑、恐惧等不良情绪，帮助患者树立信心，稳定情绪，让患者主动参与到其康复计划的制定。社区护士还应仔细发现患者的每一点进步，并及时给予鼓励和表扬，帮助患者建立康复的信心。

③运动康复训练：疾病初期就应保持良好的肢体功能位置；指导患者进行大小便训练；指导照顾者对患者进行被动关节运动；鼓励患者床上运动，但应防止坠床、受伤；指导患者床上翻身、床上坐起、床边行走、步行训练、日常生活能力训练、手指小关节

的精细运动练习；鼓励患者主动练习，身体条件允许的患者可以到社区卫生服务中心的康复室训练。

④预防并发症：脑卒中患者易发生骨折、压疮、泌尿道感染、肺炎、便秘等并发症。脑卒中后并发症常常比脑卒中更具有破坏性。社区护士应指导护理人员要注意观察有无并发症的早期表现，指导护理要点及方法（如卧床患者每2小时变换体位1次）。

⑤家庭救护：急性脑血管病常突然起病，社区护士应指导患者及照顾者家庭救护的相关知识与方法：a. 正确安置体位：当患者突然发病跌倒时，首先应保持镇静，设法将患者抬到床上（最好由2~3人轻轻拖住患者的头肩、背臀和腿部，同时将患者抬起，轻放于床上）。b. 保持呼吸道通畅：患者平卧后将其上身稍垫高，头偏一侧，以防呕吐物或口鼻腔分泌物误吸入气管。若口鼻腔有较多分泌物或呕吐物时，可用毛巾或纱布及时擦除，防止窒息和吸入性肺炎，同时解开患者的衣领纽扣、皮带，取出假牙。c. 避免病情加重，减轻脑水肿：不随便搬动患者的上半身，以免加重病情。转送患者时，应取头高足低位，以减少脑部充血，减轻脑水肿。将患者送往医院的途中，可托患者的头部或上半身，避免头部因震动过大而致出血、呕吐加重，或引起脑疝，甚至窒息。d. 拨打120急救电话求救。

二、糖尿病患者的护理与管理

糖尿病是一组病因不明、以糖代谢紊乱为特征的内分泌代谢性疾病，中医称为消渴。临床表现主要包括两个方面，一方面血糖高、尿糖高造成的"三多一少（即多食、多饮、多尿和体重下降）"；另一方面是并发症（如糖尿病肾病、视网膜病变等）引起的症状。

（一）发病特点与主要危险因素

1. 发病特点

国内外研究资料表明，糖尿病的发病率随着社会经济的发展而不断升高，发达国家高于不发达国家。糖尿病在我国呈逐年上升的趋势，目前国内糖尿病发病人数已超过4000万。糖尿病主要分为胰岛素依赖型（1型）和非胰岛素依赖型（2型）两类。1型糖尿病主要以青少年为主，2型糖尿病主要以成年人为主，无明显性别差异。

2. 主要危险因素

（1）生活习惯和方式 高热量、高脂肪饮食及体力活动减少，导致肥胖，引起胰岛素受体的敏感性降低，使胰岛素分泌相对不足而引起糖尿病。有研究认为，中度肥胖者患糖尿病的可能性比正常体重者高4倍，严重肥胖者患糖尿病的可能性则增加到30倍左右。

（2）遗传因素 有资料表明，2型糖尿病有明显的种族聚集和家族遗传倾向。糖尿病亲属中的患病率比非糖尿病亲属高4~8倍。中国人2型糖尿病的遗传度为51.2%~73.8%，一般高于60%；而1型糖尿病的遗传度为44.4%~53.7%，低于60%，可见两型的遗传是各自独立的，2型糖尿病具有更强的遗传倾向。

（3）其他因素　糖尿病与病毒感染有关，可能与病毒感染后体内的免疫功能异常有关。多次妊娠使糖尿病的发病率增加。另外，精神刺激、创伤可以诱发或加重糖尿病病情；心理因素与糖尿病的发生也有一定的关系。

总之，糖尿病的发生 95% 是由遗传、环境、行为等多种危险因素共同参与和/或相互作用引起的多因子病。遗传因素是糖尿病发生的潜在原因，具有遗传易感性的个体在环境因素如肥胖、体力活动减少、高能膳食、膳食纤维减少及生活水平迅速提高等因素的作用下，更易于发生 2 型糖尿病。

（二）社区评估

1. 临床症状评估

即对多饮、多食、多尿及体重减少的评估。如果近期主食在 500 ~ 1000g/d，尿量 3000 ~ 4000ml/d，体重下降 10kg 以上，则应检查血糖和尿糖水平。

2. 并发症及伴随症状的评估

糖尿病对人们健康的影响主要是由于其慢性并发症，其中血管病变所致的心、脑、肾等重要脏器的损害是糖尿病患者死亡的主要原因。

（1）感染　糖尿病合并感染往往迁延难愈，常见的感染有皮肤癣、疖，牙周炎，牙龈炎，鼻窦炎等。

（2）心血管病变　糖尿病患者因长期血糖升高可导致微血管循环障碍。常见的心血管并发症有冠心病、脑血栓形成、下肢闭塞性脉管炎、糖尿病性心肌炎、肾小球硬化症、视网膜病变等。

（3）神经病变　病变主要发生于周围神经、自主神经、脑神经等，如感觉麻木、感觉异常、心动过速等。

（4）酮症酸中毒　可以危及患者的生命，应采取积极措施救治。

（三）社区健康管理与护理

1. 糖尿病患者的社区管理

（1）一级预防　针对社区全体人群开展的保健管理，以减少糖尿病的发病率。主要通过健康教育宣传糖尿病知识，提高人群对糖尿病及其危害性的认知，加强自我保健，并提倡健康的生活方式。如合理膳食，适当的活动，控制体重，保持良好的情绪，避免精神紧张，注意个人卫生，预防各种感染，定期体检等。

（2）二级预防　针对高危人群的保健管理，目的是一旦发现血糖异常，及早进行干预。糖尿病高危人群是指：年龄在 40 岁以上；有糖尿病家族史；肥胖者；曾患妊娠糖尿病的妇女；娩出过巨大儿的妇女；高血压者；高血脂者。主要通过体检和筛查血糖，早期发现轻型糖尿病患者，及时给予干预。

（3）三级预防　针对已确诊的糖尿病患者的管理。目的是提高糖尿病患者的生活质量，减少糖尿病的致残率和死亡率。鼓励患者学会自我监测血糖，自我注射胰岛素，肥胖患者通过自我调节饮食、适量运动等方式降低体重，维持血糖在理想状态。

2. 糖尿病患者的家庭护理

糖尿病作为一种生活方式病，教育、饮食、运动、心理疏导和监测血糖起着至关重要的作用，因而综合治疗、全面达标是当前的治疗新观念。新观念的原则是以健康教育为主导，开展综合性的个体化治疗措施。在治疗中，饮食治疗是糖尿病治疗的基础，运动治疗则是治疗的手段，必须用药物治疗的患者科学用药则是关键，心理疏导可起到统帅作用，自我监测是使病情能够得到良好控制的基本保证，这"五驾马车"缺一不可。

（1）饮食指导　饮食治疗是糖尿病治疗中重要的措施之一，目标是控制血糖，维持理想体重，最大限度地减少或延缓各种并发症的发生。应向患者介绍其目的、意义、原则及具体措施，以取得患者的配合（表7－3）。

表7－3　糖尿病血糖控制目标

指标		评价		
		良好	尚可	差
血糖（mmol/L）	空腹	4.4~6.1	≤7	>7
	餐后2h	4.4~8	>7	>10
	睡前	5~6	6.1~10	>10
糖化血红蛋白（%）		<4.5	<7.5	≥7.5
总胆固醇（mmol/L）		<4.5	<6	≥6
甘油三酯（mmol/L）		<1.5	<2.2	≥2.2
血压（mmHg）		<130/80	130/80~140/90	>140/90
体重指数	男	20~25	25~27	>27
	女	19~24	24~26	>26

①膳食原则：摄取适量的热量、营养均衡、正确而规律地进食。

具体要求：适当的碳水化合物、适量的蛋白质（优质蛋白）、低脂肪、低胆固醇、充足的矿物质、维生素和高膳食纤维；少量多餐（每日不少于3次），定时定量；正确使用食品交换价，平衡膳食；烹调以清淡为主；多饮水，忌烟酒。

②计算方法（表7－4）：

标准体重（kg）＝身高（cm）－105

每日总热量＝标准体重（kg）×每千克体重每日需要的热量（kcal/kg）

表7－4　糖尿病患者每千克体重每日热量摄入（kcal/kg）

指标	体重		
	消瘦	正常	肥胖
重体力劳动（如搬运工）	45~50	40	35
重体力劳动（如电工安装）	40	35	30
轻体力劳动（如坐着工作）	35	30	20~25
休息状态（如卧床）	25~30	20~25	15~20

食品交换价的推算：能产生 90kcal 热量的食物为一个食品"价"，即每日总热量/90kcal＝需要的食品"份"。表 7 - 5 至表 7 - 11 是各类食物按 90kcal 计算食物量的食物表。社区护士应根据上述饮食原则和患者每日所需膳食总热量，指导患者根据自己的口味和饮食习惯进行食物搭配，选择适合自己一天的食谱。

除上述介绍的"食品交换热量份"系统外，目前国家采用一种新的糖尿病饮食控制方法——碳水化合物计数法，可以更方便、更灵活的在不同食物中进行选择、交换，而不必每天吃同样的食物。

表 7 - 5 谷薯类食物交换表

食品名称	重量（g）	食品名称	重量（g）
大米、小米、糯米	25	高粱、玉米粉	25
面粉、米粉、玉米面	25	各种挂面	25
通心粉	25	绿豆、红豆、干豌豆	25
干莲子	25	燕麦片	25
苏打饼干	25	烧饼、烙饼、馒头	35
咸面包、窝头、切面	35	马铃薯、芋头	100
湿粉皮	150	鲜玉米（带棒心）	200

注：每交换份谷薯类食物供蛋白质约2g，碳水化合物20g，热量90kcal。

表 7 - 6 蔬菜类食物交换表

食品名称	重量（g）	食品名称	重量（g）
大白菜、圆白菜、菠菜、油菜	500	白萝卜、青椒、茭白、冬笋	400
韭菜、芹菜、茼蒿	500	南瓜、菜花、倭瓜	350
莴笋、油菜苔、苦瓜	500	扁豆、洋葱、蒜苗	250
西葫芦、西红柿、黄瓜、冬瓜	500	胡萝卜	200
南瓜、茄子、丝瓜、芥兰	500	山药、藕、凉薯	150
绿豆芽、鲜蘑菇、水浸海带	500	蘑菇、百合、芋头	100
苋菜、龙须菜	500	毛豆、鲜豌豆	70

注：每交换份蔬菜类食物供蛋白质约5g，碳水化合物17g，热量90kcal。

表 7 - 7 肉蛋类食物交换表

食品名称	重量（g）	食品名称	重量（g）
熟火腿、香肠	20	鸡蛋、鸭蛋、松花蛋、鹌鹑蛋	60
肥瘦猪肉	25	鸡蛋清	150
无糖叉烧肉、午餐肉	35	带鱼、黄鱼、草鱼、鲤鱼、鲫鱼	80
酱牛肉、酱鸭	35	鲢鱼、甲鱼、鳝鱼、比目鱼	80
瘦猪、牛、羊肉、鸡、鸭、鹅肉	50	对虾、青虾、鲜贝	80
排骨	70	蟹肉、水发鱿鱼	100
兔肉	100	水发海参	350

注：每交换份肉蛋类食物供蛋白质约9g，脂肪6g，热量90kcal。

表7-8 大豆类食物交换表

食品名称	重量（g）	食品名称	重量（g）
腐竹	20	北豆腐	100
大豆、大豆粉	25	南豆腐（嫩豆腐）	150
豆腐丝、豆腐干	100	豆浆（黄豆1份加水8份）	400

注：每交换份大豆类食物供碳水化合物约4g，蛋白质约9g，脂肪4g，热量90kcal。

表7-9 奶类食物交换表

食品名称	重量（g）	食品名称	重量（g）
奶粉	20	牛奶、羊奶	160
脱脂奶粉、乳酪	25	无糖酸奶	130

注：每交换份奶类食物供碳水化合物约6g，蛋白质5g，脂肪5g，热量90kcal。

表7-10 水果类食物交换表

食品名称	重量（g）	食品名称	重量（g）
柿子、香蕉、鲜荔枝	150	草莓	300
梨、桃、苹果、橘子、橙子	200	西瓜	500
柚子、猕猴桃、李子、杏、葡萄	200		

注：每交换份水果类食物供碳水化合物约21g，蛋白质1g，热量90kcal。

表7-11 油脂类食物交换表

食品名称	重量（g）	食品名称	重量（g）
花生油、玉米油、菜子油（1汤匙）	10	猪油、牛油、羊油、黄油	10
豆油、红花油、香油（1汤匙）	10	芝麻酱	15
核桃、杏仁、花生米	15	葵花子、南瓜子（带壳）	25

注：每交换份油脂类食物供脂肪10g，热量90kcal。

③注意事项：要结合患者平时进食量、心理特点、日常活动量等进行计算；在热量相等的情况下患者可以使用食品交换表。在保证营养素均衡的同时，要注意患者的生活质量，充分考虑患者的饮食习惯、经济条件，尽量让患者与家属一起进餐；当胰岛素用量较大时，两餐间或晚睡前应加餐，以防止低血糖的发生；注意观察进餐与血糖、尿糖变化的规律，保证血糖、血脂、体重尽量接近正常水平，以减少和避免并发症的发生。

（2）运动指导 主要适用于2型糖尿病且无并发症，病情稳定的肥胖和超重者，以及血糖控制良好，无酮症酸中毒的患者。运动处方应根据患者的工作、生活习惯、个体差异及病情而定。

①运动的目的：运动是糖尿病治疗的重要手段，可达到控制血糖水平或减少降糖药物剂量的目的。同时也可以降低体重，改善代谢和减少心血管并发症的发生。经常参与运动的患者还可以防止骨质疏松，提高生存质量。

②运动方法：以规律、有序、有度的有氧运动为宜，如太极拳、气功、慢跑、散步等。规律是坚持以每周3~5次，每次15~30分钟。有序是要循序渐进，由轻度到中度

逐渐过渡到强度的训练。有度应是掌握一定的运动量。中等强度运动量计算法：运动时每分钟脉搏次数 = 170 - 年龄。运动一般安排在用餐完毕 30 ~ 60 分钟以后进行。在运动后 10 分钟内心率应恢复至安静时的心率为好。

③注意事项：运动时间相对固定，运动前后应测血糖；穿舒适鞋袜，适当的热身、放松运动和合理的换气技术，可防止心血管和骨骼肌肉的损害；运动中出现胸痛、胸闷症状，应立即停止运动，原地休息，含服硝酸甘油。若不缓解应立即就医；若发生低血糖反应应立即停止运动，口服含糖饮料或食品；运动时应随身携带糖尿病急救卡（注明姓名、地址、电话号码），饼干或糖果并随时补充水分；胰岛素注射部位以腹部脐旁为宜，尽量避开运动肌群，以免加快该部位胰岛素吸收，诱发低血糖。

（3）正确用药指导　糖尿病是终身疾病，需长期坚持药物治疗，患者应严格按医嘱正确服药，不要擅自停药或加药。

常用的药物使用方法：①磺脲类降糖药：如达美康、糖适平等，应餐前半小时服药。②双胍类：如盐酸二甲双胍，应餐后服药。③α - 葡萄糖苷酶抑制剂：常用有拜糖平，应在进食第一口饭时服用。④胰岛素增效剂：如文迪雅，一般早餐前空腹服药。⑤胰岛素：可分为短效、中效和长效。教会患者注射胰岛素，包括如何计算单位，选择注射部位（上臂内外侧、腹部、大腿外侧），如何保存胰岛素（2℃ ~ 8℃ 冷藏），选择注射时间（餐前半小时），如何使用胰岛素笔以及注射时注意事项（剂量正确、注射后半小时内要进食）等。

（4）心理护理　糖尿病是一种慢性疾病，病程较长，且需要患者密切配合，饮食治疗和运动治疗的特点给患者造成了许多心理障碍，如紧张、焦虑、孤独、恐惧、沮丧、绝望等，这些负性心理可加重患者的病情，不利于血糖的控制。社区护士应培养患者乐观向上的心理，使患者掌握转移、宣泄、逃避与控制、自我安慰等心理调适方法，并组织形式多样的社区文化娱乐活动，使其保持积极、稳定的心境。

（5）血糖的自我监测和维持　糖尿病治疗的目的是将血糖控制在正常水平，从而延缓其并发症的发生和发展。社区护士应指导患者定期监测血糖和尿糖，发现异常情况不能自行增减药量或更换药物，需在专科医生的指导下进行。

（6）并发症的预防　糖尿病常见并发症有低血糖和糖尿病足两种：

①低血糖的防治：糖尿病患者有时过于控制饮食，导致低血糖发生。轻度低血糖时可出现心慌、手抖、饥饿、出汗等表现，严重时可出现昏迷，甚至死亡。预防低血糖应注意：药物治疗应逐渐加量，谨慎调整；定时定量进食；在体力活动前吃一些碳水化合物食物；不要过多饮酒。若患者出现上述低血糖症状，应立即口服含糖饮料或吃一些糖果、点心，意识不清的患者应立即送医院抢救。

②糖尿病足的防治：糖尿病足是中晚期糖尿病患者的常见并发症，有很强的致残性和致死性。其特点为下肢疼痛，皮肤溃疡，间歇性跛行和足部坏疽。许多糖尿病足患者早期出现腿部发凉，足部疼痛和间歇性跛行症状后，没有引起重视，致使动脉硬化加剧直至下肢皮肤发黑、继发感染、溃烂而不愈合，此时已到糖尿病足的中晚期，结局往往是局部溃疡不愈合、截肢，甚至死亡。糖尿病足自我护理的重点是防治"高危足"，即

糖尿病史在5年以上，并有上述症状者应提高警惕。

糖尿病足的预防和护理措施：穿合体鞋，鞋袜要舒适透气，冬季应注意足部保暖，正确修剪脚趾甲。经常检查足部有无外伤与破损，小伤口应先用消毒剂（如乙醇）彻底清洁后用无菌纱布覆盖，若伤口在2~3天仍未愈合应尽早就医，避免使用碘酒等强刺激性的消毒剂及紫药水等深色消毒剂，不用刀削足部鸡眼，不使用鸡眼膏等腐蚀性药物，以免发生皮肤溃疡。

（7）健康教育　糖尿病患者的健康教育非常重要。应根据患者具体情况制定糖尿病健康教育计划，通过举办专题讲座或看专题录像，发放宣传资料，召开联谊会，设立糖尿病专题门诊或电话随访等，提高患者对糖尿病的认识，了解持久高血糖的危害及有效控制的重要性，加强自我监护，主动配合治疗。

三、恶性肿瘤患者的护理与管理

恶性肿瘤也称癌症，是机体在致癌因素长期作用下发生异常增生与分化所形成的新生物。新生物一旦形成，不会因为致癌因素的消除而停止生长。其生物学特征为过度增生、浸润、复发与转移。目前恶性肿瘤已成为威胁人类健康的最严重疾病之一，据统计，我国恶性肿瘤年发病例数为160万，死亡约130万人，平均每死亡5个人中，就有1人死于恶性肿瘤。城市以肺癌居首位，农村以胃癌居首位，近20年来我国恶性肿瘤死亡率呈上升趋势。

（一）发病特点与主要危险因素

1. 发病特点

（1）发病率　不同的恶性肿瘤在不同国家、不同地区，其发病率皆不相同。很多研究提示，恶性肿瘤的发生与环境气候、饮食结构、经济发展有一定的关系。

（2）好发年龄和人群　肿瘤可以发生于任何年龄，但多发生于40~60岁的人群。目前，恶性肿瘤的发病有呈现年轻化的趋势。肿瘤的发病也存在性别差异，如乳腺癌多发于女性，原发性肝癌则以男性多见。

（3）死亡率　恶性肿瘤死亡率逐年上升，已经成为我国居民首要死因之一。2004~2005年，我国恶性肿瘤粗死亡率为128.63/10万人，位居恶性肿瘤死亡率前3位的分别为肺癌、肝癌和胃癌。恶性肿瘤所导致的死亡，对家庭结构及功能的破坏远远大于其他类疾病。

2. 主要危险因素

（1）生活习惯和方式　①饮食习惯：研究发现，食用含化学物质（如亚硝胺类、偶氮芥类）食物和被黄曲霉素污染的食物可致肝癌；喜食过烫食物、过硬食物者胃癌发病率高；喜食肉类、动物脂肪者结肠癌发病率高。②吸烟：是导致恶性肿瘤发病的因素之一。有研究表明，吸烟者肺癌的患病率与死亡率较不吸烟者高6~10倍。③酗酒：与肝癌、胃癌、食管癌、口腔癌、乳腺癌等均有密切关系。

（2）环境因素　工业生产中产生的废水、废气、废渣是公认的致癌物。家庭中的空气污染（厨房油烟、装修材料中的甲醛等）是肺癌、白血病的重要致病因素。长期接受紫外线照射可诱发各种皮肤肿瘤。

（3）遗传因素　临床资料表明，有些癌症的发病有遗传倾向，如大肠癌的发病与遗传有关，而且为常染色体遗传。

（4）职业因素　调查发现，某些癌症的发病与所从事的职业密切相关，如矿山工人、纺织厂女工、汽车司机等人群中肺癌、鼻咽癌的发病率远远高于其他职业的人群。

（5）心理社会因素　大量的临床病例以及动物实验资料证明，心理社会因素在癌症的发病过程中起着非常重要的作用。如美国医学年会报道指出：内向性格、不良心理和社会刺激、长期精神压抑以及家庭不和睦是引起癌症的因素。

（二）社区评估

1. 胃癌

胃癌是我国最常见的恶性肿瘤之一，其发病率占所有恶性肿瘤的首位。因早期没有明显症状，故就诊时多属晚期。胃癌的主要临床表现是上腹部疼痛、畏食、易饱感、软弱无力、吞咽困难、营养不良等，有梗阻时可出现恶心、呕吐等梗阻症状，有转移时出现相应转移部位的症状。上腹部疼痛的个体差异很大，疼痛在疾病的最后阶段呈持续状，不能缓解。

2. 肺癌

指原发性支气管肺癌，与吸烟及大气污染关系密切。发病率男性高于女性。其症状与肿瘤发生的部位、类型、发展阶段、有无并发症以及有无转移密切相关。主要临床表现是咳嗽和咯血、胸痛、胸闷、呼吸困难等，肿瘤压迫或转移时出现相应部位的症状。肺癌早期的咳嗽为刺激性呛咳，以后为持续性咳嗽，痰中带血，不易控制。

3. 肝癌

一般指原发性肝癌。由于我国是肝炎的高发地区，近年来肝癌的发病率呈缓慢上升趋势。其主要表现是肝区疼痛、食欲减退、腹胀、乏力、进行性消瘦、发热、营养不良等。晚期可出现黄疸、肝硬化征象及各种并发症。有转移时出现相应转移部位的症状。肝区疼痛常为首发症状，肝癌结节破裂后可引起剧痛及急腹症。

4. 大肠癌

大肠癌包括结肠癌和直肠癌，目前发病年龄有年轻化趋势。其特征不明显，早期往往与痢疾、痔疮、慢性结肠炎等混淆。其主要表现是排便习惯和粪便性状的改变，以血便为突出表现，也可出现腹痛、低热、进行性消瘦、恶病质等。

5. 乳腺癌

乳腺癌是女性最常见的恶性肿瘤之一，占女性恶性肿瘤的第一位或第二位（因不同地区和国度等因素而异）。其主要临床表现是患侧乳房出现无痛性、单发的肿块，质硬，表面不光滑，常在无意中被发现。

（三）社区健康管理与护理

1. 恶性肿瘤患者的社区管理

（1）一级预防 主要是针对社区全体人群开展的保健管理。通过开展社区人群健康教育，普及防癌知识，使人们充分认识导致肿瘤的主要致病危险因素，从而自觉接受卫生保健措施；主动采取有益于健康的行为和生活方式，改善居住环境，避免接触或谨慎使用有致癌作用的物质，提高机体免疫力，降低肿瘤发病率。

（2）二级预防 主要是针对高危人群的保健管理。通过筛查、定期体检和自我检查的方法发现癌前病变和癌变，及时诊断，做到早期治疗，提高疗效。例如：对 30 岁以上妇女推行乳房自我检查，自查是否有硬块、结节或外观的改变，有条件每年做 1 次临床检查；对有性生活的妇女 2~3 年做 1 次宫颈脱落细胞涂片检查；对 40 岁以上的人群定期进行肛门指检或纤维肠镜检查；有条件，每年做 1 次全身检查（包括口腔、胸部 X 光片）、生化检查等。

（3）三级预防 对已确诊的患者积极治疗，通过手术、放化疗及康复护理等方法，尽可能提高或恢复癌症患者生理、心理功能，使之能重返社会。注意临终关怀，提高晚期癌症患者的生存质量。

2. 恶性肿瘤患者的家庭护理

（1）饮食护理 恶性肿瘤患者由于肿瘤细胞的低分化状态，导致其代谢率增高，需要给予高蛋白、高维生素、低脂肪、易消化的食物。应多食富含维生素 C 的新鲜蔬菜和水果，不食腌制、油炸、油腻及霉变的食物，忌食生冷、辛辣和不易消化的食物。

（2）运动与休息 社区护士应根据恶性肿瘤患者的体力耐受情况，对其休息和体力活动的强度进行合理安排及指导，以改善恶性肿瘤本身和放、化疗对患者身体的消耗。

（3）用药指导 社区护士应帮助恶性肿瘤患者正确认识各种治疗性药物的作用及不良反应，进行规律性治疗。同时，可以采用各种手段来降低药物的毒副作用，以提高恶性肿瘤患者的生存率和生存质量。

（4）疼痛护理 疼痛是恶性肿瘤患者晚期不可回避的健康问题，给患者和家属造成巨大的生理和心理痛苦。社区护士应和所有社区服务工作者一起，采用物理、心理、药物等方法来缓解或减轻患者的疼痛。药物止痛时采用 WHO 建议的三阶梯方法。

（5）心理护理 恶性肿瘤患者和家属普遍存在着不同程度的心理障碍，如否认与孤立、恐惧和焦虑、愤怒与敌意等。其心理障碍程度取决于病情的严重性以及个性特征。在护理过程中，社区护士应充分关注患者和家属的心理状态，采用解释、疏导、安慰、倾听、交谈等手段，使患者和家属的情绪保持相对稳定，以有利于疾病的治疗与康复。

（6）临终护理 是指对预期生命不超过 6 个月的晚期癌症患者实施的关怀性护理。其中心理念是改善临终患者的生存质量，增加舒适度，维护自尊以及帮助患者家属减轻情感折磨，顺利度过居丧期。

第八章 社区残疾人和精神障碍者的护理

残疾人大多生活在社区家庭中，社区康复护理对残疾人回归社会起到至关重要的作用。社区康复就近就地、经济适用、简便易行，是绝大多数残疾人得到康复服务、改善参与社会生活条件的最有效形式，是满足我国广大残疾人基本康复需求的主要途径，也是实现残疾人"人人享有康复服务"目标的基础。

第一节 概　述

1992 年 10 月 14 日，联合国第四十七届大会通过决议，确定每年 12 月 3 日为"国际残疾人日"。第二次全国残疾人抽样调查结果显示，我国现有残疾人 8300 万，占全国总人口的 6.34%，且残疾者数量有逐年增加的趋势。WHO（1976 年）提出，要通过社区康复为患者提供基本服务和训练，在社区层次上，为居民提供有关疾病的预防、治疗和康复服务，帮助病、伤、残者最大限度地恢复功能，提高生活质量，回归家庭和社会。

一、基本概念

（一）残疾

残疾是指由于躯体功能或精神心理的障碍，不能或难以适应正常社会的生活和工作。残疾人是指存在心理、生理、人体结构上以及某种组织功能的异常或丧失，使得部分或全部失去以正常方式从事个人和社会生活能力的人。WHO 按残疾的性质、程度和影响，把残疾分为三类：

1. 残损

残损又称结构功能缺损，是指身体结构或功能（生理、心理）有一定程度缺损，身体或精神与智力活动受到不同程度的限制，对独立生活或工作学习有一定程度的影响，但个人生活仍能自理，是生物器官系统水平上的残疾。

2. 残疾

残疾又称个体能力障碍，是指由于身体组织结构或功能缺损较严重，造成身体或精神或智力方面的明显障碍，以致不能以正常的方式和范围独立进行日常生活活动，是个体水平上的残疾。

3. 残障

残障又称社会能力障碍，是指由于残损或残疾，限制或阻碍完成正常情况下应能完成的社会工作，是社会水平的残疾。

如脑血管病后患者出现一侧肢体肌力弱，但能行走、生活自理，属残损；若后遗症一侧出现偏瘫，只能扶拐杖慢行，上下楼梯、洗澡等有困难者，属残疾；若后遗症全身瘫痪，卧床不起、个人生活不能自理，并且不能参加社会活动，属残障。

（二）社区康复

社区康复是指依靠社区人力资源而采取的康复措施。人力资源包括残疾者本人及其家庭和社会工作者。1994 年，联合国教科文组织、WHO、国际劳工组织联合发表的《关于残疾人社区康复的联合意见书》，对社区康复解释为："社区康复是属于社区发展范畴内的一项战略性计划，目的是促进所有残、伤者得到康复，享受均等的机会，成为社会的平等一员。社区康复的实施，要依靠残、伤者自己和他们的家属、所在社区，以及相应的卫生、教育、劳动就业和社会服务部门等的共同努力。"

（三）社区康复护理

社区康复护理是将现代整体护理融入社区康复，通过在社区层次上康复医师的指导，以家庭为单位，以健康为中心，以人的生命为全过程，由社区护士依靠社区内各种力量，即残疾者家属、义务工作者和所在社区的卫生、教育、劳动就业和社会服务等部门的合作，对社区伤残者进行的护理。

二、残疾的分类

残疾人是社区内的一个特殊群体，其生活在社区，需要社区的关心和爱护。残疾人按残疾表现分为肢体残疾、视力残疾、听力残疾、言语残疾、智力残疾、精神残疾和多重残疾。

（一）肢体残疾

肢体残疾是指人体运动系统的结构、功能损伤造成的四肢残缺或四肢、躯干麻痹（瘫痪）、畸形等，导致人体运动功能不同程度丧失以及活动受限或参与的局限。肢体残疾主要包括：

1. 上肢或下肢因伤、病或发育异常所致的缺失、畸形或功能障碍。

2. 脊柱因伤、病或发育异常所致的畸形或功能障碍。

3. 中枢、周围神经因伤、病或发育异常造成躯干或四肢的功能障碍。

社区康复服务内容：偏瘫、脑瘫、截瘫、截肢、骨关节病、手术后等各种肢体功能障碍者的功能训练，生活环境的改造，各种辅助器具的配用及使用训练，假肢、矫形器装配及使用训练，康复知识的普及，转介服务等。

（二）视力残疾

视力残疾是指各种原因导致双眼视力低下并且不能矫正或双眼视野缩小，以致影响其日常生活和社会参与。视力残疾包括盲及低视力。训练内容包括盲人独行训练、随行指导、导盲用具配用、心理咨询、知识普及和转介等服务，帮助盲人消除行走恐惧心理，实现安全、有效、自然、独立的行走。

社区康复服务内容：各种原因导致的低视力患者的筛查与防治，白内障复明对象的发现与转介，盲人行走训练和辅助器具服务，转介服务等。

（三）听力残疾

听力残疾是指各种原因导致双耳不同程度的永久性听力障碍，听不到或听不清周围环境声及言语声，以致影响其日常生活和社会参与。

社区康复服务内容：聋儿语言康复训练，人工耳蜗植入，助听器使用指导，家长培训，听力残疾的预防及康复知识的宣传和普及，为各年龄段听力障碍者佩戴助听器，转介服务等。

（四）言语残疾

各种原因导致的不同程度的言语障碍，经治疗 1 年以上不愈或病程超过两年，而不能或难以进行正常的言语交流活动，以致影响其日常生活和社会参与。包括失语、运动性构音障碍、器质性构音障碍、发声障碍，儿童言语发育迟滞、听力障碍所致的言语障碍、口吃等。3 岁以下不定残。

社区康复服务内容：语言障碍者的语言功能训练指导，言语残疾的预防及康复知识的宣传和普及，转介服务等。

（五）智力残疾

智力显著低于一般人水平，并伴有适应行为的障碍。此类残疾是由于神经系统结构、功能障碍，使个体活动和参与受到限制，需要环境提供全面、广泛、有限和间歇的支持。智力残疾包括在智力发育期间（18 岁之前），由于各种有害因素导致的精神发育不全或智力迟滞；或者智力发育成熟以后，由于各种有害因素导致智力损害或智力明显衰退。训练内容包括运动、感知、认知、语言交往、生活自理和社会适应六方面能力训练。

社区康复服务内容：智力残疾儿童进行生活自理和认知能力与语言交流等训练，成年智力残疾人进行简单劳动技能、社会适应能力等训练，其他如辅助器具配用、日间照料服务、康复知识的宣传和普及、家属培训、转介服务等。

（六）精神残疾

精神残疾是指各类精神障碍持续 1 年以上未痊愈，由于存在认知、情感和行为障碍，以致影响其日常生活和社会参与。

社区康复服务内容：社区监护，家庭康复训练和指导，日间照料服务，家属培训，健康宣传教育服务，心理咨询服务，转介服务。

（七）多重残疾

同时存在视力残疾、听力残疾、言语残疾、肢体残疾、智力残疾、精神残疾中的两种或两种以上残疾。

三、社区康复护理的服务内容

（一）社区康复护理评估

评价患者功能障碍和残存功能的状况，对康复训练过程中残疾程度的变化和功能恢复的情况也要进行评估，并向其他康复医疗人员提供相应的信息。

（二）预防残疾和并发症

落实预防残疾的措施，如给儿童服用预防小儿麻痹的糖丸；偏瘫患者易发生关节挛缩畸形和肌肉萎缩，在护理时要矫正患者的姿势并强化肌力，指导预防压疮、呼吸道和泌尿系感染、关节畸形及肌肉萎缩等并发症和畸形的发生。

（三）提供舒适的环境

为康复对象提供良好的康复环境，尤其是老年人、视力残疾者和肢体残疾者。因行动不便，需使用各种助行工具，这就要求为残疾者的居住环境进行无障碍设计或改造，便于康复对象的起居，有利于康复目标的实现。

（四）康复训练

指导患者进行功能训练和日常生活活动训练，社区护士可借助辅助器具（如假肢、矫形器、自助器和步行器等）对功能障碍者进行护理，并指导他们学习和掌握各种功能训练技术和方法，同时指导患者独自或在必要的帮助下洗脸、梳头、更衣、进食、做力所能及的家务劳动，提高生活自理能力，重新建立生活信心，为早日回归社会创造必要的条件。

（五）心理支持

残疾者易出现悲观、气馁甚至绝望的情绪，社区护士应分析和掌握康复对象的心理状态，对已发生或可能发生的心理障碍和异常行为，通过了解、分析、劝说、鼓励和指导等方法，帮助残疾人树立康复信心，正确面对自身残疾，鼓励残疾人亲友理解、关心残疾人，支持、配合康复训练。

（六）建立社区管理档案

在社区范围内，进行社区人群康复需求调查和社区康复资源的调查，了解社区中残疾人、老年人、慢性病患者的分布情况，做好记录，以便进一步统计分析，为制定康复计划提供依据。

（七）康复咨询和服务

社区护士要协助社区内残疾人组织起"独立生活互助中心"等康复组织，为其提供经济、法律和权益维护等方面的咨询和服务；根据残疾人不同的康复需求，提供有针对性的转介服务，将需要转诊的疑难杂症患者转送到上级医院或康复中心进行诊断和康复治疗；根据残疾人的需要，提供用品和用具的信息、选购、租赁、使用指导和维修等服务；参与教育康复、职业康复和社会康复工作，如帮助残疾儿童解决上学问题，或组织社区内残疾儿童的特殊教育学习班；对社区内有一定独立劳动能力和就业潜力的残疾人，提供就业指导和就业前强化训练；依靠社区的力量，组织残疾人与非残疾人在一起的文娱体育和社会活动，以及组织残疾人自己的文体活动；帮助残疾人解决医疗、住房、交通、参加社会生活等方面的困难和问题。

（八）健康教育

健康教育主要是通过语言、文字、音像等多种形式，根据康复对象的不同特点，进行个别指导和群体教育，使服务对象获得相关的康复知识和技能，从而达到消除或减轻影响健康的危险因素，预防疾病和残疾，促进健康和提高生活质量的目的。

第二节　社区身体残疾者的护理

对于社区身体残疾者，社区护士可以动员和利用社区、家庭和个人的资源，采取各种康复护理措施，帮助身体残疾者最大限度地实现康复目标。

一、身体残疾者的社区护理评估

社区康复护理评估是指收集、分析与社区康复对象（个体、家庭、社区）有关的资料，并与正常标准进行对照，找出护理问题，为制定社区康复护理计划提供参考依据的过程。主要包括以下内容：

（一）社区康复评估

1. 社区的社会环境和地理环境
收集社区残疾者生活的社会、经济和文化状况以及生活居住环境等方面的信息。

2. 社区残疾者人口学特征
包括人口数量、性别、年龄、教育程度、职业状况及婚姻状况等。

3. 社区健康及康复状况

如社区疾病及流行趋势、主要疾病类型、卫生服务状况、康复设施状况及社会支持系统。

（二）家庭康复评估

收集残疾者的家庭功能、家庭环境和家庭资源等相关资料。定期评定康复对象精神心理状况，以及家庭其他成员的身心变化，为进一步采取干预措施提供依据。

（三）个体康复评估

1. 个人病史

包括现病史、既往史、发育史和心理行为史等。重点是功能障碍发生的时间，原因，发展，对日常生活、工作、学习、社会活动的影响以及治疗和适应情况。

2. 体格检查

重点检查与残疾有关的肢体及器官。

3. 康复功能检查

进行肌力评定、关节活动度评定、日常生活活动（ADL）能力评定等。评估总体功能和评定残疾程度。

4. 写康复评定报告

根据资料和检查结果，写出评定报告。

二、身体残疾者的社区护理措施

社区护士应与其他医务人员一起，利用康复护理专业技术，训练残疾者独立完成日常生活活动以及教会轮椅和拐杖的使用等，使身体残疾者最终能达到自我护理水平。

（一）康复环境

良好的环境有利于康复对象恢复健康，社区护士应重视康复环境的建立和选择，了解康复环境的要求和设施，为残疾者提供良好的生活环境和活动场所。如厕所等的房门以轨道推拉式为宜；门把手、电灯开关、水龙头等设施的高度应低于常规高度；厕所、楼道走廊应设有扶手，便于残疾者的起立和行走等。

1. 家庭环境

为了方便使用轮椅者的日常活动，家庭设施的高度应低于常规高度。如桌面高度不超过80cm；墙面电灯开关不高于92cm；洗手池底的最低处应高于68cm，厕所一般采用坐便器，高度为40~45cm等；在楼道、走廊、厕所、浴室和房间的墙壁上应安装扶手；门厅要有照明和夜间足光照明。

2. 社区环境

在社区中，非机动车车行道一般路宽不小于2.5m；人行道宽度不小于1.2m，表面材料应平整、粗糙，地下管线和井盖与地面接平；公共厕所应设有残疾人厕位，厕所内应留有 1.5m×1.5m 轮椅回转面积。人行天桥和人行地道的两侧应安装扶手，地面要防滑，人行天桥和人行地道的高度均应超过 2.2m；主要商业街和道路交叉口应安装音响交通信号，以便于视力残疾者通行。

（二）日常生活活动（ADL）能力训练

残疾者或功能障碍者，由于部分甚至全部丧失日常生活能力，日常生活活动常面临不同程度的困难。社区护士帮助他们进行日常生活活动能力训练的目的是为了使其在家庭和社会中，尽量不依赖或少依赖他人完成各项功能活动，鼓励和帮助其掌握"自我护理"的技巧，从部分自理到全部自理，重新适应生活和环境，增强信心，实现自身社会价值。

1. 进食训练

（1）从仰卧变为坐位的训练　根据残疾程度不同，选用不同方法，如训练用手和肘坐起，由他人帮助坐起或用辅助设备。

（2）维持坐位平衡训练　先坐起，坐稳，以靠背支撑坐稳；再训练无靠背，自行坐稳。

（3）抓握餐具训练　开始可抓握木条或橡皮柄，继之用匙、筷子。丧失抓握能力的患者，协调性差或关节活动范围受限者常无法使用普遍餐具，必须将食具加以改良，如将碗、碟固定在桌上，特制横把、长把匙等。

（4）进食动作训练　先训练手部动作和模仿进食，然后再进食食物。

（5）咀嚼和吞咽训练　有吞咽障碍的患者必须先训练吞咽动作方可进行进食训练。确认没有误咽发生并能顺利喝水时，可先训练吸气、呼气、咽唾液，逐渐试行自己进食。根据其咀嚼吞咽能力，先用糊状食物、稀粥，继之半流食，从小量过渡到正常饮食。有面瘫者，食物应送到健侧。

2. 更衣训练

更衣训练必须在残疾者掌握坐位平衡的条件下进行。偏瘫者穿衣时先穿患肢，脱衣时先脱健肢；双上肢功能障碍者，需要他人给予一定的协助；对穿戴假肢者注意配合假肢穿戴。下面以偏瘫者为例说明穿脱衣服的方法（图 8-1）。

（1）穿脱上衣　穿脱衣服时遵循患侧先穿后脱的原则，穿衣时先用健侧手找到衣领，将衣领朝前平铺在双膝上，帮助患手伸入袖内，将衣领拉到肩上。健侧手转到身后将另一侧衣袖拉到健侧，穿入健侧上肢。脱衣时先将患侧脱至肩下，再拉健侧衣领至肩下，两侧自然下滑，先脱健侧手，再脱患侧手。

（2）穿脱裤子　穿裤子时应将患腿屈膝、屈髋放于健腿上，套上裤腿，放下患腿，健腿穿裤腿，站起向上至腰部，再行整理。脱裤子的动作与之相反，先脱健侧，再脱患侧。

（3）穿、脱袜子和鞋　穿袜子和鞋时，患者先将患侧腿抬放到健侧腿上，用健手为患足穿袜子或鞋，再将患侧腿放回原地，全脚掌着地，重心转移至患侧，再将健侧下肢放在患侧下肢上方，穿好健侧的袜子或鞋。脱袜子和鞋的顺序与之相反。

3. 个人卫生训练

个人卫生训练包括一系列洗漱动作,即移到洗漱处、开关水龙头、刷牙、洗脸等。拧毛巾时,可将毛巾绕在水龙头上或患侧前臂上,用健手将其拧干;旋牙膏时,可借助身体固定,如用两膝夹住牙膏体,用健手将盖旋开。排便活动,即移至厕所,完成入厕排便活动;入浴活动,即移至浴室、完成入浴的全过程、移出浴室等。根据患者残疾情况,尽量训练其自己完成个人卫生活动。偏瘫者可先训练用健手代替患手操作,再训练患手,健手辅助,或尽量只用患手操作。可设计辅助器具如改良的牙刷和用长柄弯头的海绵球帮助清洗身体远端和背部等。

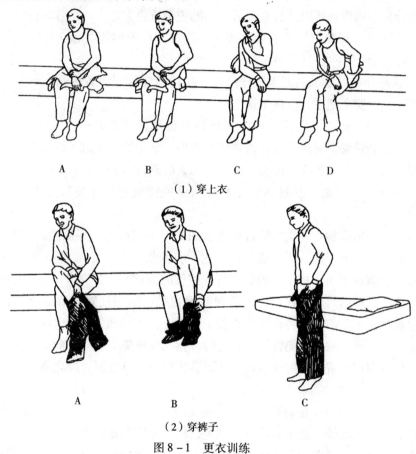

A   B   C   D

(1)穿上衣

A   B   C

(2)穿裤子

图 8-1 更衣训练

4. 排泄训练

对排泄功能障碍者,通过康复护理,帮助其改善排泄功能,提高生命质量,具有十分重要的意义。

(1)排尿功能训练 根据造成排尿功能障碍的不同状况,采取不同的方法,目的是要帮助患者恢复排尿反射,重建排尿规律。如对尿潴留者,可采用压迫膀胱法、压腹法、导尿法;对压力性尿失禁者,可进行盆底肌肉训练以减少漏尿的发生;对反射性尿失禁者,可通过轻叩耻骨联合上区或摩擦大腿内侧,伴随流水声等,促使其反射性排尿,或进行间歇导尿;对功能性尿失禁者,应在其身边备好便器,督促其定时排尿。

（2）排便功能训练　便秘或大便失禁是排便功能障碍的常见表现。社区护士除了指导患者日常饮食中应多摄入高膳食纤维的食物、保证足够饮水量之外，还可采取以下康复护理措施：①根据患者具体情况，选择排便的最佳时间，养成按时排便的习惯，一般在早餐后为宜。②按摩腹部以促进肠蠕动，或屏气以增加腹压，利于大便排出。③必要时可采用直肠指检的方法直接刺激直肠，或给予缓泻剂、栓剂。顽固性便秘者可考虑灌肠。

5. 移动训练

残疾者因某种功能障碍，不能很好地完成移动动作，需借助于手杖、轮椅等完成，对他们进行移动动作训练也是日常生活活动的一个重要方面。

（1）立位移动训练　当患者能站稳时，应进行行走训练。起立动作与行走动作训练几乎同时开始。

（2）扶持行走训练　患者需要扶持时，扶持者应位于患者患侧，也可在患者腰间系小带子或给予安全把手，以便于扶持。

（3）独立行走训练　先让患者两脚保持立位平衡状态，行走时，先迈出一只脚，身体倾斜，重心转移至对侧下肢，两脚交替迈出，整个身体前进。训练时，可利用平衡杠，练习健肢与患肢交换支持体重，矫正步态，改善行走姿势。

（4）拐杖行走训练　拐杖训练是利用假肢或瘫痪患者恢复行走能力的重要锻炼方法。

双拐行走训练步骤：卧位时锻炼两上臂肌力、肩部肌力，锻炼腰背部和腹部肌力，然后练习起坐和坐位平衡，再训练架拐站立：将两拐杖置于足趾前外侧 15～20cm，屈肘 20°～30°，双肩下沉，将上肢的肌力落在拐杖的横把上。背靠墙站立，将重心移至一侧拐杖或墙壁，提起另一侧拐杖，再提起双侧拐杖；两拐杖置于两腿前方，向前行走时，提起双拐置于正前方，将自体重心置于双拐上，用腰部力量摆动向前。

单拐行走训练步骤：健侧臂持杖行走时，拐杖与患侧下肢同时向前，继之健侧下肢和另一臂摆动向前。或将健侧臂前移，然后移患腿，再移健腿，反之亦可，可由患者自行选择。

（5）上下楼梯训练　能够熟练地在平地上行走后，可试着在坡道或楼梯上行走。

扶栏上下楼梯训练：上楼时，患者健手扶栏，先用健足踏上一级，然后患肢踏上与健肢并齐。下楼时，患者健手扶栏，患足先下一级，然后健足再下与患足并行。

拐杖上下楼梯训练：上楼时，先将手杖立在上一级台阶上，健肢蹬上，然后患肢跟上与健肢并行。下楼时，先将手杖立于下一级台阶上，健肢先下，然后再下患肢。

6. 床上体位变换训练

因残疾者长期保持固定体位，会影响全身血液循环，诱发压疮、肢体挛缩、肺炎、尿路感染、深静脉血栓等并发症。所以，康复训练时需要有体位转换的配合，才能更好地达到康复护理的预期效果。

体位转换之前要评估皮肤有无压红、破溃、出血点，以及肢体血液循环状况等。要指导和协助残疾者尽可能主动配合康复人员，发挥其残存能力进行体位转换。体位转换之后要注意保持体位的稳定、舒适和安全，必要时用软枕等支撑，以维持良肢位。

现以偏瘫患者为例，具体介绍体位转换方法：

（1）床上翻身　向健侧翻身时，双手十指交叉（患手拇指放在健手拇指的上方），交叉的双手伸直举向上方，以支持患侧上肢，再将健腿插入患腿下方，在身体旋转的同时，用健腿搬动患腿，翻向健侧。向患侧翻身时，同前方法握手伸肘，摆向健侧，然后借助摆动的惯性可顺势将身体翻向患侧。如患者完成有困难，社区护士可一手放在患者肩胛骨上，抓住肩胛骨内缘保持肩胛骨向前，另一手放在患侧下肢膝部，以促进患侧下肢外旋，协助其翻身。

（2）仰卧位到床边坐位　患者先从仰卧位转换成健侧卧位，将健足插于患足下，利用健侧下肢抬起患肢将其带到床边。以健侧肘关节做支撑点，然后头向上抬，再以臀部为轴坐起，即可完成从仰卧位到床边坐位的转移。必要时，社区护士可一手托住患者健侧肩胛骨，嘱咐患者将头抬起，肩向对侧前伸，躯干屈曲、旋转，患者以健侧肘关节做支撑点，护理人员用另一只手托扶患者向床边移动的下肢，以臀部为轴旋转，帮助患者坐到床边。

（3）从坐位到站立位　指导患者双手交叉，注意掌握重心的转移，要求患腿负重，体重平均分配、屈膝、身体前倾，重心前移，然后髋、膝伸展站起。坐下时，躯干前倾，重心后移，屈髋、屈膝而坐下。

（4）床上横向移动　先将健足伸到患足的下方，再用健足钩住患足向右移动，用健足和肩支起臀部，同时将下半身移向右侧，臀部右移完成后再将头慢慢移向右侧。左移的动作与此类似。如患者完成有困难，社区护士可一手放在患者膝关节上方，另一只手托扶患者臀部，帮助其将臀部抬起，然后向一侧移动。

7. 轮椅训练

轮椅为残疾者使用最广泛的代步工具，轮椅的使用应视患者的具体情况而定，患者应按处方要求配置和使用轮椅。轮椅应坚固耐用、容易收藏和搬动，便于操纵和控制。

（1）训练方法

1）从床上移到轮椅：患者取坐位，将轮椅置于患者的健侧，与床呈30°～45°，轮椅面向床尾，关好轮椅闸。偏瘫者用健手将患肢放置腹部，健腿放置患腿膝部之下，并移至床旁，健手抓住床栏坐起，将双腿移至床沿下。坐稳后，抓住床栏，以健手支撑身体，将身体大部分重量落在健腿上，健手放在轮椅远侧扶手上，以健腿为轴心旋转身体坐在轮椅上。调整位置，用健足抬起患足，用健手将患腿放在脚踏板上，松开刹掣，轮椅后退离床。

2）从轮椅移到床上：患者驱动轮椅将健侧靠近床边，轮椅朝向床头，关好刹掣。患者用健手提起患足，将脚踏板移向一边，躯干向前倾斜并向下撑而移至轮椅前缘，双足下垂，使健足略后于患足。健手抓住床扶手，身体前移，以健腿为轴心旋转身体，弯腰并屈膝，然后坐到床边（图8-2）。

3）轮椅便器之间的转移：便器一般高于地面40～45cm。厕座的两侧应安装扶手。先将轮椅靠近厕座，关好轮椅闸，解开裤子，用健手扶轮椅扶手站起，然后握住墙壁上的扶手，以健腿为轴心旋转身体坐在便器上。

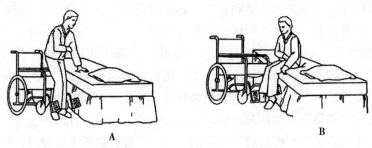

图8-2 轮椅移动到床上训练

（2）轮椅处方

1）座位宽度：轮椅宽度是指两臂或两侧股骨大转子之间的最大距离加5cm。

2）座位深度：座位深度是指后臀部至小腿腓肠肌后缘之间的水平距离减去5～7cm。座位太深，会压迫腘窝部，影响血液循环；座位太浅，重心太靠前，局部受压太重，难以掌握轮椅平衡。

3）座位高度：座位高度指足跟至腘窝的距离加5cm。放置脚踏板时，板面距地面至少5cm。

4）靠背高度：靠背高度一般为坐面至腋窝的距离减10cm，但颈椎高位损伤者，应选用高靠背，高度为坐面至肩部的距离。

（3）注意事项

1）使用方法应由患者自己选定，尽量发挥患者残存的功能。

2）患者乘坐轮椅应注意姿势正确，将身体置于轮椅中部，背部尽量后靠。反复练习，循序渐进，多练习肢体的柔韧性和力量。长期坐轮椅者每15～30分钟使臀部离开椅面1次，进行臀部减压。

3）注意保护，以防意外。患者想从轮椅站起时，应先将轮椅闸制动；推乘坐轮椅的患者下坡时，应倒行。

第三节 社区精神障碍者的护理

社区精神障碍者的护理是以社区为单位，应用精神病学、流行精神病学、精神障碍护理学、社区护理学、心理护理学、人文学、预防医学与其他行为科学的理论和技术，对一定地域或行政区域内的精神障碍者进行预防、治疗、护理、康复和社会适应性的指导及管理。

一、精神障碍者的社区护理评估

精神障碍者的治疗和康复，仅依靠医院或机构化管理是远远不够的，建立以社区为依托、以家庭为单位的社区精神卫生管理保健体系，对精神障碍者进行护理评估，及早发现其发病征兆，才能及时有效地进行干预。

（一）基本情况评估

评估精神障碍患者的一般资料、康复需求、家庭支持及在社区中的分布情况等。

（二）精神障碍问题类型评估

1. 精神分裂症

精神分裂症是一种持续、慢性、严重的精神疾病，是以基本个性、思维、情感、行为的分裂，精神活动与环境的不协调为主要特征的一类最常见的精神病，常影响行为及情感，多见于青壮年。

2. 情感性障碍

情感性障碍是一组以情感障碍为突出表现的心理疾病，具有反复发作、自行缓解的病理倾向。缓解期精神活动几乎完全正常，不残留人格缺陷。临床上主要有抑郁症和躁狂症两种基本类型。

3. 神经症

神经症是一组轻度精神障碍，临床上主要表现为焦虑、抑郁、恐惧、强迫、疑病等症状，发病有一定的人格基础，与心理社会因素有关，病程多持续迁延。按照我国目前的分类，神经症包括焦虑症、抑郁性神经症、疑病症、神经衰弱、癔症、人格解体性神经症、强迫症、恐怖症以及其他无法归类的神经症。

4. 老年痴呆

老年痴呆是指老年期发生的以慢性进行性智力衰退为主要表现的一种神经精神疾病。早期症状是近事遗忘，性格改变，多疑，睡眠昼夜节律改变；进一步发展为远近记忆均受损，出现计算力、定向力和判断力障碍，或继发其他精神症状，个性改变及自制力丧失。

5. 酒精中毒性精神障碍

酒精中毒性精神障碍是长期过量饮酒引起的中枢神经系统严重中毒，表现为对酒的渴求和经常需要饮酒的强迫性体验，停止饮酒后常感心中难受、坐立不安，或出现肢体震颤、恶心、呕吐、出汗等戒断症状，恢复饮酒则这类症状迅速消失。由于长期饮酒，多数合并躯体损害，以心、肝、神经系统损害最为明显，最常见的是肝硬化、周围神经病变和癫痫性发作，有的则形成酒精中毒性精神障碍及酒精中毒性脑病。

6. 阿片类物质所致精神障碍

阿片类物质包括鸦片、吗啡、可待因、二乙酰吗啡（海洛因）、人工合成的化合物如哌替啶（杜冷丁）、喷他佐辛（镇痛新）等。滥用阿片类物质已经成为目前具有严重危害性、不可忽略的社会问题。

（三）危险性评估

危险性评估分为6级：

0级：不符合以下1~5级中的任何行为。

1级：口头威胁，喊叫，但没有打砸行为。

2级：打砸行为，局限在家里，针对财物，能被劝说制止。

3级：明显打砸行为，不分场合，针对财物，不能接受劝说而停止。

4级：持续的打砸行为，不分场合，针对财物或人，不能接受劝说而停止，包括自伤、自杀。

5级：持管制性危险武器的针对人的任何暴力行为，或者纵火、爆炸等行为，无论在家里还是公共场合。

（四）病情稳定评估

1. 病情不稳定

危险性为3~5级或精神病症状明显、自知力缺乏、有急性药物不良反应或严重躯体疾病。

2. 病情基本稳定

危险性为1~2级，或精神症状、自知力、社会功能状况至少有一方面较差。

3. 病情稳定

若危险性为0级，且精神症状基本消失，自知力基本恢复，社会功能处于一般或良好。

二、精神障碍者的社区护理措施

精神障碍者的社区康复护理涉及多方面的内容，除药物治疗外，社会和家庭的关怀也至关重要。社区康复护理措施包括对患者实施心理干预，保证安全管理，注意用药指导，提高睡眠质量，以及指导能力训练，促进回归社会等。

（一）实施心理干预

对精神障碍者实施心理干预的目的是化解患者的心理冲突，指导患者认识自己、认识他人，培养患者自理能力。护理时应给予患者支持、鼓励、安慰，为某些病症作出解释和说明。

1. 精神分裂症患者的心理干预

精神分裂症患者容易受到幻听的困扰，一旦出现，社区护士可握住患者的手表示理解其感受，并保证他不会受到伤害，同时设法分散其注意力，如嘱患者大声唱歌或朗读、看电视等。当患者症状控制、自知力恢复时，要教会其如何调整心态、应付生活和工作压力、控制情绪、友好的与人交往的方法，以促进其社会功能的恢复。

2. 抑郁症患者的心理干预

严重抑郁症的患者常会出现自杀念头，必须留人陪伴。陪伴者应能体贴关心患者并能体会患者的心境。通过与患者的交谈，诱导患者倾吐内心的秘密和痛苦，了解患者最关心、最需要和最担心的是什么，从而尽量给予帮助。同时还要劝导患者面对现实，对任何事情都不必过分担心，顺其自然，增强自信心及战胜疾病的决心。

（二）保证安全管理

精神分裂症患者在幻觉、妄想的支配下，可能出现攻击他人、毁物等行为；有些患者因抑郁或深感疾病的痛苦可能出现自杀行为；有些患者不承认患病而不愿住院或留在家里，常伺机外走，应指导家属注意以下事项：

1. 患者管理

当患者病情处于不稳定阶段时，要有专人看护，尤其是有严重自杀企图和外走念头的患者。注意观察患者的情绪变化及异常言行，如抑郁型精神病患者，在恢复期自杀率较高，如果发现抑郁状态突然明显好转，更应严密观察，警惕预防患者自杀。

2. 危险物品管理

一切对患者生命有威胁的物品不能带入患者的房间或活动场所，如金属类的小刀、剪刀、铁丝、各种玻璃制品、绳带、药物等；患者不能蒙头睡觉；上厕所超过5分钟要注意查看。

3. 周围环境管理

门窗保持完好。若患者表现异常困扰，不能自控，对自己或他人构成威胁时，要进行控制和约束。

（三）注意用药指导

精神障碍者服药的护理是康复治疗中一个关键问题，也是预防疾病复发的重要措施。不同时期、不同症状的精神障碍者，其护理方法各不相同。

1. 精神障碍者急性发作期的服药指导

急性发作期患者一般无自知力，不承认自己有病，故大多数患者都不愿意服药。应耐心劝说，可让患者最信任或最有权威的人来劝说，避免"你有精神病应该服药"之类的话，或带他到平常诊治的医院看病开药后，悄悄将药调换再给其服用。若有些患者能够辨识以往服用过的抗精神病的药物，可将药装在胶囊中给其服用。

2. 精神障碍者恢复期的服药指导

恢复期患者服药的护理重点在于不断加强患者对坚持服药重要性的认识，告知维持服药的目的在于治疗疾病、预防和减少疾病的复发。一般来说，患者病情稳定后需要坚持服药2~3年。很多患者出院后往往服一段时间的药就自行停止，其原因就是认为自己的病已经好了；也有患者家属对坚持服药的重要性缺乏明确的认识，擅自同意患者停药，甚至还有家属反对患者继续服药，担心患者过多服用抗精神病药影响智力或肝功能；有些患者因为服药后出现不良反应而不愿服药。因此，患者的药物应由亲属保管，服药应有专人督促检查，家属在给患者喂药时，应看着患者把药服下方可离开，必要时还要检查患者的口腔（舌下或牙缝），以防患者将药物藏起来，储积后顿服而达到自杀的目的。

3. 药物不良反应的观察和护理

使家属了解患者服药后出现嗜睡、动作呆板、便秘、流涎、肥胖是轻微的不良反应，无需特殊处理。如出现头颈歪斜、坐立不安、四肢颤抖这些症状则是较重的不良反应，这时就必须在医生的指导下调整服药剂量。在恢复期维持治疗期间，要定期到门诊检查，按医嘱服药并根据病情调整药物剂量，使药物作用"恰到好处"，不良反应也减少到最低限度，使患者乐于坚持服药。

（四）提高睡眠质量

精神障碍者的睡眠状况往往直接影响病情的变化，所以社区护士应指导家属做好精神障碍者的睡眠护理。

1. 为患者创造舒适、安静的睡眠环境

患者房间布置要求简单清雅、光线柔和、温度适宜、睡床舒适。

2. 为患者制定适宜的作息时间

如中午安排午睡 2 小时，晚上 9～10 时督促患者上床休息，早晨 7 时左右按时起床。恢复工作的患者最好不要参加轮值夜班工作。睡前忌服兴奋性饮料，如酒、浓茶、咖啡，尽量少抽或不抽烟，睡前督促患者解小便；对生活自理能力差的患者应协助就寝时的生活护理。

3. 及时发现失眠现象并处理

注意观察有无失眠现象，应了解患者是否身体不适或饥饿，及时给予安慰及协助解决。如果患者存在因幻听、妄想所致的焦虑、紧张、烦躁不眠时，应有家人陪伴，在给服抗精神病药的基础上加服安定片。若睡眠情况仍无好转，家属应及时送患者到门诊随访治疗，以利于及时控制病情，防止复发。

4. 逐渐停用安眠药

精神障碍者常在精神症状控制后睡眠好转，应逐渐试停安眠药，以防药物成瘾。有些患者对安眠药有明显的心理依赖，故可给外观相似的维生素类药物等安慰剂代替。

（五）注意病情观察

家属应细心观察病情，及时发现疾病复发的早期征象和治疗变化，及早到医院复诊。常见的复发先兆为：

1. 自知力动摇或缺乏，拒绝服药或停药。

2. 睡眠时间改变，睡眠质量差。

3. 生活懒散，被动，无规律，生活能力减退。

4. 工作不负责任，效率下降，不守纪律。

5. 躯体不适，如头痛、头昏、无力、心慌、食欲不佳等，但这些主诉常变幻不定、模糊不清。

6. 出现片段精神症状，如幻觉、妄想、言谈举止异常、情绪低落或情绪高涨。

（六）指导能力训练，促进其回归社会

精神障碍者的能力训练包括生活技能训练、社会适应能力训练和职业技能训练。

1. 生活技能训练

家属协同患者制定自我照顾计划和活动内容，培养有规律的生活习惯。安排一些有益于身心的活动，如做家务、看电视、听音乐、进行体育活动，以增强生活兴趣，提高生活能力。在生活自理能力训练的同时，加强饮食、个人卫生等方面的基本护理，预防并发症。

2. 社会适应能力训练

家属要为患者创造机会，鼓励患者参加适当的社会活动，克服行为退缩、依赖，让患者走出家门，上街购物，与别人谈心，从事力所能及的劳动等，提高社会适应能力；循循善诱地指导患者怎样去做，必要时还应该陪着患者一同去做；应以宽容的态度善待他们，耐心地予以引导和帮助，增强患者回归社会的信心。家属还应帮助患者培养情趣和爱好，让患者快乐的生活。

3. 职业技能训练

通过家庭护理和能力的训练，使患者尽可能地恢复病前的职业技能，发展兴趣，甚至培养有专长的新技能以适应职业需要。训练要根据患者的能力、技巧和兴趣，针对其个别需要给予训练和有效的指导。所有技能训练必须循序渐进和量力而行，逐步增加劳动强度和复杂性，直到恢复原有的各种技能。

帮助精神障碍者回归社会，像正常人一样学习、工作和生活是精神病防治康复工作的主要目的。

（七）重性精神疾病患者的随访护理

重性精神疾病是指临床表现有幻觉、妄想、严重思维障碍、行为紊乱等精神病性症状，且患者社会生活能力严重受损的一组精神疾病。主要包括精神分裂症、分裂情感性障碍、偏执性精神病、双相障碍、癫痫所致精神障碍、精神发育迟滞伴发精神障碍。对于重性精神疾病患者，社区要配备相关的专（兼）职人员，建立社区重性精神疾病患者的健康档案，进行定期追踪访视和管理，减少精神疾病的危害，提高精神疾病患者的管理率。

1. 随访评估

对应管理的重性精神疾病患者每年至少随访4次，每次随访应对患者进行危险性评估；检查患者的精神状况，包括感觉、知觉、思维、情感和意志行为、自知力等；询问患者的躯体疾病、社会功能情况、服药情况及各项实验室检查结果等。

2. 分类干预

根据患者的危险性分级、精神症状是否消失、自知力是否完全恢复，工作、社会功能是否恢复，以及患者是否存在药物不良反应或躯体疾病情况对患者进行分类干预。

（1）病情不稳定患者：对症处理后立即转诊到上级医院。必要时报告当地公安部门，协助送院治疗。对于未住院的患者，在精神专科医师、居委会人员、民警的共同协助下，2周内随访。

（2）病情基本稳定患者：首先应判断是病情波动或药物疗效不佳，还是伴有药物不良反应或躯体症状恶化。分别采取在规定剂量范围内调整现用药物剂量和查找原因对症治疗的措施，必要时与患者原主管医生取得联系，或在精神专科医师指导下治疗，经初步处理后观察 2 周，若情况趋于稳定，可维持目前治疗方案，3 个月时随访；若初步处理无效，则建议转诊到上级医院，2 周内随访转诊情况。

（3）病情稳定患者：若无严重药物不良反应，躯体疾病稳定，无其他异常，继续执行上级医院制定的治疗方案，3 个月时随访。

（4）每次随访根据患者病情的控制情况，对患者及其家属进行有针对性的健康教育和生活技能训练等方面的康复指导，对家属提供心理支持和帮助。

第九章　社区传染病防护

传染病给人类带来了巨大的灾难，其流行不仅夺去无数的生命，还破坏社会的安全和文明，深刻影响着社会政治经济的发展。传染病曾经是我国人群的第一死因，其死亡率高达 30/10 万。随着社会经济、医疗卫生事业的发展，人民生活水平的提高，我国传染病总发病率和总死亡率虽有一定的下降，但传染病的传播和流行仍然是我国城乡居民面临的重大健康问题和公共事件。社区护士在传染病的防治中担负着重要的角色和责任，应该掌握传染病的基本知识和相关规定及措施，做好社区传染病的预防、治疗与护理工作，保障社区居民的健康。

第一节　概　述

一、传染病的概念

传染病又称感染性疾病，是由寄生虫或各种病原微生物如细菌、病毒、立克次体、衣原体、支原体及螺旋体等感染人体后，引起的能在正常人群中流行的感染性疾病。

二、传染病的分类

为了预防、控制和消除传染病的发生与流行，保障人民健康，我国于 1989 年 9 月 1 日起实施首部《中华人民共和国传染病防治法》，从法律上对各种传染病的分类和防治做了明确规定，将传染病分为甲、乙、丙三类共 35 种。2004 年 12 月 1 日，重新修订的《传染病防治法》开始施行，将法定传染病分为三类 37 种。

甲类传染病：鼠疫、霍乱。

乙类传染病：传染性非典型肺炎、病毒性肝炎、艾滋病、人感染高致病性禽流感、细菌性和阿米巴性痢疾、肺结核、伤寒和副伤寒、淋病、梅毒、脊髓灰质炎、麻疹、百日咳、白喉、流行性脑脊髓膜炎、猩红热、新生儿破伤风、流行性出血热、狂犬病、钩端螺旋体病、布鲁氏菌病、炭疽、流行性乙型脑炎、登革热、血吸虫病、疟疾。

丙类传染病：流行性感冒、流行性腮腺炎、黑热病、丝虫病、包虫病、麻风病、风疹、流行性和地方性斑疹伤寒、急性出血性结膜炎，以及除霍乱、痢疾、伤寒和副伤寒以外的感染性腹泻。

2008 年 5 月 2 日，卫生部将手足口病列入《中华人民共和国传染病防治法》规定的丙类传染病进行管理。2009 年 4 月 30 日，卫生部发布公告将甲型 H1N1 流感纳入乙类传染病，并采取甲类传染病的预防、控制措施。

三、我国传染病流行现状

2010 年，全国共报告法定传染病发病 6409962 例，死亡 15257 人，报告发病率为 480.24/10 万，死亡率为 1.14/10 万。其中甲、乙类传染病报告发病率为 238.69/10 万，死亡率为 1.07/10 万，报告发病数居前 5 位的病种依次为病毒性肝炎、肺结核、梅毒、细菌性和阿米巴性痢疾、淋病，报告死亡数居前 5 位病种依次为艾滋病、肺结核、狂犬病、病毒性肝炎和甲型 H1N1 流感。

由此可见，我国传染病发病情况仍然不容乐观，新发和再发传染病带来了严峻的挑战。同时，人口数量的增加、经济社会的快速发展带来的人口的跨区域流动、抗生素滥用等现象给疾病预防控制工作增加了困难。

四、传染病的传播与社区工作

（一）传染病的传播流行过程

传染病是由各种致病性的病原生物（病原体）所引起的，对人类有致病性的病原生物约在 500 种以上，病原体与人体在长期进化过程中密切接触，相互对抗。当人体防御能力低下时，病原体使人致病，当人体防御能力很强时，病原体被消灭与清除，不会致病。病原体只是一种致病条件，发病与否主要取决于人体的免疫和防御能力。

中医认为，传染病的病因主要为六淫、疫气和毒邪，其发病与否，主要取决于人体正气与邪气斗争的结果，与自然、社会因素也有关系。

传染病的传播流行必须具备三个环节：

1. 传染源

传染源是指病原体已在体内生长繁殖并能将其排出体外的人和动物，如各种传染病患者、病原携带者及受感染的动物。

2. 传播途径

传播途径是指病原体由传染源排出后，到达另一个易感者所经过的途径。主要有以下几种途径：

（1）空气、飞沫及尘埃　主要见于以呼吸道传播的传染病，如麻疹、白喉及流行性脑脊髓膜炎等。

（2）水、食物、苍蝇及蟑螂　主要见于以消化道传播的传染病，如伤寒、痢疾、霍乱等。

（3）接触传播　与传染源直接接触而受感染，如炭疽可通过破损的皮肤、黏膜接触感染，性病、艾滋病可通过性接触感染等。

（4）手、用具、玩具、水及土壤　被传染源排出的病原体污染，可间接接触传播，如血吸虫病、钩端螺旋体病及破伤风等，既可传播消化道传染病（如细菌性痢疾），又可传播呼吸道传染病（如白喉）。

（5）媒介昆虫传播　通过节肢动物叮咬吸血传播病原体，如以蚊子传播疟疾，跳蚤、恙虫传播立克次体病等。

（6）输入血、血制品或母婴垂直传播　见于乙型病毒性肝炎和艾滋病等。

3. 易感人群

对某种传染病缺乏特异性免疫力的人称为易感者。易感者在某一特定人群中的比例决定此人群的易感性。人群中易感者的增多而又有传染源和合适的传播途径时，就容易引起传染病的流行。

以上三个环节的发生都是在人们生活和工作的社区，在有效阻止传染病的蔓延、预防传染的发生方面，社区传染病防治工作责任重大，任务艰巨。社区护士是社区防治传染病的主要力量，应做好社区传染病的预防与护理工作。近年来，传染病的防治与研究工作重视传播流行三个环节，同时也注重影响传染病流行过程的自然因素和社会因素，如气候、地理、环境污染、人口流动等等。社区护士应当对影响疾病的自然因素和社会因素进行观察和分析，以便为及时发现传染源和深入了解疾病提供信息。

（二）传染病的社区预防

1. 管理传染源

普及社区群众的卫生常识，健全社区初级卫生保健工作，提高社区医护人员业务水平和责任感，早期发现、早期诊断并早期隔离和治疗传染病患者。一旦发现传染病患者，应及时按照规定报告疫情。甲类传染病、传染性非典型肺炎、艾滋病、肺炭疽、脊髓灰质炎的患者，病原携带者或疑似患者，城镇应于2小时内、农村应于6小时内通过传染病疫情监测信息系统进行报告；其他乙类传染病患者和伤寒、痢疾、梅毒、淋病、乙型肝炎、白喉、疟疾的病原携带者，城镇应于6小时内、农村应于12小时内通过传染病疫情监测信息系统进行报告；丙类传染病和其他传染病，应当在24小时内通过传染病疫情监测信息系统进行报告。

早发现、早隔离、早治疗是防止疫情扩散、减少传染源、切断传播途径的有效方法，动物传染源应加强管理，必要时须杀灭深埋。

2. 切断传播途径

用化学、物理、生物方法杀灭或消除环境中的致病微生物，杀灭能传播疾病的媒介昆虫，改善公共设施，加强饮食卫生、生活垃圾、污水粪便的管理。

3. 保护易感人群

开展社区常见传染病预防的健康教育，宣传常见传染病的基本知识、自我保健及防治方法，教育居民养成良好的生活习惯以提高社区居民的防病能力。并可通过预防接种提高人群的主动或被动特异性免疫力，以提高个体和群体的免疫水平，预防和控制传染病的发生和流行。

五、社区护士在传染病防治中的主要工作

（一）传染病的预防

社区护士通过计划免疫接种、大力开展传染病知识的健康教育和社区环境管理等方面的工作，预防传染病的发生。

（二）阻止传染病的蔓延

社区护士要及时按法律规定的程序上报社区发生传染病的疫情，配合卫生防疫工作者对有疫情的社区和家庭使用消毒隔离技术，并对居民进行相关知识和技术的培训。对传染病患者或疑似患者做到早发现、早隔离、早治疗。对接触者进行检疫和采取其他预防措施。

（三）传染病患者的访视

社区访视目的是及时查清可能的传染源和接触者，同时根据传染病的种类和流行特征采取必要的措施，控制其流行。

1. 初访要求

（1）核实诊断，发现传染病后，填报"传染病报告卡"的同时填写"诊断依据卡"，作为社区护士护理工作的参考。

（2）调查传染源，调查该传染病发生地点、时间、传播途径，判断疫情的性质和蔓延情况。

（3）根据传染病流行的三个环节，实施有效的切实可行的防疫措施切断传染病的传播途径，对患者和家属进行耐心的健康教育，使之掌握预防与控制的方法。

（4）做好疫情调查和处理记录。

2. 复访要求

（1）了解患者病情的发展或痊愈情况，进一步明确诊断。

（2）了解患者周围人群的继发情况，并对继发患者立案管理。

（3）检查防疫措施的落实情况，及时发现问题并指正。

（4）填写复访表，如果患者痊愈或死亡即结束社区访视管理。

（四）社区传染病的护理管理

社区护士要掌握社区传染病患者的基本情况，对不能很好进行自我管理、缺乏传染病知识的患者应进行具体的、有针对性的健康教育。要从社区整体的角度与相关部门合作，制定阻止传染病蔓延的方案，并付诸实施。

第二节　社区常见传染病防护

一、病毒性肝炎的社区防护

病毒性肝炎是由各种肝炎病毒引起的以肝脏损害为主的全身性疾病，包括甲型、乙型、丙型、丁型、戊型（A、B、C、D、E）病毒性肝炎。具有传染性强、传播途径复杂、流行面广泛、发病率较高等特点。临床上主要表现为乏力、食欲减退、厌油腻、恶心、呕吐、肝肿大及肝功能异常，部分患者可出现黄疸和发热，无症状感染者常见。甲型和戊型主要表现为急性肝炎，急性病例多在 2~4 个月后恢复。乙型、丙型和丁型肝炎易变为慢性，少数可发展为肝硬化，甚至发生肝细胞癌，其中乙型肝炎病毒（HBV）感染是最重要的病因。丁型肝炎病毒（HDV）是一种缺陷病毒，需与 HBV 共同感染才能引起肝细胞损害，当 HBV 感染结束时，HDV 感染也随之结束。

肝炎病毒抵抗力较强，甲型肝炎病毒（HAV）在自然条件下可在毛蚶体内存活 3~4 个月，且可耐高温和耐酸。100℃高温 5 分钟、紫外线照射 1 小时、1mg/L 含氯消毒液浸泡 30 分钟可将其灭活。HBV 在低温下恒定，可贮存 20 年之久。HBV 对多种常用消毒方法都敏感，100℃高温 2 分钟、有效氯消毒液 5 分钟以及碘伏、过氧乙酸等常用消毒液都可将其灭活。丙型肝炎病毒（HCV）对有机溶剂敏感，一般消毒剂、紫外线以及 100℃高温 5 分钟均可使 HCV 灭活。戊型肝炎病毒（HEV）在 70℃以上便可杀灭。

中医认为，该病为郁怒伐肝、饮食不节加之湿热疫毒之邪外侵，湿热中阻导致脏腑功能失调、阴阳气血亏损，形成气滞、血瘀、湿阻、热郁、气阴亏虚等复杂证候并影响肝胆脾胃肾等脏腑功能。

（一）流行病学

1. 传染源

甲型肝炎和戊型肝炎的传染源是急性期患者和亚临床型感染者。甲型肝炎患者在发病前 2 周和发病后 1 周从粪便中排出的 HAV 的量最多。少数患者起病 30 天后仍从粪便中排出 HAV。戊型肝炎发病前 1 周左右可从粪便中检测出 HEV，并可持续 2 周。乙型、丙型及丁型肝炎的传染源分别是急慢性肝炎患者和病毒携带者。急性乙型肝炎患者的传染期从发病前数周开始，持续整个急性期。丙型肝炎患者的传染期从临床症状出现前 1 周至数周开始。急性 HDV 感染时，病毒血症持续 5~25 日（平均 15 日），此期传染性最强。

2. 传播途径

HAV 和 HEV 主要是通过粪-口途径传播。人感染了甲型肝炎病毒或戊型肝炎病毒后，病毒进入肝脏破坏肝细胞，病毒通过微胆管、胆道进入肠道，随粪便排出体外。日常生活接触传播多致散发性病例，如果粪便中的病毒进入饮用水源或污染食物，健康人饮用了该粪便污染的水，食用了污染的蔬菜、水果或贝类，可引起甲型、戊型肝炎的大暴发流行。HBV、HCV 和 HDV 主要通过血液和血制品传播，另外日常生活密切接触传播和性接触传播和母婴传播也是它们的传播途径。

（1）输入血或血制品　输入未经正规检测的、被病毒感染的血液或球蛋白、白蛋白、凝血因子等，可以引起感染。

（2）不洁的介入性医疗器械　如使用未经消毒的或消毒不彻底的被病毒感染的注射器针头、采血针、针灸针以及内窥镜等，都可使病毒进入易感者体内造成感染。

（3）母婴传播　乙型肝炎病毒表面抗原阳性的孕妇在分娩的过程中或产后密切接触中很容易把 HBV 传给新生婴儿。

（4）性传播　包括同性及异性性行为。病毒携带者的精液中或阴道分泌物含有病毒，性交过程中很容易造成生殖道黏膜破损，病毒趁机进入而造成感染。另外，肛膜较薄，肛交时极易受伤而造成病毒感染。因此，在进行性行为时应提倡正确使用合格避孕套。

（5）静脉吸毒　静脉吸毒者常常共用注射器大家轮流注射，而血液交换最容易感染 HBV、HCV，尤其是在静脉吸毒者中最为严重。

（6）生活中的危险因素　生活中的某些危险因素，如共用剃须刀，共用牙刷，文身、文眉、穿耳洞、穿鼻等，因刀具的不洁可造成相互传播，但蚊虫的叮咬不能造成传播，此外握手、社交性亲吻、共餐、共同工作、共宿舍，大量流行病学证明无传染危险。

3. 易感人群

人类对各型肝炎普遍易感。甲型肝炎多见于儿童、青少年，感染后机体可产生持久的免疫力。乙型肝炎在高发地区新感染者及急性发病者主要为儿童，成人患者则多为慢性迁延型及慢性活动型肝炎；丙型肝炎成人多见，常与输血及血制品、静脉吸毒、血液透析等有关。丁型肝炎的易感者为乙肝表面抗原阳性者。戊型肝炎各年龄人群普遍易感。

4. 流行现状与流行特征

我国是个肝炎大国，病毒性肝炎发病数位居法定管理传染病的第一位，是我国严重的公共卫生问题，在一定程度上制约了我国经济的发展，影响国民健康素质的提高。

（1）甲型肝炎和戊型肝炎　甲型肝炎在许多环境卫生欠佳的中低收入国家的儿童和青少年中流行，隐形感染率高，但病死率不高。我国甲型肝炎发病率近年来呈下降趋势，2010 年新发病例为 35277 例，比 2009 年减少了 19.94%。此病多在乡镇和农村地区高发，以儿童感染为主，有秋冬流行的季节规律。症状以黄疸型较多，病程约 3～4 个月，不会产生慢性感染，休息后可自愈，且可产生持久的免疫力。

（2）乙型肝炎　HBV 感染呈世界性分布，全世界约有 20 亿人曾感染过 HBV，其中 3.5 亿人为慢性感染者。近年来，我国乙肝患者的数量约为 1.2 亿，我国乙肝表面抗原（HBsAg）阳性率的年龄分布有 10 岁前和 30～40 岁两个高峰。农村高于城市，南方高于北方，男性多于女性，常有多个病例集中于一个家庭的现象。此病无明显季节性。慢性乙肝是进展性疾病，如治疗不当，5 年后约 10%～20% 的慢性乙肝会发展为肝硬化，20%～23%的肝硬化可发展为失代偿期肝硬化，6%～15%可发展为肝细胞癌，严重危害人类健康。

（3）丙型肝炎 丙型肝炎呈全球性流行，是欧美、日本等国家终末期肝病的最主要原因。全球约有1.7亿人感染HCV。我国也是高发地区之一，约有4000万人被HCV感染，且近年来丙型肝炎发病率呈上升趋势，2010年全国新发病例为153039例，较2009年增长15.49%。此病多发于成年人，发病率北方高于南方，男女间无差异，发病无明显季节性。丙型肝炎起病缓慢，大多数没有明显的临床症状，发展成慢性肝炎的比例可达70%～80%，其中的一部分可发展为肝硬化或肝细胞癌，而且发展至肝硬化或肝癌的进程比乙肝快。我国肝细胞癌患者中25%～30%为丙肝抗体阳性，足见肝细胞癌与丙型肝炎病毒感染的关系密切。

（4）丁型肝炎 我国是丁型肝炎病毒的极低流行区，在慢性乙肝患者中和乙肝表面抗原携带者中丁型肝炎抗体阳性率只有1.16%。

（5）戊型肝炎 HEV感染的发病率和死亡率较HAV高，主要在亚洲、非洲和中美洲发展中国家流行。戊型肝炎以暴发或流行为主，主要是水源被粪便污染所致。我国1986～1988年在新疆南部地区曾暴发11万余人的戊型肝炎特大流行，即为河水受到持续污染所致，引起近千人死亡。近年来全国各地散发病例仍持续增长，2010年高达23682例，发病率较2009年增长16.77%。戊型肝炎发病年龄多为青壮年，孕妇发病率高，死亡率也高，尤其在妊娠后期孕妇感染HEV后死亡率接近30%。

（二）社区防护

1. 调查传染病来源

甲型、戊型肝炎患者，应调查患者发病前1～2个月是否接触过同类患者，接触时间和地点，以及患者个人及家庭卫生状况。乙型、丙型、丁型肝炎患者，应调查其半年内是否接受过手术、输血或输入血制品治疗；是否接受过注射、针灸等侵入性治疗，其治疗时间和地点，是否密切接触过慢性肝炎患者或病毒携带者，其接触时间和地点。

2. 隔离患者

各型急性肝炎患者均应进行隔离，甲型肝炎、戊型肝炎隔离期为自发病之日起3周，乙型肝炎急性期最好隔离至HBsAg转阴，丙型肝炎急性期隔离至病情稳定。

3. 管理携带者

对无症状HBV和HCV携带者、传染性指标为阳性者，不宜进行制作直接接触入口食品的工作及不宜从事托幼工作，禁止献血。

4. 活动指导

急性肝炎及慢性肝炎活动期患者应卧床休息，症状减轻后也应适当控制活动。饭后卧床休息1～2小时，保障肝脏血流供应，有利于肝细胞再生与修复。肝功能基本正常后，可适当增加活动，如散步、打太极拳等，以不感疲劳为宜。临床治愈出院后，为减少病情反复，应全休3个月，半休1～3个月，一般病后1年内不宜参加重体力劳动且不应接受主动免疫接种。

5. 饮食指导

急性肝炎应以清淡、易消化饮食为主，适当补充维生素并保证热量。慢性肝炎患者应给予适量蛋白饮食，限制糖和脂肪的摄入。酒精可加重肝细胞坏死，故禁忌饮酒。呕吐严重或进食少者，可适当静脉补充葡萄糖，保证热量供应。重症肝炎患者应限制蛋白质摄入，合并腹水时应采用低盐饮食。肝性脑病期应禁止蛋白质摄入。

6. 生育指导

妇女应选择适宜的怀孕时机，肝功能异常处于活动期的乙肝患者不适宜怀孕，以免加重肝脏的负担，致使肝功能异常加重，导致重型肝炎而危及生命。怀孕后应定期去医院复查，如肝功能明显异常，则要结合医生的指导，决定是否继续妊娠。乙肝孕妇在怀孕的第7、8、9个月应接种乙肝免疫球蛋白，采用被动免疫的方法，阻断母婴传播，防止宫内感染。已婚患者控制性生活频次，育龄妇女要注意避孕。

7. 药物指导

病毒性肝炎患者应遵照医嘱按时服药，慎用镇静剂和止痛剂，禁用巴比妥类及氨类等损害肝脏的药物。药物不宜过多，以免加重肝脏负担。也可应用中医家庭疗法辅助治疗：垂盆草30~60g，煎汤代茶；或茵陈红糖饮（茵陈15g，红糖60g）煎水代茶，用于湿热黄疸；亦可使用艾灸：患者侧卧，点燃艾条后距神阙穴（脐中）1~2寸，旋转，灸15~20分钟，每日1次。

8. 心理护理

尊重患者，密切注意患者的思想动态，积极心理疏导，避免过度焦虑、抑郁，指导患者及家属正确对待疾病，保持乐观情绪，并引导他们主动了解病毒性肝炎的传播、防治等知识。

9. 饮食、个人和环境卫生管理

社区护士应加强社区内居民饮食、个人和环境卫生的指导与管理。甲型、戊型肝炎患者应按肠道传染病的有关环节做到饮食用具分开并单独洗刷消毒；施行分餐制或使用公筷、公勺；患者食前、便后用流动水洗手，注意保护自来水龙头（包括厕所水箱柄），患者的手不要直接拧自来水龙头或按厕所水箱柄，可垫纸使用，取纸时注意保护下层纸，以免污染。如家属污染了手，可以用75%的酒精或含氯消毒剂消毒。

食具、水碗、毛巾、餐巾等可以用含氯消毒剂浸泡15分钟再用清水冲净药液。其他污染了的用具可用上述药液擦拭消毒。

患者的衣服、床单要与他人分开使用，单独消毒后清洗（消毒方法如同毛巾、餐巾），内裤必须做到消毒后清洗。因氯能脱色，故衣物织品最好是白色。

患者住院后或在家痊愈后，要进行全面消毒或终末消毒。除消毒患者接触过的一切用品外，还要用含氯消毒剂喷雾、擦拭室内地面、墙壁。

对于乙型、丙型、丁型肝炎，要做到患者的牙刷、剃须刀、指甲刀、修脚刀专用，且用后消毒（消毒方法同食具消毒）。

患者的吐、泻物要用漂白粉或其他含氯消毒剂混合后静置消毒1~2小时再倾倒，消毒剂的用量为吐、泻物的1倍。

患者居室要彻底消灭苍蝇和蟑螂。社区内餐饮店公共茶具、食具、理发店理发用具要进行消毒处理。

10. 保护易感人群

甲型肝炎可用甲型肝炎疫苗预防。在乙型肝炎预防方面，所有新生婴儿都要接受乙肝疫苗接种。对肯定有明显感染者，可采用高效价乙肝免疫球蛋白及时接种，密切接触者（如夫妻）需进行血液抗体筛查，必要时进行乙肝疫苗接种。

11. 社区健康教育

社区护士要做好病毒性肝炎的症状、传播及防治等基本知识的宣传；同时，指导慢性肝炎患者和病毒携带者应定期到有资质的医院检查各项传染性指标，并定期检查甲胎球蛋白，注意罹患肝癌的可能性；定期检查 B 超，注意肝脏纤维化及肝脏形态变化，早期发现肝硬化及肝细胞癌，以便早期治疗；教育患者及病毒携带者不能献血，注意个人卫生、经期卫生，个人用品等应单独使用，不能从事饮食和保育员等工作。

二、艾滋病的社区防护

艾滋病又称获得性免疫缺陷综合征（AIDS），是由人类免疫缺陷病毒（HIV）引起的一种致命性传染病。患者及无症状 HIV 携带者为传染源，主要通过性接触及血液、血制品和母婴传播传染。自 1981 年首次发现以来，感染人数不断增加且尚无有效治愈办法，成为有史以来最具破坏性的疾病之一。

HIV 侵入人体后主要攻击 $CD4^+T$ 细胞，破坏免疫系统，造成受害者免疫系统受损，免疫功能下降，导致各种机会性感染和恶性肿瘤的发生。HIV 在外界环境中的生存能力较弱，离开人体后在常温中只可生存数小时至数天。HIV 对理化因素的抵抗力较低，高温、干燥以及常用消毒药品都可以杀灭这种病毒。

中医认为，艾滋病的基本病因病机为房事不洁、同性久恋或吸毒成瘾等致正气不足，邪毒趁机侵袭，正气渐虚、邪气渐盛，致肺卫受邪、肺肾阴虚、脾胃虚弱、脾肾亏虚、气虚血瘀和窍闭痰蒙，日久终成五脏虚损，阴阳耗竭，离决而亡。

（一）流行病学

1. 传染源

凡 HIV 感染者和艾滋病患者均是传染源。感染者的血液、精液、阴道分泌液、乳汁、伤口渗出液中含有大量 HIV 病毒，具有很强的传染性。

2. 传播途径

（1）性接触传播　性接触是艾滋病重要的传播途径。艾滋病可通过性交的方式在男男之间、男女之间传播。性自由的生活方式、婚前和婚外性行为或者拥有多个性接触者都是造成传播的温床。

（2）血液传播　共用污染的注射器和针头，输入含有 HIV 污染的血液或血液制品，使用未经灭菌的牙科器械、针灸针，或做其他手术时通过血液传播；使用艾滋病病毒污染的牙刷、剃须刀、指甲刀等；共用注射器吸毒，是传播艾滋病的主要途径。

（3）母婴传播　HIV感染的妇女通过妊娠、分娩和哺乳有可能把病毒传染给胎儿或婴儿。在未采取预防措施的情况下，约1/3的胎儿和婴儿会受到感染。

（4）其他途径　如人工授精、器官移植等。

3. 易感人群

人群普遍易感。高危人群包括男性同性恋者、双性恋者、性乱交者、静脉吸毒者、感染HIV或AIDS母亲所生婴儿、多次接受输血或血制品者等。WHO的研究显示，吸毒，特别是通过静脉注射吸毒是目前导致艾滋病病毒在亚洲传播的主要因素。而且，病毒很可能通过吸毒人员迅速传播给他们的性伴侣。另外，安非他明等非注射类毒品的泛滥也带来了很高的风险，因为服用者经常进行不安全性行为，增加了病毒传播的可能性。

4. 流行现状与趋势

艾滋病在全球肆虐流行，已成为重大的公共卫生问题和社会问题。2009年11月24日，联合国艾滋病规划署和WHO联合发布的2009年全球艾滋病流行趋势报告显示，全球有大约3340万艾滋病感染者，其中2008年新增感染者270万人，比8年前下降了17%，200万人死于与艾滋病相关的疾病。艾滋病感染者中，40%为15~24岁青壮年。数据显示，艾滋病流行至今，全球大约已有6000万人感染了艾滋病病毒，2500万人死于艾滋病相关疾病。从艾滋病流行的区域来看，非洲是艾滋病流行最严重的区域。

中国于1985年发现首例艾滋病感染病例。近年来随着全球艾滋病的迅速传播，我国艾滋病感染率已呈大幅度上升趋势。2010年中国艾滋病发病17982例，比2009年增长19.73%，死亡7743例，比2009年增长16.79%。中国艾滋病疫情已处在由高危人群向普通人群扩散的临界点。目前中国艾滋病流行总体上有几大特点：主要以青壮年为主，大部分分布在农村；艾滋病疫情地区分布差异大；局部地区正面临着集中发病和死亡的高峰；艾滋病流行因素广泛存在；性传播逐渐成为主要传播途径；性传播中，同性间的传播已经达到了32%。

（二）社区防护

我国艾滋病的流行已进入快速增长期，处在从高危人群向一般人群扩散的临界点。如不能及时、有效地控制，将对我国的经济发展、社会稳定、国家安全带来严重影响。预防艾滋病是全社会的责任，我国预防控制艾滋病的基本原则是：预防为主、防治结合、综合治理。

1. 免费咨询及检测

在各级疾病预防控制中心和卫生行政部门指定的医疗机构设立艾滋病咨询室和筛查实验室，实施免费咨询和艾滋病病毒抗体初筛检测，并保护咨询者、受检者的隐私。自愿咨询检测艾滋病是及早发现感染者的重要防治措施。艾滋病病毒抗体检测阳性者，可通过咨询获得有关艾滋病病毒抗体确认试验、治疗、预防母婴传播、预防感染他人和得到关怀等方面的帮助指导和信息服务。

2. 生活指导

由于艾滋病患者抵抗力低，应尽量避免到公共场所，注意个人卫生，不要接触感染性疾病的患者；注意饮食卫生和膳食平衡；家庭成员应掌握自身防护的知识和方法，注意保护皮肤，皮肤有破损时不能接触患者；孕妇及儿童应尽量避免接触艾滋病患者。

3. 家庭隔离及消毒指导

除了性关系外，感染者在家庭内横向传染的机会非常小，但是家庭还是应该采取必要的隔离和消毒措施：接触被感染者血液、体液污染的物品和排泄物时要戴手套或采用其他方法避免直接接触；感染者的生活、卫生用具应单独专用；处理污物和利器时防止皮肤损伤；女性患者月经期使用过的卫生棉等要放入塑料袋中尽快焚烧，其他被血液或体液污染的物品要用消毒液进行消毒后再清洗。

4. 感染艾滋病病毒的孕产妇管理

对感染艾滋病病毒的孕产妇及时采取抗病毒药物干预、减少产时损伤性操作、避免母乳喂养等预防措施，可大大降低胎儿、婴儿感染的可能性。

（1）在艾滋病高发地区，大力推行孕产妇的孕产期保健、艾滋病咨询检测和住院分娩，是预防艾滋病母婴传播的关键措施。

（2）感染了艾滋病病毒的怀孕妇女要在医生的指导下，采取孕期和产时服用抗病毒药物、住院分娩时减少损伤性危险操作以及产后避免母乳喂养等预防传播的措施，可大大减少将艾滋病病毒传染给胎儿或婴儿的机会。并在婴儿第 12 个月和第 18 个月进行免费艾滋病病毒抗体检测。

（3）孕妇在怀孕早期发现感染艾滋病病毒，应向医生咨询，充分了解艾滋病对胎儿、婴儿和自身的潜在危害，自愿选择是否继续怀孕。孕产妇如果选择终止妊娠，应到当地医疗卫生机构寻求咨询和终止妊娠的服务。如果选择继续妊娠，应到当地承担艾滋病抗病毒治疗任务的医院或妇幼保健机构，寻求免费预防母婴传播的抗病毒药物和婴儿检测服务。

5. 心理护理

家庭和社区要为艾滋病病毒感染者和患者营造一个友善、理解、健康的生活和工作环境，帮助他们采取正确的生活态度、改变高危行为，应鼓励他们参与艾滋病防治工作。关心、帮助、不歧视艾滋病病毒感染者，他们是疾病的受害者，应得到人道主义的同情和帮助。对艾滋病病毒感染者及患者的歧视不仅不利于预防和控制艾滋病，还会成为社会的不安定因素。

6. 健康教育

积极开展预防控制艾滋病的宣传教育工作，使社区居民学习和掌握艾滋病防治的基本知识，避免危险行为，加强自我保护。

（1）早期发现、早期诊断和早期治疗非常重要。感染 HIV 2～12 周后才能从人体的血液中检测出抗体，但在检测出之前，感染者已具有传染性。HIV 感染者的血液、精液、阴道分泌物、乳汁、伤口渗出液中含有大量病毒，具有很强的传染性，应早期诊断、早期治疗。怀疑自己患病时，要尽早检查、及时治疗，还要动员与自己有性接触的人接受检查和治疗。如有多个性伴侣、静脉吸毒等高危行为，应定期去正规医院检查和治疗。

已有的抗病毒药物和治疗方法虽不能治愈艾滋病，但实施规范的抗病毒治疗可有效抑制病毒复制，降低传播危险，延缓发病，延长生命，提高生活质量。要在经过艾滋病防治技能培训的医生指导下，对艾滋病患者进行抗病毒治疗。艾滋病患者要坚持规范服药，治疗中出现问题应及时寻求医护人员的帮助，随意停药或不定时、不定量服用抗病毒药物，可能导致艾滋病病毒产生耐药性，降低治疗效果，甚至治疗失败。

（2）日常生活和工作接触不会被感染 HIV。HIV 主要通过性接触、血液和母婴三种途径传播，与 HIV 感染者或患者的日常生活和工作接触不会被感染。与 HIV 感染者或患者握手、拥抱、礼节性接吻、共同进餐、共用劳动工具及办公用品等不会感染艾滋病；艾滋病不会经马桶圈、电话机、餐饮具、卧具、游泳池或浴池等公共设施传播；咳嗽和打喷嚏不会传播艾滋病；蚊虫叮咬也不会感染艾滋病。

（3）洁身自爱、遵守性道德、正确使用质量合格的安全套是预防经性接触感染艾滋病的根本措施。杜绝卖淫、嫖娼等活动，树立健康的恋爱、婚姻、家庭及性观念是预防和控制艾滋病、性病传播的治本之策。

（4）拒绝毒品，珍爱生命。在社区居民，尤其是青少年中开展预防艾滋病、拒绝毒品的教育，宣传共用注射器静脉吸毒是感染和传播艾滋病的高危险行为，保护社区居民免受毒品的危害。

（5）尽量避免不必要的注射、输血和使用血液制品，必要时使用检测合格的血液和血液制品，以及血浆代用品或自身血液。并使用一次性注射器或经过严格消毒的器具。提倡无偿献血，杜绝贩血卖血，严格筛选献血员，劝阻有危险行为的人献血，加强血液管理和检测是保证用血安全的重要措施。

（6）避免使用酒店、旅馆、澡堂、理发店、美容院、洗脚房等服务行业所用的刀、针和其他可能刺破或擦伤皮肤的共用器具。

三、肺结核的社区防护

肺结核是由结核分枝杆菌引起的肺部感染。临床表现多样，以咳嗽、咳痰、咯血、胸痛、午后低热、乏力、盗汗为常见表现。

结核分枝杆菌又称抗酸杆菌，对物理和化学因素的抵抗力较强。干燥痰中的结核菌在暗处可存活数周，煮沸 5 分钟才可被杀死。结核菌对紫外线抵抗力较弱，日光直射 2～7小时、75% 乙醇 5 分钟、60℃10～30 分钟、80℃以上 5 分钟可杀死结核菌。高压蒸汽灭菌（120℃）持续 30 分钟是最佳灭菌方法。

本病中医学称为肺痨。中医认为，肺痨的致病因素主要有两个方面，一为外因感染，"痨虫"袭肺；一为内伤体虚，气血不足，阴精耗损。二者相互为因。初起肺体受损，肺阴受耗，肺失滋润，继则肺肾同病，兼及心肝，阴虚火旺，或肺脾同病，致气阴两伤，后期阴损及阳，终致阴阳俱伤。

（一）流行病学

1. 传染源
结核病的传染源主要是痰涂片或培养阳性的肺结核患者。

2. 传播途径

结核菌主要通过呼吸道传染，活动性肺结核患者咳嗽、喷嚏或大声说话时，会形成以单个结核菌为核心的飞沫核悬浮于空气中，从而感染新的宿主。此外，患者咳嗽排出的结核菌干燥后附着在尘土上，形成带菌尘埃，也可侵入人体。而经消化道、泌尿生殖系统、皮肤的传播极少见。

3. 易感人群

糖尿病、硅沉着病、肿瘤、器官移植、长期使用免疫抑制剂药物或肾上腺皮质激素者易伴发结核病，生活贫困、居住条件差以及营养不良是结核病高发的社会因素。宿主遗传因素在结核病的发生发展中也很重要，个体对结核病易感的差异与宿主某些基因相关。

4. 流行现状与流行特征

WHO 报道，近年来结核病疫情回升且耐药结核病例增多，全球每年大约有 870 万人新发结核病，有约 200 万人因此而死亡。中国是世界上结核病高负担国家之一，患病人数仅次于印度，居全球第二位。2010 年，全国肺结核发病例数 991351 例，病死 3000 例。总体上讲，我国肺结核的疫情仍十分严重，并呈以下特点：①高感染率：结核感染率 45%，全国约 5 亿人感染了结核菌。②高患病率：我国现约有 460 万肺结核患者，约占全球肺结核患者人数的 1/4。③高耐药率：平均耐药率 27.8%，耐多药率 10.7%，被WHO 列为"特别引起警示的国家和地区之一"。④高死亡率：肺结核死亡率 8.8/10 万。⑤传染源数量居高不下：全国传染性肺结核患者仍多达 200 万人。⑥高青壮年罹患比：青壮年活动性和痰涂片阳性的肺结核患者分别占患者总数的 53% 和 62%。⑦高农村疫情：农村活动性肺结核患病率明显高于城市。⑧高病源流动性：我国每年流动人口过亿，其中农村人口占绝大多数，这类人群中的活动性肺结核患者流动性大，不易管理。⑨高地区差异性：中西部地区肺结核患病率明显高于东部地区。

（二）社区防护

1. 环境

为患者创造良好的休养环境，有条件者最好给患者准备好阳光充足的单间，经常开窗通风，保持室内空气流通。

2. 个人卫生管理

促进患者养成良好的个人卫生习惯，切断传播途径。嘱肺结核患者不要随地吐痰，而将痰液吐于纸上，再予以焚烧；避免对着别人大声说笑；咳嗽、打喷嚏时用手或纸巾掩住口鼻。患者的食具应煮沸后再用，被子、衣物应勤晾晒。

3. 饮食护理

肺结核属于消耗性疾病，因此患者应增加营养，保证足够的热量、蛋白质和维生素，多吃鱼、虾、精肉、水果和蔬菜等食物。不喝酒，少吃或不吃辛辣煎炸的食物，饮食宜清淡，易于消化。

4. 休息

患者病情严重时，应绝对卧床休息；病情较轻的患者，也应早睡早起，每天不得少于 10 小时的睡眠；没有明显全身症状的患者，可做些力所能及的事情和适当的户外活动，但不可过度劳累。

5. 药物护理

患者应严格遵医嘱坚持按时、规律用药，切忌随意停药、断续服药，或剂量不准确、用药不规则，导致细菌产生耐药性，给治疗带来困难；同时可根据病情选用中药辅助治疗，如当归六黄汤、田七止血汤、扶正抗痨汤等口服。

6. 保护易感人群

为新生婴幼儿接种卡介苗，提高人群免疫力。此外，鼓励社区居民加强锻炼，增强体质，可提高机体免疫力。

四、狂犬病的社区防护

狂犬病又名恐水症，是由狂犬病毒引起的以侵犯中枢神经系统为主的急性接触性传染病，人畜共患，多见于犬、狼、猫、狐等家养或野生动物，人多因病兽咬伤而感染。主要临床表现为特有的恐水、怕风、恐惧不安、咽肌痉挛、进行性瘫痪等而危及生命，病死率几乎达 100%。

狂犬病毒在 0℃~4℃下可长时间保存，且对干燥、反复冻融有一定的抵抗力，但易被日光、紫外线、甲醛、升汞季胺类化合物、脂溶剂、酒精、碘制剂等灭活，其悬液经 56℃ 30~60 分钟或 100℃ 2 分钟即可灭活。磺胺药和抗生素对狂犬病毒无效。

中医学认为，本病的发生是由于疫疠之邪经癫狂之犬牙齿上的唾液由伤口侵入人体而发病，病邪直入营血，生风化痰，上蒙神明，内攻心营，邪毒内闭，瘀毒内壅，毒瘀交结，凝滞血脉，气血乖逆。

（一）流行病学

1. 传染源

人狂犬病主要来源于犬。由犬咬伤所引起，其次为病猫、病狼等。中国近年来报告的病例中约 95% 是由犬类咬伤导致发病，4% 为猫咬伤后发病。我国外观健康家犬带毒率平均为 14.9%。一般来说狂犬病患者不是传染源，不形成人－人传播，但这不等于人－人绝对不会传染。

2. 传播途径

狂犬病病毒主要通过咬伤传播，也可由带病毒唾液经各种伤口和抓伤、舐伤的黏膜和皮肤而侵入。人也可因眼结膜被病兽唾液污染而感染，少数可通过对病犬宰杀、切割过程而被感染。

3. 易感人群

人对狂犬病病毒普遍易感，兽医、狩猎者及动物饲养员尤易被感染。

4. 流行现状和流行特征

狂犬病地理分布广泛，在全世界 100 多个国家和地区的 25 亿人群中流行，每年约有 55000 人死于狂犬病，其中发展中国家占 90%。中国是全球第二大狂犬病国家，近年来，由于城市宠物犬、农村看家犬等数量明显增加，造成狂犬病的发病人数从 20 世纪 90 年代的每年 100 多例上升至 2010 年的 2048 例。我国各地均有发病，以广西、广东、江苏、贵州、湖南等地发病数较多，主要流行于农村地区，且多发于儿童和青少年。该病全年均可发生，以春夏季和夏秋季稍多。

（二）社区防护

1. 管理社区内犬只

搜捕所有野犬，对家犬、猎犬及实验用犬等饲养犬进行登记并做好预防接种。教育居民发现病犬、病猫时立即向有关部门汇报，由相关部门及时捕杀，以防伤人。咬过人的家犬、家猫应设法捕获，并隔离观察 10 天。仍存活的动物可确定为非患狂犬病者，可解除隔离。对死亡动物应取其脑组织进行检查，并将其焚毁或深埋，切不可剥皮或进食。

2. 伤口处理

被犬咬伤后，早期的伤口处理非常重要，如能及时彻底清洁消毒，可明显降低发病率。被咬后立即挤压伤口排出带毒液的污血或用火罐拔毒，但绝不能用嘴去吸伤口处的污血。用 20% 的肥皂水或 1% 的新洁尔灭彻底反复清洗伤口，再用清水洗净，继用 2%～3% 碘酒或 75% 酒精局部消毒。局部伤口原则上不缝合、不包扎、不涂软膏、不用粉剂，以利于伤口排毒。如伤及头面部，或伤口大且深，伤及大血管需要缝合包扎时，应以不妨碍引流，保证充分冲洗和消毒为前提，做抗血清处理后再行缝合。

抗狂犬病血清及狂犬疫苗可同时使用，预防狂犬病的发生，但注射部位应错开。

3. 药物护理

确认被咬伤者在抗狂犬病血清皮试阴性后，在伤口内或周围做浸润注射；按需要给予破伤风抗毒素和其他抗菌药物，以控制狂犬病以外的其他感染；也可用中药辅助治疗，取万年青根 500～1000g，压汁温服，再将药渣敷于伤口处。

4. 预防接种

对下列人员应采取预防接种措施：

（1）被狼、狐等野兽所咬者。

（2）被发病后死亡（包括在观察期内）或下落不明的犬、猫所咬者。

（3）被已击毙和脑组织已腐败的动物所咬者。

（4）皮肤伤口被狂犬唾液沾污者。

（5）伤口在头、颈处，或伤口较大而深者，如咬人动物（指非流行区而言）5 天后仍安危无恙，注射即可中止。

（6）医务人员的皮肤破损处被狂犬病患者沾污者。

五、细菌性痢疾的社区防护

细菌性痢疾简称菌痢，是由痢疾杆菌引起的经粪－口传染的肠道传染病。临床表现以发热、腹痛、腹泻、里急后重和黏液脓血便为主要特征，严重者有感染性休克和

（或）中毒性脑病。其病理性特点是浅表性溃疡性结肠炎。本病多发于夏秋。

痢疾杆菌存在于患者和带菌者的粪便中，在外界的生存力较强，在粪便中能存活11天，水中可存活20天，蔬菜、水果等食品上存活11~24天。在较低温度下可以长时间存活，在适宜的温度下还可以在食品中繁殖，但对新洁尔灭、漂白粉、过氧乙酸等消毒剂敏感，且对干燥和热的抵抗力弱，日光直射30分钟、56℃~60℃加热10分钟可将痢疾杆菌杀死。

中医学认为，本病因外受湿热、疫毒或寒湿之邪，壅塞肠中，脉络受伤，气血凝滞，腐败化为脓血而痢下赤白发病。或内伤饮食生冷，损伤中气，积湿于肠，腑气壅阻，损伤气血，血败肉腐，为滞下痢疾。

（一）流行病学

1. 传染源

传染源包括急、慢性菌痢患者和带菌者。非典型患者、慢性患者及带菌者由于症状不典型且管理困难，在流行病学中具有重要意义。

2. 传播途径

经粪－口途径传播。痢疾杆菌随粪便排出，直接或间接（苍蝇、蟑螂）污染食物、水源、手及生活用品，经口感染。在流行季节如食物或饮水被污染，则可引起食物型或水型暴发流行。

3. 易感人群

人群普遍易感。病后可获得一定的免疫力，但持续时间较短，且不同菌群和血清型之间无交差免疫，故易于反复感染。

4. 流行现状与流行特征

据我国1990年前的统计，细菌性痢疾的发病率为每年200~300万例。近年来，随着我国卫生情况的改善，我国痢疾的发病率显著下降，但仍居我国法定传染病报告发病数前5位。2010年的发病数为252248例，比2009年下降了7.58%。细菌性痢疾在我国全年均有发生，以夏秋两季为多见。一般为散发，时有流行，儿童和青壮年发病率较高，在环境卫生较差的地区易引起流行。季节性升高的程度和时间不是固定不变的，而是随着人群生活、工作、环境的条件和预防措施等发生变化。

（二）社区防护

1. 隔离

患者按消化道隔离，隔离至临床症状消失，大便细菌培养连续2次阴性。从事饮食、托幼工作和自来水厂的工作人员应定期粪检，发现带菌者应予以调离岗位和治疗。在未治愈前不得从事炊事、饮食、保育和给水工作，以防疫情扩散。

2. 休息

急性期卧床休息，避免劳累。随着病情的缓解，可逐步增加活动量，进行力所能及的体育锻炼，以增强体质，如散步、体操、气功、打太极拳等。

3. 饮食护理

因患者回肠末端有病理损害，如饮食不当，易发生肠出血、穿孔等严重并发症。应根据病情调整饮食。发热期患者食欲减退，予以高热量、高维生素的清淡流质或半流质，增加水的摄入量；病程 2 ~ 3 周时，应予少渣软食，少量多餐；当患者腹胀、腹泻时，尽量进食少糖、少脂肪类，少吃或不吃牛奶等胀气食物；疾病恢复期，肠壁未完全愈合，忌生、冷、硬和刺激性饮食。

4. 药物护理

遵医嘱给予抗菌治疗，指导患者正确、全程、足量服药，在症状消失后再坚持服药 3 天，防止由于随便停药造成细菌产生抗药性，而使疾病转为慢性痢疾。根据患者的病情给予止泻、退热、补充电解质等对症支持治疗。也可以应用中医药进行治疗：湿热痢者，可用芍药汤加减，以清利湿热，调气行血；寒湿痢者，可用胃苓汤加味，以温化寒湿，调气行血；虚寒痢者，可用真人养脏汤以温补脾胃，收涩固脱；阴虚痢者，以驻车丸加减，以养阴清肠。

5. 肛门护理

指导患者排便时避免时间过长且用力过度，以防腹压增高造成脱肛。如发生脱肛，可用消毒纱布涂润滑油，用力轻柔局部以助回纳。大便次数增多，肛周皮肤易受刺激，故每次便后应用软纸轻擦后再用温水清洗，涂上凡士林油膏或抗生素类油膏。每天可用 1：5000 高锰酸钾溶液坐浴，以保持局部清洁，防止感染。

6. 加强个人与环境卫生

（1）做到饭前便后洗手、工作结束洗手、外出归家洗手，不吃不洁食物，不喝生水，避免病从口入。

（2）患者的食具、用具要单独使用，并按肠道传染病的要求消毒，要有专用便盆。

（3）患者的粪便要排在便盆内，并用含氯消毒液进行消毒。药液要比粪便多 1 倍，用棍将粪、药搅拌混合均匀，放置 2 小时后再倒掉。便盆及搅拌棍要用同样的消毒药液浸泡、洗刷。有患者粪便的卫生纸应焚烧。患者内裤、沾有粪便的衣物要用含氯消毒液浸泡 15 分钟后再洗涤。

（4）做好社区内环境卫生的管理，"三管一灭"即管理好水源、食物以及管理好粪便和消灭苍蝇。

7. 保护易感人群

口服痢疾减毒活菌苗，免疫力可维持 6 ~ 12 个月。流行期间，口服大蒜、马齿苋等也有一定的预防效果。

第十章 社区救护

在日常生活中，一些突发的急性意外事件发生，严重威胁着人们的健康和生命。现代急救的新观念认为，实施急救应走出医院，在急症发生的第一现场如家庭、社区等地进行救护。因此，社区作为院前急救的第一现场，社区护士在防治突发急性事件的过程中承担着义不容辞的责任，而且社区救护的成功与否，对提高伤病员的抢救成功率，减少伤残、死亡率，提高患者的生存率和生命质量是至关重要的。

第一节 概 述

社区救护是对社区内发生的各种急症，遭受的各种意外伤害及中毒等情况的患者采取紧急救护措施。社区医护人员常比医院医护人员更加接近现场，能更早接触到各类急症患者。因此，采取及时有效的救护措施可以为挽回患者生命赢得宝贵的抢救时机，为院内进一步救治打下良好的基础。

一、社区救护的概念

社区救护又称院前急救，是指社区医护人员对各种危及生命的急症、创伤、中毒、灾难事故等伤病者进行现场救护、转运及途中救护的统称，即对在社区内遭受各种危及生命的急症等情况的患者在当时、当地获得及时有效的基础医疗救护，包括现场初步救护、转运及途中救护。

二、社区救护的特点

社区救护面临社会性强、随机性强、时间紧急、病种复杂多样、急救条件有限等情况，因此要求社区护士熟悉社区救护的特点，以敏锐的观察能力，丰富的专业知识和娴熟的操作技能更好地完成社区救护。

1. 复杂性

凡是可能出现在综合性医院急诊科的各种急症都可能出现在社区，如集体中毒、各种灾难事件（地震、水灾、交通事故等）以及各种传染病的流行，都是社区救护面临的重要任务。因此，社区救护面对的患者多种多样，有时一个患者存在多个专科的损伤和病变，救护人员需要在较短的时间内对复杂的病情进行评估、判断、处理。

2. 突发性

急性事件往往是在人们预料之外突然发生，一旦发生，如处理不及时，则可能给患者带来伤害，甚至危及生命。如地震发生时，大批伤员可能会因为得不到及时恰当的救助而致残，甚至失去生命。

3. 紧迫性

社区急性事件一旦发生，常来势凶险、病情急、时间急，迫切需要进行现场紧急救治。约40%～60%的心肌梗死患者在发病后数小时内死亡，其中70%的患者死于发病现场或家中；淹溺、电击伤及心跳骤停的患者，很多是因为得不到及时的现场救护而身亡。

4. 广泛性

在社区范围内的所有人，包括健康人群，都有可能随时发生各种意外的急性伤病。其中以老年人、婴幼儿及慢性病患者最常见。

三、社区救护的原则

（一）时间就是生命

在现场急救时应牢记时间就是生命，通过对患者的评估，采取紧急措施挽救和维持患者生命。

（二）脱离现场

救护人员应迅速去除威胁伤病者生命安全的因素，然后再采用其他的抢救措施。如患者发生中暑时，应先将其移置于阴凉处；抢救一氧化碳中毒患者时应先将门窗打开；对电击伤患者施救时，应先关闭电源。

（三）遵循紧急处理原则

1. 先复苏后固定

当有心跳、呼吸骤停伴骨折的患者，应首先进行心肺复苏，恢复其心跳、呼吸，而后再固定骨折部位。

2. 先止血后包扎

当遇有大创口并伴有大出血的患者，应首先采用指压、止血带或药物等方法止血，再消毒创口进行包扎。

3. 先重伤后轻伤

接诊患者中有病情垂危者和病情较轻者时，应优先抢救危重患者，而后抢救病情较轻的患者。

4. 先救治后运送

接诊急症患者时，社区护士应把握最佳抢救时机，及时采取有效的救护措施，维持其生命体征，再准备转院治疗。在转院途中，仍要积极给予抢救措施，严密观察患者病情变化。

第二节　社区常见意外的急救处理

社区常见的急性事件有急症、创伤、中毒等，种类多样，危害各不相同。社区护士不仅要了解其发生的机制，还要熟悉发生时的特点，熟练掌握急救措施，从而减少社区急性事件的发生，使损失降到最低。

一、常见急症的社区救护

（一）急性心肌梗死的社区救护

急性心肌梗死是严重危害人类健康的疾病之一，是冠心病患者的主要死因，病死率较高。约 2/3 的急性心肌梗死患者在被送到医院之前就已经死亡，因此缩短发病到医院的这段时间，并进行积极救治，对挽救患者的生命有重要的意义。急性心肌梗死患者一般在发病前 1~2 周内，其心绞痛发作症状常进行性加重，表现为发作次数增加，疼痛持续时间延长，疼痛程度加重，用药后效果不佳等。但老年人发生心肌梗死时一般无痛，常表现为突然胸闷憋气，心律失常，呼吸困难，大汗淋漓。

1. 对怀疑为急性心肌梗死者，应立即平卧休息，迅速给予吸氧，开放静脉通道，避免一切干扰，减少噪音，保持环境安静。

2. 应立即拨打急救电话或求助就近的医疗单位。

3. 先镇静止痛，可用哌替啶 50~100mg 肌注或地西泮 10mg 肌注，以减轻患者心脏负荷，并立即给予硝酸甘油 0.5mg 舌下含服，如无效，可反复使用。

4. 患者一旦发生呼吸、心跳骤停，要立即进行心肺复苏，以挽救生命。

（二）脑卒中的社区救护

脑卒中是常见的一种急性脑血管疾病，脑卒中可分为出血性脑卒中和缺血性脑卒中，冬春两季患者数增加，常在情绪激动、劳累过度、睡眠不足、上呼吸道感染等情况下突然发生。患者常有高血压、糖尿病、血脂异常、脑动脉瘤、脑血管畸形等病史。若患者突然出现以下症状时应考虑脑卒中的可能：一侧肢体（伴或不伴面部）无力或麻木；一侧面部麻木或口角歪斜；说话不清或理解语言困难；双眼向一侧凝视；一侧或双眼视力丧失或模糊；眩晕伴呕吐；既往少见的严重头痛、呕吐；意识障碍或抽搐。脑卒中患者发病后在家里抢救是否及时、处理是否得当，对患者的预后至关重要。

1. 发现患者突然发病后切忌紧张，应保持镇静，让患者平卧，尽快与医院或急救中心联系，在诊断未明确时，暂不要用药。

2. 保持气道通畅，吸氧，建立静脉通道，进行简单的处理后，及时转送就近有条件的医院。

3. 掌握正确搬运患者的方法。首先，若患者跌倒时不要急于从地上把患者扶起，最好 2~3 人同时把患者平托到床上，头部略抬高，以避免震动；其次，松开患者衣领，取出假牙，呕吐患者应将头部偏向一侧，以免呕吐物堵塞气道而窒息；再次，如有抽搐发作，可用筷子或小木条裹上纱布垫在上下牙臼齿间，以防舌咬伤；最后，患者出现气急、咽喉部痰鸣等症状时，可用塑料管或橡皮管插入患者咽喉部，吸出痰液。

4. 在送医院前尽量减少移动患者，转运患者时应使用担架。如果搬运患者下楼时，要头部朝上，这样可以减少脑部充血。在转运途中，可双手轻轻托住患者头部，避免头部颠簸。

5. 对于神志清醒的缺血性脑卒中患者，应告知其保持静卧，并安慰患者，同时做肢体按摩，促进血液循环，防止因血压进一步下降而导致缺血加重。

（三）晕厥的社区救护

晕厥又称晕倒，是最常见的急症之一。其原因有疼痛、发热、恐惧、药物过敏及药物不良反应、紧张、脱水、饥饿、站立过久等。

1. 应立即让患者去枕平卧，也可坐下或单腿跪下。

2. 指甲按压人中穴，协助患者饮热水或热糖水。

3. 必要时转送到医院救治。

（四）休克的社区救护

多发性创伤、内脏出血、严重感染、药物过敏、心衰等常诱发休克，其中以低血容量性休克最为常见。应尽早去除休克的病因，恢复有效循环血容量，改善微循环，保证重要脏器的供血。

1. 患者取休克卧位（中凹位或头低脚高位），保持呼吸道通畅，给予吸氧。

2. 保持患者安静，避免过度搬动，注意保暖。

3. 及时开放静脉通道，补液增加血容量，维持血压。

4. 密切监测生命体征，注意观察神志、尿量等的变化，及时转运到医院救治。

二、常见创伤的社区救护

（一）出血的社区救护

出血多由于创伤如碰伤、撞伤、跌伤、割伤而发生，按出血的部位可以分为内出血（指发生于体内任何部位的出血，血液积聚于体腔内者称体腔积血）和外出血（指可排出体外的出血，主要分为动脉出血、静脉出血和毛细血管出血）。

1. 内出血者必须立即转送医院救治，并在转运途中注意保暖、减少搬动、监测生命体征。

2. 外出血者应立即止血，其常用的方法有三种：

（1）压迫止血法　用一块消毒的纱布或棉垫，直接加压于出血部位。

（2）指压止血法　指压的部位有面动脉、颞浅动脉、颈总动脉、锁骨下动脉、肱动脉、股动脉，分别对应颜面部出血、头部出血、头颈部出血、肩部出血、前臂出血、下肢出血的处理。方法是用拇指或其他手指将动脉压在坚硬的骨面上，即可阻断血流而止血。

（3）**止血带止血法**　上肢出血时止血带应扎在上臂上 1/3，下肢出血时应扎在大腿上 1/3 处。止血带应选用扁而宽的橡皮止血带，逐渐拉紧止血带至出血停止，然后打结。打结处要加衬垫，止血带的松紧以止血为度，不宜过紧。若无橡皮止血带可用绷带或布条、手帕、绳子等代替。扎上止血带后，在送往医院的途中每隔 15~30 分钟放松 1~2 分钟，放松时用指压止血法代替。

上述三种止血法应根据伤口部位及出血量的多少选用，或两种方法联用。

（二）骨折的社区救护

当骨骼受到过强过猛的外力冲击，如交通事故、高处跌落等，使骨骼受伤而引起骨折。骨折通常分为闭合性骨折和开放性骨折。骨折发生时主要表现为疼痛、功能障碍、畸形等症状。

1. 妥善固定制动

限制患处的活动，能避免因活动使损伤继续加剧。限制活动的方法是使用夹板固定骨折部位。现场若无夹板，也可就地取材，如选用木棒、竹板、竹片、手杖等。使用夹板前在夹板接触的肢体侧要放上棉花或布类等衬垫。四肢固定要露出指（趾）尖，利于观察血液循环，如出现指（趾）苍白、发凉、麻木等现象，说明固定太紧，应放松绷带，重新固定。

2. 处理伤口

开放性骨折固定前，局部要先清创，再用无菌纱布包扎后固定。暴露在外的骨折断端切勿还纳。

3. 转运

经处理后，将伤员用担架平稳转送到医院。转运脊柱骨折和骨盆骨折的伤员要选硬板担架。

（三）跌伤、扭伤的社区救护

日常生活及体育运动中的奔跑、跳跃、突然踩空、登高、路滑、碰撞等原因常常引起摔倒、滑倒，导致皮肤擦伤、软组织挫伤、关节及腰部扭伤，严重者可造成内脏破裂出血、骨折、昏迷及神经损伤。

1. 轻度皮肤擦伤时，立即用肥皂水和清水洗净污物，擦干后用双氧水、生理盐水清洁创口，最后用碘伏消毒处理，不必包扎，切忌乱贴创可贴。严重皮肤撕裂、创口较深、出血多，可简单包扎止血后转至医疗机构进行缝合处理。

2. 出现昏迷、休克、肢体变形、功能障碍、剧烈疼痛、骨折等重症现象时，首先呼叫急救中心。急救人员未到达之前，让患者平卧在硬板上，若呼吸、心跳停止立即进行心肺复苏。骨折时要妥善固定，搬运时平托单放，不要弯曲，随后送上级医院救治。

3. 内脏膨出时采用碗盆扣住进行包扎，不能随意送回，然后转送医院处理。

4. 小面积皮下组织损伤及关节扭伤，开始采用冷敷，可起到止痛止血的作用。24~48 小时以后再改为热敷，切忌受伤后马上自行随意使用药膏、药水。大面积皮下软组织损伤必须转送医院治疗。

（四）烧烫伤的社区救护

烧烫伤是日常生活中常见的损伤。烧烫伤是由热力（如火焰、沸水、日晒、蒸汽）、电流、辐射、腐蚀性化学物质等作用于人体所造成的损伤。

1. 查明引起烧伤的原因、脱离险境。忌带火奔跑呼救，应迅速脱去着火的衣物或就地打滚灭火，以免吸入烟火造成呼吸道烧伤，不要用手扑火以免双手烧伤。

2. 大面积烧烫伤要用干净布单或消毒的敷料覆盖创面，再转送医院治疗。

3. 小面积的 Ⅰ 度、Ⅱ 度烫伤，立即将患处放入冷水处浸泡半小时以上或用冷水冲洗 5～10 分钟。忌在伤处自行涂药膏或有色药水、药粉等。

4. 化学物质烧伤要根据化学制剂的性质使用中和剂。如强酸烧伤时先用清水反复冲洗后再用弱碱性的小苏打水、碱性肥皂水湿敷；强碱烧伤时先用清水冲洗后再用弱醋酸浸泡，如食醋、硼酸水等；生石灰烧伤时先擦去粉末，再用流动清水冲洗，忌用清水浸泡，因生石灰遇水会产生大量的热可加重烧伤；磷烧伤时先清除磷颗粒，尽快用水冲净，然后浸泡在清水中，使创面与空气隔绝，以免磷在空气中氧化燃烧加重创面。

三、常见中毒的社区救护

（一）酒精中毒的社区救护

饮酒是一种常见的社会现象，尤其是在节假日，醉酒、酒精中毒时有发生。轻度酒精中毒表现为脸红、多语、失态。重度酒精中毒则会出现昏睡、昏迷。

1. 卧床休息，注意保暖，可以催吐或用 1% 碳酸氢钠溶液洗胃，排出胃内残余的酒。

2. 密切观察病情变化，每 10 分钟检查并记录生命体征和意识状况。

3. 保持气道通畅，如患者出现呕吐时，立刻将其头偏向一侧，避免误吸。

4. 过度兴奋者给予地西泮 5～10mg 肌注。

5. 遵医嘱使用纳洛酮，促进患者及早清醒。

（二）一氧化碳中毒的社区救护

轻度中毒时，患者有头晕、乏力、恶心、呕吐、面色苍白等表现。中毒严重者，患者皮肤和黏膜呈樱桃红色，可出现呼吸困难、抽搐、昏迷。

1. 迅速脱离中毒环境，应立即打开门窗，迅速将中毒者移至通风良好处。

2. 松开衣领，解开腰带，保持呼吸道通畅。轻度中毒者经上述处理后很快就能好转。

3. 对于重症患者，应迅速纠正缺氧，氧气可加速一氧化碳的排出和血中一氧化碳血红蛋白的解离，氧疗是一氧化碳中毒最有效的治疗方法，可采用高浓度面罩或鼻导管给氧（氧流量在 8～10L/min），有条件者应积极采用高压氧治疗。

4. 积极防治脑水肿，促进脑细胞代谢，避免发生神经系统后遗症。如发生呼吸、心跳骤停，应立即进行心肺复苏。

四、其他意外伤害的社区救护

（一）电击伤

一定量的电流通过人体，可引起全身性或局部性损伤与功能障碍，重者可发生心脏骤停，甚至死亡。

1. 发现有人触电时应立即切断电源，若一时不能做到，可改用一切可以利用的绝缘物使触电者迅速脱离电源，不可直接接触触电者，以免伤害自己。

2. 触电者若心跳、呼吸停止，立即就地进行心肺复苏。

（二）淹溺

人淹没于水中，水、水中污泥和杂草堵塞呼吸道或因反射性喉、气管、支气管痉挛引起窒息称为淹溺或溺水。水大量进入血液循环中可引起血浆渗透压改变、电解质紊乱和组织损伤。若急救不及时，4～6分钟内即可造成呼吸和心跳骤停而死亡。故必须争分夺秒地进行现场急救。

1. 迅速将淹溺者救出水面。

2. 保持呼吸道通畅，立即清除口鼻中的杂草、污泥。

3. 倒水处理

（1）膝顶法　救护者一腿跪地，另一腿屈膝，将溺水者的腹部放在膝盖上，使其头下垂，然后再按压其腹部。

（2）肩顶法　救护者将淹溺者头胸下垂，其腹部放在救护者的肩部，使积水倒出。

（3）抱腹法　救护者从溺水者背后双手抱住其腰腹部，使其头胸部下垂，以利倒水。

4. 心肺复苏：如心跳、呼吸停止者，应迅速进行心肺复苏。

5. 迅速转运到医院。

（三）中暑

中暑是指高温或烈日暴晒等引起体温调节功能紊乱使体热平衡失调、水电解质代谢紊乱或脑组织细胞受损而致的一组急性临床综合征。夏季长期在透风不良的高温环境中工作、学习，或在强烈的日光下劳动、体育训练、暴晒过久易引起中暑。主要表现为大量出汗、口渴、头昏、耳鸣、胸闷、心悸、恶心、全身疲乏、注意力不集中等症状，严重者发生热痉挛、热衰竭和热射病。

1. 立即把患者抬到阴凉通风处或空调房间，去枕平卧，松解衣扣，迅速用冷水或冰水擦拭和湿敷头部和身体，用扇子或电扇扇风，饮用凉的淡盐水。

2. 给予仁丹、十滴水、藿香正气丸等解暑药。

3. 一般轻度中暑者经现场救护后均可恢复正常，但对重度中暑者，应立即转送医院。

第三节 突发公共卫生事件的预防与救护

突发公共卫生事件是指突然发生，造成或者可能造成社会公众健康严重损害的重大传染病疫情和群体性不明原因的疾病，还有重大食物和职业中毒，以及其他严重危害公共健康的事件。突发公共卫生事件发生紧急，伤亡和死亡人数多，可破坏稳定有序的社会秩序，扰乱人们的日常生活和工作。为了伤亡人员能得到及时有效的救治，减少突发事件发生后第一时间伤亡人数，社区卫生服务中心（站）必须制定一套完整的急救保障预案和流程，规定急救人员工作职责，制定防护、消毒制度。

为应对突发公共卫生事件，2003 年 5 月 7 日，国务院第 7 次常务会议通过并公布了我国第一部《突发公共卫生事件应急条例》。国务院总理温家宝 2005 年 1 月 26 日主持召开国务院常务会议，听取国家突发公共事件应急预案编制工作汇报，审议并通过了《国家突发公共事件总体应急预案》。

一、突发公共卫生事件的分类

突发公共卫生事件范围比较广，产生的原因也各不相同，根据事件发生的原因可分为：

（一）重大传染病疫情

重大传染病疫情是指传染病在集中的时间、地点发生，导致大量的传染病患者出现，其发病率远远超过平常的发病水平。这些传染病包括《传染病防治法》规定的 3 类 37 种法定传染病；卫生部根据需要决定并公布列入乙类、丙类传染病的其他传染病；省、自治区、直辖市人民政府决定并公布的按照乙类、丙类传染病管理的其他传染病。比如，1988 年，在上海发生的甲型肝炎暴发；2004 年，青海鼠疫疫情等。

（二）群体性不明原因的疾病

群体性不明原因的疾病是指在一定时间内，某个相对集中的区域内同时或者相继出现多个共同临床表现患者，又暂时不能明确诊断的疾病。这种疾病可能是传染病，可能是群体性癔病，也可能是某种中毒。如 SARS 疫情发生之初，由于对病原方面认识不清，随着科学研究的深入，才逐步认识到其病原体是由冠状病毒的一种变种所引起。

（三）重大中毒事件

重大中毒事件是指由于食物和职业的原因而发生的人数众多或者伤亡较重的中毒事件。如 2002 年 9 月 14 日，南京市汤山镇发生一起特大投毒案，造成 395 人因食用有毒食品而中毒，死亡 42 人。2002 年初，保定市白沟镇苯中毒事件，箱包生产企业数名外地务工人员中，陆续出现中毒症状，并有 6 名工人死亡。

（四）新发传染性疾病

新发传染性疾病狭义上是指全球首次发现的传染病，广义上是指一个国家或地区新发生的、新变异的或新传入的传染病。新出现的传染病对人类健康构成的潜在危险十分严重，处理的难度及复杂程度也很大。

（五）群体性预防接种反应和群体性药物反应

群体性预防接种反应和群体性药物反应是指在实施疾病预防控制时，出现疫苗接种人群或预防性服药人群的异常反应。这类反应原因较为复杂，可以是心因性的，也可以是其他异常反应。

（六）重大环境污染事故

重大环境污染事故是指在化学品的生产、运输、储存、使用和废弃处置过程中，由于各种原因引起化学品从其包装容器、运送管道、生产和使用环节中泄漏，造成空气、水源和土壤等周围环境的污染，严重危害或影响公众健康的事件。

（七）核事故和放射事故

核事故和放射事故是指由于核辐射与放射性物质或其他放射源造成或可能造成公众健康严重影响或严重损害的突发事件。

（八）生物、化学、核辐射恐怖事件

生物、化学、核辐射恐怖事件是指恐怖组织或恐怖分子为了达到其政治、经济、宗教、民族等目的，通过实际使用或威胁使用放射性物质、化学毒剂或生物战剂，或通过袭击或威胁袭击化工（核）设施引起有毒、有害物质或致病性生物释放，导致人员伤亡，或造成公众心理恐慌，从而破坏国家和谐安定，妨碍经济发展的事件。

（九）自然灾害

自然灾害是指自然力引起的设施破坏、经济严重损失、人员伤亡、人的健康状况及社会卫生服务条件恶化超过了所发生地区承受能力的状况。主要有水灾、旱灾、地震、火灾等。

（十）其他严重影响公众健康的事件

有些影响公众健康的事件，可能会因认识水平、时间和重视程度等的不同，而未能将其列为突发公共卫生事件，未能得到及时处置，从而使事件对公众健康的影响进一步扩大。因此，在重视重大急性传染病、重大中毒事件的同时，也应充分重视其他影响公众健康的相关事件。

二、突发公共卫生事件的特点

（一）成因的多样性

许多公共卫生事件与灾害事故有关，如地震、水灾、火灾、环境污染、生态破坏、交通事故等。社会安全事件也是形成公共卫生事件的一个重要原因，如动物疫情、致病微生物、药品危险、食物中毒、职业危害等。

（二）分布的差异性

在时间分布差异上，不同的季节，传染病的发病率也会不同，如 SARS 往往发生在冬春季节，肠道传染病则多发生在夏季。分布差异性还表现在空间分布差异上，传染病的区域分布不一样，如南方和北方的传染病不一样，此外还有人群的分布差异等。

（三）传播的广泛性

某一种疾病可以通过现代交通工具跨国流动造成传播，甚至造成全球性的传播。传染病一旦具备了三个基本流通环节，即传染源、传播途径以及易感人群，就可在无国界情况下广泛传播。

（四）危害的复杂性

重大公共卫生事件不但对人的健康有影响，而且对环境、经济乃至政治都有很大影响。

（五）治理的综合性

在解决治理公共卫生事件时，还要注意社会体制机制问题、工作效能问题以及人群素质问题。

（六）新发的事件不断产生

SARS、H5H1 流感、人感染猪链球菌病、手足口病等层出不穷，严重威胁着人们的健康。

三、社区护士在突发公共卫生事件中的主要工作

（一）突发公共卫生事件的预防

1. 社区护士要熟悉社区环境，掌握社区居民的基本情况，如社区的地理形态、交通、居民集中居住区域、商业区、学校、医院和其他机关及厂矿的分布情况，社区的人口构成，老年人和儿童在社区中所占的比例等。
2. 对居民进行事件发生前相关知识的教育。
3. 排除可能发生灾害的隐患。

4. 社区护士要配合社区管理部门和其他相关部门（如消防队和急救中心等）对社区居民进行水灾、火灾、地震和意外事故及冲突等事件的应对和急救处理方法的演习。

（二）突发公共卫生事件发生时的救助和管理

社区护士要对社区居民的健康负责，听从政府的指挥，积极配合相关部门救助伤员。做到寻找并救出生存者，预检分诊和移送伤员，评估受灾程度，根据伤情或病情给予相应的处理，对心理问题预检分诊，运送和疏散伤病员。

1. 事件上报

一旦得知社区发生此类事件应立即启动预案，接诊的全科医生和社区护士应立即上报社区卫生服务中心（站）的相关负责人，并在第一时间上报区卫生局主管部门及疾病预防控制中心。

2. 现场救护

由社区卫生服务中心（站）的相关负责人立即启动救护小组，社区护士积极配合全科医生就地抢救，采取有效措施，使伤亡人数降至最低程度。

3. 转诊

社区卫生服务中心（站）的院前抢救等医疗技术和医疗设备较二级和三级医院薄弱，对危重症者应迅速转诊。在转移途中如果不采取有效的急救措施，就有可能发生意外。另外，院前急救流动性强，接触面广，中间环节多，为保证院前急救工作顺畅，社区护士必须熟知转诊过程，掌握现场急救技术，做好消毒隔离工作，把伤残降到最低。

（三）突发公共卫生事件发生时的检伤分类

1. 对检伤分类的认识

检伤分类作为首要的抢救措施，其有效应用对于整个抢救的成败、质量起关键作用。在突发公共卫生事件发生时，伤者多为群体，医疗救援资源在当时、当地十分有限，后续支援也需要时间和相应条件保障。因此，救护小组在面对群体伤害时，首先必须分清轻重缓急，使救援工作做到"心中有数"。根据检伤分类，随即作出对急救医疗人员及抢救装备等急救资源的统一合理的分配安排。

2. 分类标签

按照国际规范，制定的分类标志应该是醒目的、共识的、统一的。我国采用国际通行的标志有：红、黄、绿、黑四种颜色的标签，它们分别表示不同的伤病情及获救的轻重缓急的先后顺序（表10-1）。

表10-1　国际规范检伤分类标签的意义及举例

标签	意义	举例
红色	表示伤病情十分严重，随时有生命危险，为急需进行抢救者，也称"第一优先"	呼吸、心跳骤停，气道阻塞，中毒窒息，活动性大出血，严重多发性创伤，大面积烧烫伤，重度休克
黄色	伤病情严重，应尽早得到抢救，也称"第二优先"	各种创伤，多处骨折，急性中毒，中度烧烫伤，昏迷

续表

标签	意 义	举 例
绿色	患者神志清醒，身体受到伤害但不很严重，疾病发作已有缓解。可容稍后处理，等待转送	上臂闭合性骨折，皮肤软组织挫伤
黑色	确认已经死亡、不需做抢救	—

进行检伤分类后，给患者配置不同颜色的标签，标签一定要配置在伤病者的衣服、手腕等身体明显部位，以清楚告知现场的救护人员，避免因现场忙乱，伤病者较多，抢救人员及装备不足等情况下，遗漏了危重伤病员的积极抢救。同时，对神志清醒的伤病者，应嘱咐注意事项，以使伤病者在必要时据此提醒救护人员及交班后的医疗机构人员。

3. 检伤分类组织及运行

突发公共卫生事件现场的检伤分类工作，由救护经验最丰富的人进行初步的检伤分类。当现场急救已顺利进行时，检伤分类组织者在急救小组长的领导下，对现场急救的运行进行全面的巡视、协调，保证检伤分类后的规范进行，不遗漏危重伤患者，不疏忽一般伤者。

（四）突发公共卫生事件发生时的转诊和运送

因现场急救和药品的条件有限，在伤病者得到初步处理及建立有效的呼吸与循环后，应分别转运到就近的医疗单位或专科医院，使患者获得进一步的治疗及护理。迅速安全地运送伤员是成功的院前急救的重要环节，而错误的搬运方法可以造成继发损伤。因此，运送时应注意以下事项：

1. 途中既要快速，又要平稳安全，避免颠簸。一般伤者的头部应与车辆行驶的方向相反以保持脑部血供。
2. 伤病者的体位和担架应固定好，以免紧急刹车时加重病情。
3. 根据病情需要，摆放好伤病者的体位。
4. 在运送的过程中，注意观察生命体征并做好详细的记录，维持治疗。
5. 到达医院后，要和接诊的医生进行详细的交接班。

（五）突发公共卫生事件发生时的后续全面照顾

除了危重症者需转院治疗外，多数病情稳定的病伤者经现场急救后可留在社区继续治疗和随访。如轻度的一氧化碳中毒、单纯的软组织损伤、轻度烧烫伤、轻度的电击伤、反射性晕厥等，可在家中设置家庭病床，由社区医生和护士按时定期随访。

部分重症者，经及时的现场急救和专科医师的积极治疗，虽然脱离了生命危险，但有的因骨折造成高位截瘫或肢体缺失；有的因严重的烧烫伤而留下疤痕及畸形，出现不同程度的残疾。患者易悲观厌世，使整个家庭笼罩在疾病的阴影中。社区护士应满怀爱心、耐心、同情心，帮助患者进行积极的康复治疗，最大限度地恢复其功能，为患者重返社会创造基本条件。还应告知患者的家属，要充分理解患者的心理感受，避免使患者受到不良刺激，与医师积极配合，给予患者心理上的支持。

第十一章　社区中医药护理

中医药学历史悠久，源远流长，在中国历经了几千年的发展，具有内容丰富、价格低廉、方法简单、疗效肯定等特点，易于被社区居民所接受。开展社区中医药服务是中国卫生事业与中医药事业发展的需要，也是建立中国特色的社区卫生服务的需要。

第一节　中医药护理参与社区卫生服务的优势

2003 年 4 月，国务院通过了《中华人民共和国中医药条例》，其中提到要在乡镇等基层卫生服务机构建立社区卫生服务站，以便能够为居民提供中医药服务。发展有中医药特色的社区卫生服务，是适应卫生改革的需要，是适应社区卫生服务发展的需要，也是满足人民群众需求的重要举措。

一、中医药护理的特点决定其在社区卫生服务中必不可少

1. 中医护理的哲学思想适应社区护理需求

整体观体现了中医护理的哲学思想，是其指导思想。中医整体护理观认为人与自然界是统一的整体，人与社会是统一的整体，人的精神和形体是统一的整体。人是一个复杂的矛盾统一体，人体任何一部分发生疾病，都与整体密切相关，中医护理学把"患者"看成是一个整体。因此，中医护理天人相应的整体观、自然观和以人为本的指导思想与现代护理学以患者为中心的整体护理理念不谋而合。中医护理用辨证施护的方法，在护理时充分考虑到患者的个体差异，进行个体化的护理。中医药在护理时，既祛邪、又扶正，同时注重预防、康复和养生保健。其"未病先防"的科学思想，与现代预防医学的主题十分接近；其简明有效的保健方法，更在促进社区人群的健康水平、提高生活质量方面大显身手。这些重视调动机体调节与康复能力的思路和方法，尤为适合社区卫生服务的需要。

2. 中医药多种治疗方法和护理技术适于在社区开展

中医药对疾病的治疗包括药物疗法和非药物疗法。中药取自天然，不良反应较少，适合长期服用，深受社区老年患者和慢性病患者的青睐。非药物疗法包括针灸、拔罐、按摩、刮痧、耳针、中药熏蒸和气功等多种传统护理技术，这些治疗方法和技术操作简、便、验、廉，毒副反应小、使用范围广，适于在社区运用。中医药进入社区，无需

在设备和器械上过多投入，有利于解决过快增长的医药费用，为社区居民及国家减轻经济负担。同时，可充分弥补社区卫生条件的有限性，有的放矢地对各类人群进行医疗护理保健工作。

3. 中医药独特的心理及养生保健特色适合现代人类需求

中医护理重视畅情志、调心理。中医认为，情志过度是导致疾病的重要因素，不良的情志刺激和心理，可影响疾病的演变和转归，甚至可加重病情。中医药学在其生命观、健康观以及医疗模式的指导下，经过数千年的实践和积累，形成了一套以"天人合一、形神结合"为主的养生保健理论。《黄帝内经》中许多精华理论至今仍在借鉴，如顺四时、治未病、调饮食、和五味、适劳逸等。中医药根据"药食同源"的理论，开发出了多种食疗药膳方法；中医还有独特的气功、太极拳、自我按摩等多种养生保健方法，中医养生保健护理理论和方法有助于人们追求健康长寿目标的实现，适合现代人类需求。

4. 中医药在社区有着深厚的群众基础

据研究，90%的民众关注中医药，88%的民众接触过中医药，53%的民众看病愿意首选中医药或中西医结合治疗。这充分表明了当今时代广大人民群众对中医药感情深厚、高度信赖，这为中医药事业发展奠定了坚实的社会基础。社区中老年人更加注重养生保健，追求身心健康，自然疗法和中药越来越受到人们的青睐，有着广阔的发展前景。因此，中医药容易进入社区，进入家庭。

二、社区护理特点决定其应具有中医药特色

1. 社区护理的多维特性

社区护理需要提供多层次、多功能、多方位的服务，这就要求将现代护理与中医的基本理论和特点有机地结合起来，创建具有中国特色的整体护理。

2. 社区护理的跨学科特性

社区护理是整合现代护理学、预防医学、管理学及相关人文社会科学于一体的新型学科。社区健康教育是所有卫生问题、预防方法及控制措施中最为重要、有效的因素。中医药在健康教育工作中，立足于运用中医药知识指导社区居民开展防病保健、心理咨询和养生益寿活动，以降低与行为有关的疾病的发生率，降低死亡率，提高居民的健康水平和生活质量。中医护理的整体观、辨证施护、注重情志和疾病防治的思想无疑与社区护理的跨学科特性相统一。

三、医学模式的改变为社区中医药发展提供了前提

当前，医学模式转向生物-心理-社会医学模式，医学目的也调整为"预防疾病与损伤，维持和提高健康水平"。中医药学的整体观以及注重个体化、人性化、"治未病"的特点和优势，与生物-心理-社会医学模式相吻合，与调整了的医学目的相一致。医学模式和医学目的的转变，为中医药事业的发展提供了良好契机。

四、国家政策的大力支持

"十二五"期间，卫生部、国家中医药管理局制定了一系列促进中医药发展的政策和措施，积极推进其在基层医疗机构的运用。《中共中央关于制定国民经济和社会发展第十二个五年规划的建议》对未来五年医疗卫生事业改革发展作出了全面部署，强调要"坚持中西医并重，支持中医药事业发展"。

《中共中央国务院关于深化医药卫生体制改革的意见》（中发〔2009〕6号）提出，要坚持中西医并重的方针，充分发挥中医药作用。《国务院关于扶持和促进中医药事业发展的若干意见》（国发〔2009〕22号）提出大力加强综合医院、乡镇卫生院和社区卫生服务中心的中医科室建设，积极发展社区卫生服务站、村卫生室的中医药服务。在其他医疗卫生机构中积极推广使用中医药适宜技术。通过中央和地方共同努力，进一步加大公立中医医院的改造建设力度，有条件的县以上综合医院和乡镇卫生院、社区卫生服务中心都要设置中医科和中药房，配备中医药专业技术人员、基本中医诊疗设备和必备中药，基本实现每个社区卫生服务站、村卫生室都能够提供中医药服务，推动中医药进乡村、进社区、进家庭。

《医药卫生中长期人才发展规划（2011～2020年）》中指出，基本原则之一是促进发展，强化基层。按照深化医药卫生体制改革和加快医疗卫生事业发展的要求，加强医药卫生人才队伍建设，重点加强基层人才队伍建设，为健全基层医疗卫生服务体系夯实人才基础。强化基层医疗卫生人才队伍建设，建设目标为：到2015年，基层医疗卫生人员达到387万人，其中全科医师达到18万人；到2020年，基层医疗卫生人员达到462万人，其中全科医师达到30万人以上。大力培养与培训护理、药师、卫生应急、卫生监督、精神卫生、儿科医师等急需紧缺专门人才，合理扩大急需紧缺专门人才的医学教育规模，加强对相关领域在岗人员的专业培训。落实国家关于护士配备的相关标准，并作为医院评价的重要指标；切实保障护士待遇；加强专科护士和社区护士培养；将基层医疗卫生人才支持计划作为重大工程；加大城市社区卫生人员岗位培训项目实施力度，到2020年，完成10万名社区卫生人员全科医学岗位培训，完成10万名全科医师转岗培训，完成10万名高等医学院校临床医学专业毕业生全科方向的住院医师规范化培训。

卫生部副部长、国家中医药管理局局长王国强在2011年全国中医药工作会议上的工作报告《贯彻主题，落实主线，全面推进"十二五"中医药事业又好又快发展》中提出关于"十二五"中医药事业发展的总体目标。到2015年，中医药管理体制和运行机制更加科学合理，中医医疗服务和应急体系更加完善，中医预防保健服务体系初步构建，服务能力显著提高；中医药人才素质明显改善，结构更趋合理；继承创新体系基本建立，传承研究取得显著成效；国际交流与合作成效更加显著，在国际传统医药领域优势地位得到巩固和加强，基本实现中医药医疗、保健、科研、教育、产业、文化全面协调发展。重点推进县中医医院达标建设，完成乡镇卫生院和社区卫生服务中心中医科和中药房标准化建设，提高村卫生室和社区卫生服务站中医药服务能力。

因此，在开展社区卫生服务工作中，应将中医药有机地融入社区，并渗透到预防、医疗、保健、康复、健康教育等各项工作中，开展中医药的综合服务，使中医药在社区卫生服务中发挥应有的作用。

第二节　社区常用中医护理技术

中医护理技术因简、便、验、廉等特点深受广大社区群众的青睐，符合低收入、高效率、低成本、广覆盖的要求，在社区卫生服务体系应用前景广泛。在卫生部、国家中医药管理局等部委的有关文件中明确指出：社区卫生服务机构要积极采用中医药、中西医结合与民族医药的适宜技术，充分发挥中医药在社区卫生服务中的特色和优势。社区常用的中医护理技术有拔火罐、艾灸法、刮痧法和推拿疗法。

一、拔火罐

以罐为工具，用热力排除罐内空气，形成负压，推拿吸附于施治部位的体表或腧穴而产生刺激，使局部皮肤充血的一种治疗方法。

（一）适应证

外感风寒之头痛、腰背酸痛、中风、胃脘疼痛、消化不良、痛经、肌肉扭挫伤、风湿痹痛等。

（二）禁忌证

有自发性出血的患者、高热、孕妇，皮肤有过敏、溃疡、水肿者等。

（三）操作步骤

1. 用物准备
玻璃罐（家庭可用玻璃杯、药瓶、口缘光滑的竹筒代替）、95%酒精棉球、直血管钳或镊子、酒精灯、火柴或打火机、凡士林或石蜡油、棉签、弯盘等。

2. 选择部位
根据病情选好腧穴或部位，选择适当体位，暴露患者局部皮肤，注意保暖。

3. 拔罐
用镊子或止血钳夹住95%的酒精棉球点燃后，在罐内绕1~2圈后立即退出并迅速将罐扣在相应部位上。

4. 留罐或走罐
（1）留罐　拔罐后将罐留置10~15分钟，待局部皮肤充血，出现皮下瘀血为度。
（2）走罐　又称推罐，先在所拔部位的皮肤或罐口上涂少许凡士林或石蜡油，将罐扣住后手握罐上下或左右往返推移，至皮肤潮红为度。

5. 起罐

起罐时一手握罐，一手按压罐口周围皮肤，使空气进入罐内，即可将罐取下。

（四）注意事项

1. 拔罐要选择适当体位和肌肉较丰满的部位，骨骼隆起凹陷处、毛发较多部位均不可拔罐。

2. 用火罐应注意勿烫伤患者。若烫伤或留罐后出现水疱时，小水疱无须处理，用无菌纱布覆盖，防止擦破即可。水疱较大时，用注射器将水抽出，再用无菌纱布外敷，以防感染。

二、艾灸法

通过艾条的温热刺激经络腧穴达到温经散寒、活血行气、消肿散结、回阳救逆及预防保健作用的一种方法。

（一）适应证

风湿疼痛、肢体麻木、呕吐、泄泻、脱肛、阳痿、月经不调、腹痛等。常灸足三里、气海、关元、大椎等穴位。

（二）禁忌证

热证与阴虚发热患者；大血管及黏膜附近；孕妇胸腹及腰骶部。

（三）操作步骤

1. 用物准备。艾条或艾炷、75%酒精棉球、无菌毫针、无菌镊子、火柴、凡士林、弯盘、纱布、生姜或食盐。

2. 部位选择。根据要求选择适当的体位，暴露患者局部皮肤。

3. 根据病情需要选择艾灸法

（1）艾炷灸　用拇指、食指、中指三指将艾绒捏紧成规格大小不等的圆锥形艾炷。此法分直接灸和间接灸。间接灸分隔姜灸、隔盐灸、隔蒜灸或隔附子饼灸。操作方法：将鲜生姜或蒜、食盐、附子饼切成0.2～0.3cm厚的薄片，中间以针刺数孔，置于腧穴或患部以火点燃施灸，至皮肤红润为度。

（2）艾条灸　分温和灸和雀啄灸。操作方法：温和灸是将艾条燃着一端，与施灸部位皮肤保持1寸左右的距离，使患者只有温热而无灼痛，一般每穴灸5～15分钟，至皮肤红润为度。雀啄灸是将艾条点燃一端与皮肤保持距离不固定、上下移动。

（3）温针灸　先进行针刺，得气后将艾条剪成3～5cm左右插在针柄上，或用艾绒捏在针柄上点燃，直到燃尽为止。

4. 除去艾炷燃尽后的灰烬和间隔物，或拿起燃烧的艾条，或起针。

（四）注意事项

1. 施灸的顺序为先上后下，先背后腹，先头身后四肢，先阳经后阴经。

2. 艾炷或艾条燃烧完后应立即除去灰烬，防止烫伤皮肤，熄灭后的艾条应装入小口玻璃瓶或铁罐内，可加少量水以防复燃。

3. 施灸后局部皮肤出现微红、灼热属于正常现象，无须特殊处理。如灸后局部起疱，小者可自行吸收，较大的水疱可用注射器抽出液体，再涂以龙胆紫，用消毒纱布覆盖，防止感染。

三、刮痧法

用边缘钝滑的器具如铜钱、硬币、小汤匙等，蘸油或清水在人体体表反复刮动，使皮下出现细小的出血点，状如沙粒，促使全身气血流畅，邪气外透于表，达到治疗目的的一种方法。

（一）适应证

中暑、腹痛、腹泻、痧证等，外感病邪所致的发热、头痛、恶心、呕吐、肩周炎等。

（二）禁忌证

局部皮肤有溃烂、损伤、炎症等；有出血倾向者，如白血病、再障等；严重的心脑血管疾病、肝肾功能障碍、孕妇、消瘦及精神病者；急性扭伤及骨折部位，禁止刮痧。

（三）操作

1. 用物准备

刮痧板、小药杯、植物油、纱布、弯盘。

2. 部位选择

选择好刮痧部位，主要在背部，亦可在头部、颈部、前胸、四肢。根据治疗需要采用适当的体位，暴露刮痧部位。

3. 刮痧步骤

操作者用右手持刮痧板蘸取植物油，在选定的体表部位从上至下，由内向外，朝单方向反复刮动 10～20 次，逐渐加重用力，直至皮下呈现紫红色斑点为度。一般要求先刮颈项部，再刮脊椎两侧部，然后再刮胸部及四肢部位。

（四）注意事项

1. 掌握好刮痧手法轻重，用力应均匀，力度适中，及时调整，不可强求出痧，禁用暴力。由上而下顺刮，并时常蘸取植物油或清水保持肌肤润滑，不能干刮，以免刮伤皮肤。

2. 刮痧过程中应注意观察患者面色、局部皮肤颜色的变化。

3. 嘱患者刮痧后保持情绪稳定；禁食生冷、油腻之物。

4. 使用过的刮具应清洁消毒后备用（牛角刮痧板禁用于水疱）。

四、推拿疗法

推拿是在患者穴位或体表，采用各种手法治疗疾病的一种传统方法。

（一）常用推拿手法及适应证

1. 滚法

用手背近小指侧部分或小指、无名指、中指的掌指关节部分，附着于一定部位，以肘部为支点，前臂做主动摆动，带动腕部做屈伸和前臂旋转运动。每分钟 120～160 次。

适应证：适用于风湿酸痛、麻木不仁、肢体瘫痪、运动功能障碍等。

2. 一指禅推法

用大拇指指端罗纹面或偏峰着力于一定的部位或穴位上，腕部放松，沉肩、垂肘、悬腕，肘关节略低于腕，以肘部为支点，前臂做主动摆动，带动腕部摆动和拇指关节做屈伸运动。每分钟 120～160 次。

适应证：适用于头痛、胃痛、腹痛以及关节、筋骨酸痛等。

3. 摩法

以手掌掌面或食指、中指、无名指指面附着于施术部位，以腕关节为中心，连同前臂做节律性的环转运动。分为掌摩法、指摩法两种，每分钟 120 次左右。

适应证：适用于脘腹胀痛、食积胀满、胸胁胀痛等。

4. 擦法

大鱼际部、掌根或小鱼际部附着于一定部位，手指自然伸开，整个指掌贴在患者体表的治疗部位，以肩关节为支点，上臂主动带动手掌做前后或上下往返直线摩擦运动，每分钟 100～120 次。

适应证：适用于风湿酸痛、消化不良、肢体麻木、脾胃虚寒引起的脘腹疼痛、神经衰弱等。

5. 推法

用指、掌或肘部着力于一定的部位上进行单方向的直线运动，分为指推法、掌推法和肘推法三种。

适应证：常用于肢体肌肉酸痛、麻木等。

6. 按法

用拇指端或指腹按压体表称为指按法；用单掌或双掌，或两掌重叠按压体表称为掌按法。

适应证：适用于胃脘痛、头痛、肢体酸痛、麻木等。

7. 揉法

用手掌大鱼际、掌根部分或手指罗纹面部分，吸定于一定的部位或穴位，以肘部为支点，前臂做主动摆动，带动腕部及掌指做轻缓柔和的环形运动，分为掌揉法和指揉法两种。每分钟 120～160 次。

适应证：适用于脘腹胀痛、胸闷胁痛、便秘、泄泻等胃肠道疾患及外伤引起的红肿疼痛等。

8. 拿法

用大拇指和食指、中指两指，或用大拇指与其余的四指对称用力，在相应的部位或穴位上做节律性一紧一松的拿捏（提捏）。

适应证：适用于腰腿痛、肌肉酸痛、胃肠功能紊乱等。

9. 拍法

手法自然并拢，掌指关节微屈，用虚掌平稳而有节奏地拍打患部。

适应证：适用于风湿酸痛、局部感觉迟钝或肌肉痉挛等。

10. 击法

用拳背、掌根、掌侧小鱼际、指尖叩击体表。

适应证：适用于风湿痹痛、局部感觉迟钝、肌肉痉挛或头痛等。

11. 摇法

用一手握住或扶住关节近端的肢体，另一手握住关节远端的肢体，做被动的环转运动。

适应证：适用于运动功能障碍、关节强硬、屈伸不利等。

（二）操作及注意事项

1. 根据病情选择推拿的经络与穴位。操作者双手保持清洁和温暖，勿戴戒指，指甲要经常修剪。

2. 在选定的部位上选择以上数种推拿手法施术，要求手法持久、有力、均匀、柔和，从而达到"深透"，禁用暴力。根据具体情况随时调整手法与力度。

3. 伤科患者推拿 15 分钟结束；内、外、妇、儿科患者推拿 20～30 分钟结束。

4. 禁忌证

（1）各种血液病、皮肤病、恶性肿瘤、传染病、感染性疾病，有严重的心、脑、肺疾病和精神病患者。

（2）正在出血的部位或内脏器质性病变；骨折、脱位或有严重的骨质疏松症者。

（3）过饱或过饥、极度疲劳或酒醉后的患者。

（4）妇女经期或妊娠期时，腹部和腰骶部不宜推拿。

第三节　社区中医药护理服务现状及存在问题

一、中医药护理参与社区卫生服务现状

（一）国外中医药社区卫生服务的发展现状

"中医"在全世界有非常广泛的影响，WHO 在 2003 年《全球传统医学发展战略》

中明确指出针灸、中药等传统医学正在全球获得广泛重视。在国外，80%的非洲人求助于传统医学，朝鲜、韩国和越南，传统医学已完全进入医疗健康体系。继1996年美国批准针灸作为治疗方法后，针灸在大多数国家的医疗体系中获得认可。在德国，77%的医疗单位建议患者用针灸治疗疼痛。一些国家政府开始加强对中医药保险费支付，并制定了中医药管理法规。加拿大卑诗省、魁北克省等立法承认中医针灸的合法地位；2000年，澳大利亚维多利亚省通过了《中医药法》；阿联酋、泰国、南非等国也对中医进行了立法。据不完全统计，目前世界130多个国家有5万多家中医医疗机构，国际上中医药从业人员约30万~50万人，其中针灸师超过10万人，注册中医师超过2万人。目前国外已有多所正规大学设有中医系或中医专业，提供4~5年的本科教学。但是把中医药系统地纳入社区卫生服务在国际上至今仍是空白。

（二）国内中医药社区卫生服务现状

1999年，十部委联合发布《关于发展城市社区卫生服务的若干意见》的文件。该文件明确指出："社区卫生服务机构要积极采用中医药，中西医结合与民族医药的适宜技术，要充分利用现有中医药资源，发挥中医药的优势和特色作用，满足社区群众对中医药需求，将中医药知识与技术充分运用到社区卫生服务各个环节中，为社区群众提供方便、优质、价廉、可及的社区卫生基本服务。"国家中医药管理局在"十五"期间着力推动中医药融入社区卫生服务，使我国城市中医药社区卫生服务取得了明显进展，主要体现在以下几个方面：

1. 各级政府对中医药社区卫生服务工作重视程度明显提高

90%的省级卫生行政部门成立了由中医药管理部门或中医药专家参加的社区卫生服务工作协调小组；40%的省份设立了专项经费用于中医药社区卫生服务建设；90%的省份将中医药社区卫生服务项目纳入城镇职工基本医疗保险支付范围；74%的社区卫生服务中心设有中医科室；54%的社区卫生服务站提供中医药服务。《中共中央关于制定国民经济和社会发展第十二个五年规划的建议》强调要"坚持中西医并重，支持中医药事业发展"。

2. 中医药社区卫生服务网络逐步健全

各地卫生和中医药行政管理部门依托已有的社区卫生服务网络，不断加强中医药社区卫生服务的基础条件建设。通过多种形式开展中医药社区卫生服务：许多社区卫生服务机构建立了中医科或中医诊疗室，设立了中药房，配置了中医药设施设备，配备了中医药人员；许多中医院还根据区域卫生规划，积极创办具有中医特色的社区卫生服务机构；有的中医院还承担辖区内社区卫生服务的中医药技术指导工作；部分区级中医院逐步转制为社区卫生服务中心。逐步健全的中医药社区卫生服务网络，为不断满足社区居民中医药服务需求创造了良好条件。

3. 将中医药融入六位一体的综合社区卫生服务中

在应用中药方面，90%的社区卫生服务站能够提供中成药服务，其中中药处方量占处方总量的32%；在应用中医适宜技术方面，86%的社区卫生服务中心能够提供针灸、推拿、火罐等3种以上的中医适宜技术服务；在预防方面，对某些慢性病实施了中医药干预措施；在保健方面，中医药参与率达到了88%；在康复方面，中医药参与率达到了93%；在健康教育方面，有中医药内容的达70%。在很多地区，中医药服务已成为社区卫生服务的特色，吸引居民选择到社区卫生服务中心就诊。

4. 创建中医药特色示范区

国家中医药管理局与相关部委联合开展了创建全国中医药社区卫生服务示范区活动，在北京、天津、浙江、济南、成都等地都建立中医药特色社区卫生服务示范区。

二、中医药社区护理存在的问题

1. 社区中医药护理的支持力度不够

社区卫生服务的发展离不开国家和政府的支持，中医药护理作为我国传统医疗护理手段，更需要国家和政府给予政策上的重视、工作上的支持。"十一五"期间党中央高度重视社区卫生服务工作，各级政府也加大了对公共卫生事业的资金投入和政策扶持，但支持的力度和幅度仍有限。已经明确的扶持促进政策还没有得到全面落实，虽然有的社区卫生机构纳入医保中，但是有些中医药服务项目并不在报销范围之内，这也在一定程度上影响到人们的需求和利用。一些政策要求还有待进一步完善。

2. 社区中医药护理人才缺乏

社区卫生服务机构内部人员的素质偏低，从事临床工作的人员本科学历者不足10%。目前中医药专业大中专院校毕业生的就业形势严峻，但有的宁可改行也不愿在社区工作。优秀的社区中医药护理人才在外出进修学有所成后又以此为跳板另谋高就。社区中医药护理人才的引进困难和大量流失是制约中医药在社区卫生发展的重要因素，中医药卫生服务人员的能力和素质成为阻碍中医药服务开展的重要因素。

3. 中医药护理特色优势未得到充分发挥

与现代医学技术相比，多数中医药服务项目经济效益低下，受经济利益驱动，社区卫生机构倾向于开展经济效益较好的服务项目，中医药护理在工作中处于从属地位，影响了中医药人员的积极性和主动性。中医西化的问题使具有中医药特色优势的预防、养生、保健、康复等服务滞后，不能适应人民群众健康新需求。

4. 各地区发展不均衡

目前全国中医药社区卫生的发展并不平衡，在经济发达地区和中医药有着牢固群众基础的地区发展迅速，像北京西城区、上海闸北区、广州荔湾区就是全国中医药城市社区卫生工作发展较好的地区，而其他的城市社区的中医药工作有待进一步发展。

第四节　社区中医药护理可持续发展的对策

中医药经几千年传承，其疗效经过了实践的反复检验与证实，为中华民族的繁衍与发展作出了巨大的贡献。随着国家对社区中医药护理工作的日益重视，中医药发展迎来了前所未有的机遇，中医药服务水平将是评价社区工作开展与居民健康状况的重要标志之一。如何继承与发展中医药事业，已成为政府与中医药从业人员迫切需要解决的问题。

一、加强对社区中医药护理的扶持力度

政府与各医疗机构应充分认识到促进社区中医药护理的重要性，高度重视社区中医药护理工作，将其纳入社区卫生服务发展规划并组织实施，对社区中医药工作给予政策与财政上的支持；对中医药参与预防、医疗、保健、康复、健康教育等有关信息，定期收集、整理、统计、分析、上报，纳入社区卫生服务信息管理；在社区卫生服务中心设置中医科，建好规范化的中药房，成药品种不少于 80 种，中药饮片不少于 250 种；社区卫生服务站中成药品种不少于 50 种或中药饮片不少 200 种；加强政府领导，将社区卫生服务纳入经济社会发展规划、社区建设规划及政府年度工作目标；贯彻落实社区卫生服务财政补助的政策，调整卫生经费支出结构，统筹考虑社区中医药服务，尤其是对中医药社区卫生服务机构按照国家有关规定给予必要的投入；将中医药社区卫生服务纳入城镇职工基本医疗保险；政策引导和资金支持相结合，设立中医药社区卫生服务专项基金，落实市、区二级政府对中医药社区卫生服务的财政投入。

二、加强社区中医药护理人才培养

政府应进一步加大对社区中医药队伍建设的投入，加快落实培养与培训的专项经费，并形成制度；卫生行政部门应把培养合格的中医药背景全科护士作为中医药社区卫生服务的一项重要工作；根据社区中医服务特点分层次和分阶段对现有社区卫生服务西医全科护士的中医药知识与技能在职培训，中医类别执业护士接受省级中医药管理部门中医类别全科护士岗位培训或规范化培训；从政策上引导中医院校本科护理毕业生到基层社区工作；省、市、县各级中医院每年免费为社区卫生服务中心培训中医护理人才；要加强对中医护士的人力资源培训，可以采取"请进来，走出去"的战略，一方面，聘请大型综合医院的高资质护士对其进行培训；另一方面，中医药护理人员可以到各大医院进修，开展学术交流和研讨。

三、发挥中医药卫生服务特色和优势

推广具有"简、便、验、廉"的中医护理适宜技术；开展以食疗为特色的社区卫生服务，"药借食力，食借药力"，将中医药的传统文化渗入到社区卫生服务中去，以配合治疗；应用中医药方法与适宜技术开展对诊断明确的常见病、多发病的治疗工作；运用中医药养生保健理论方法指导社区居民特别是老年人、妇女、亚健康者等重点人群开展养生保健。

四、支持和发展社区中医护理科研

开展中医药社区卫生服务贡献率研究工作，并在研究基础上建立中医药社区卫生服务评价指标体系；加快中医药社区卫生服务管理评价的研究速度，规范中医药社区卫生

服务行为；中医药部门的科研指标项目应增大中医药社区卫生工作研究的课题比例，中医药主管部门每年应有中医药社区卫生服务政策研究项目。

五、将中医护理技术融入社区"六位一体"的每一环节

中医药社区卫生服务就是要建设具有中国特色的服务模式，要求在社区卫生服务"六位一体"的各个方面有自己的特色。中医药社区卫生服务应具有预防、医疗、康复、保健、健康教育和计划生育技术指导于一体的综合功能。

六、重视中医药社区科普宣传，加强群众认同感

中医药社区卫生服务振兴的关键在群众。各级政府要切实加强对中医药健康教育的投入，为中医药服务发展创造良好的社区外部环境；重视中医药文化建设，营造社区中医药文化氛围；引导中医药护理专家进行科普写作，逐渐形成并扩大居民对中医护理的认识度和美誉度；利用多种途径、媒体和各种载体播放科普性宣传片，运用印制小册子、图片、宣传画，录音、制作光盘，以及制作中医药知识简报、中医健康教育处方在社区发放等手段，向广大居民普及中医药知识，宣传其优越性，鼓励广大居民看中医、用中药。

七、健全社区中医药卫生服务网络

发展不同的中医药社区卫生服务模式，允许中医院开展社区卫生服务工作，同时鼓励社会力量举办中医药社区卫生服务机构。社区卫生服务机构可以通过区域性卫生服务的网络形式与大中型中医医院建立双向转诊协议，规范转诊程序。鼓励社区卫生服务机构之间通过连锁经营等形式开展广泛合作，实现资源共享和优势互补。

中医护理进入社区有着广阔的市场，将发挥不可替代的作用。其服务方式贴近群众，符合社区卫生服务的要求，可满足社区居民日益增长的卫生服务需求。因此，应当顺应形势需要和群众需求，大力发展社区中医护理。

附录Ⅰ　健康教育服务规范

《国家基本公共卫生服务规范（2011 年版）》

一、服务对象

辖区内居民。

二、服务内容

（一）健康教育内容

1. 宣传普及《中国公民健康素养——基本知识与技能（试行）》。配合有关部门开展公民健康素养促进行动。

2. 对青少年、妇女、老年人、残疾人、0~6 岁儿童家长、农民工等人群进行健康教育。

3. 开展合理膳食、控制体重、适当运动、心理平衡、改善睡眠、限盐、控烟、限酒、控制药物依赖、戒毒等健康生活方式和可干预危险因素的健康教育。

4. 开展高血压、糖尿病、冠心病、哮喘、乳腺癌和宫颈癌、结核病、肝炎、艾滋病、流感、手足口病和狂犬病、布鲁氏菌病等重点疾病健康教育。

5. 开展食品安全、职业卫生、放射卫生、环境卫生、饮水卫生、计划生育、学校卫生等公共卫生问题健康教育。

6. 开展应对突发公共卫生事件应急处置、防灾减灾、家庭急救等健康教育。

7. 宣传普及医疗卫生法律法规及相关政策。

（二）服务形式及要求

1. 提供健康教育资料

（1）发放印刷资料　印刷资料包括健康教育折页、健康教育处方和健康手册等。放置在乡镇卫生院、村卫生室、社区卫生服务中心（站）的候诊区、诊室、咨询台等处。每个机构每年提供不少于 12 种内容的印刷资料，并及时更新补充，保障使用。

（2）播放音像资料　音像资料包括录像带、VCD、DVD 等视听传播资料，机构正常应诊的时间内，在乡镇卫生院、社区卫生服务中心门诊候诊区、观察室、健康教育室等场所或宣传活动现场播放。每个机构每年播放音像资料不少于 6 种。

2. 设置健康教育宣传栏

乡镇卫生院和社区卫生服务中心宣传栏不少于 2 个，村卫生室和社区卫生服务站宣传栏不少于 1

个，每个宣传栏的面积不少于 2 平方米。宣传栏一般设置在机构的户外、健康教育室、候诊室、输液室或收费大厅的明显位置，宣传栏中心位置距地面 1.5～1.6 米高。每个机构每 2 个月最少更换 1 次健康教育宣传栏内容。

3. 开展公众健康咨询活动

利用各种健康主题日或针对辖区重点健康问题，开展健康咨询活动并发放宣传资料。每个乡镇卫生院、社区卫生服务中心每年至少开展 9 次公众健康咨询活动。

4. 举办健康知识讲座

定期举办健康知识讲座，引导居民学习、掌握健康知识及必要的健康技能，促进辖区内居民的身心健康。每个乡镇卫生院和社区卫生服务中心每月至少举办 1 次健康知识讲座，村卫生室和社区卫生服务站每两个月至少举办 1 次健康知识讲座。

5. 开展个体化健康教育

乡镇卫生院、村卫生室和社区卫生服务中心（站）的医务人员在提供门诊医疗、上门访视等医疗卫生服务时，要开展有针对性的个体化健康知识和健康技能的教育。

三、服务流程

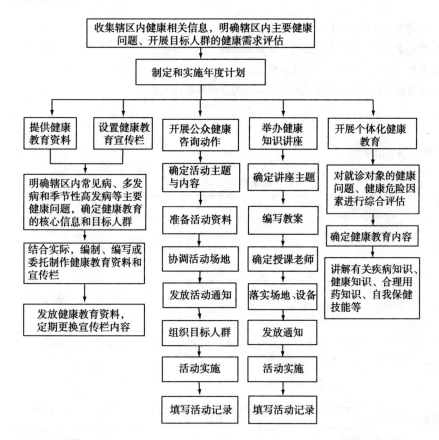

四、服务要求

1. 乡镇卫生院和社区卫生服务中心应配备专（兼）职人员开展健康教育工作，每年接受健康教育专业知识和技能培训不少于 8 学时。树立全员提供健康教育服务的观念，将健康教育与日常提供的医疗卫生服务结合起来。

2. 具备开展健康教育的场地、设施、设备，并保证设施设备完好，正常使用。

3. 制定健康教育年度工作计划，保证其可操作性和可实施性。健康教育内容要通俗易懂，并确保其科学性、时效性。健康教育材料可委托专业机构统一设计、制作，有条件的地区，可利用互联网、手机短信等新媒体开展健康教育。

4. 有完整的健康教育活动记录和资料，包括文字、图片、影音文件等，并存档保存。每年做好年度健康教育工作的总结评价。

5. 加强与乡镇政府、街道办事处、村（居）委会、社会团体等辖区其他单位的沟通和协作，共同做好健康教育工作。

6. 充分发挥健康教育专业机构的作用，接受健康教育专业机构的技术指导和考核评估。

7. 运用中医理论知识，在饮食起居、情志调摄、食疗药膳、运动锻炼等方面，对城乡居民开展养生保健知识宣教等中医健康教育，在健康教育印刷资料、音像资料的种类、数量，宣传栏更新次数以及讲座、咨询活动次数等方面，应有一定比例的中医药内容。

五、考核指标

1. 发放健康教育印刷资料的种类和数量。

2. 播放健康教育音像资料的种类、次数和时间。

3. 健康教育宣传栏设置和内容更新情况。

4. 举办健康教育讲座和健康教育咨询活动的次数和参加人数。

六、附件

健康教育活动记录表

健康教育活动记录表

活动时间：	活动地点：
活动形式：	
活动主题：	
组织者：	
接受健康教育人员类别：	接受健康教育人数：
健康教育资料发放种类及数量：	
活动内容： 活动总结评价：	

存档材料请附后

□书面材料 □图片材料 □印刷材料 □影音材料 □签到表

□其他材料

填表人（签字）：　　　　　　负责人（签字）：

填表时间：　　　年　　月　　日

附录Ⅱ 城乡居民健康档案管理服务规范

《国家基本公共卫生服务规范（2011年版)》

一、服务对象

辖区内常住居民，包括居住半年以上的户籍及非户籍居民。以0~6岁儿童、孕产妇、老年人、慢性病患者和重性精神疾病患者等人群为重点。

二、服务内容

（一）居民健康档案的内容

居民健康档案内容包括个人基本信息、健康体检、重点人群健康管理记录和其他医疗卫生服务记录。

1. 个人基本情况包括姓名、性别等基础信息和既往史、家族史等基本健康信息。

2. 健康体检包括一般健康检查、生活方式、健康状况及其疾病用药情况、健康评价等。

3. 重点人群健康管理记录包括国家基本公共卫生服务项目要求的0~6岁儿童、孕产妇、老年人、慢性病和重性精神疾病患者等各类重点人群的健康管理记录。

4. 其他医疗卫生服务记录包括上述记录之外的其他接诊、转诊、会诊记录等。

（二）居民健康档案的建立

1. 辖区居民到乡镇卫生院、村卫生室、社区卫生服务中心（站）接受服务时，由医务人员负责为其建立居民健康档案，并根据其主要健康问题和服务提供情况填写相应记录。同时为服务对象填写并发放居民健康档案信息卡。

2. 通过入户服务（调查）、疾病筛查、健康体检等多种方式，由乡镇卫生院、村卫生室、社区卫生服务中心（站）组织医务人员为居民建立健康档案，并根据其主要健康问题和服务提供情况填写相应记录。

3. 已建立居民电子健康档案信息系统的地区应由乡镇卫生院、村卫生室、社区卫生服务中心（站）通过上述方式为个人建立居民电子健康档案，并发放国家统一标准的医疗保健卡。

4. 将医疗卫生服务过程中填写的健康档案相关记录表单，装入居民健康档案袋统一存放。农村地区可以家庭为单位集中存放保管。居民电子健康档案的数据存放在电子健康档案数据中心。

（三）居民健康档案的使用

1. 已建档居民到乡镇卫生院、村卫生室、社区卫生服务中心（站）复诊时，应持居民健康档案信息卡（或医疗保健卡），在调取其健康档案后，由接诊医生根据复诊情况，及时更新、补充相应记录内容。

2. 入户开展医疗卫生服务时，应事先查阅服务对象的健康档案并携带相应表单，在服务过程中记录、补充相应内容。已建立电子健康档案信息系统的机构应同时更新电子健康档案。

3. 对于需要转诊、会诊的服务对象，由接诊医生填写转诊、会诊记录。

4. 所有的服务记录由责任医务人员或档案管理人员统一汇总，及时归档。

三、服务流程

（一）确定建档对象流程图

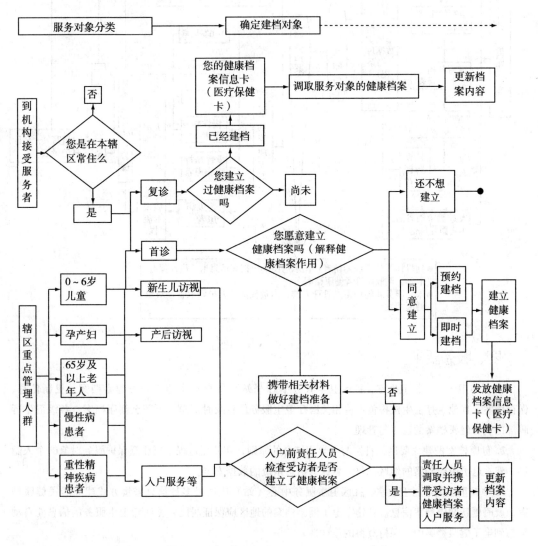

（二）居民健康档案管理流程图

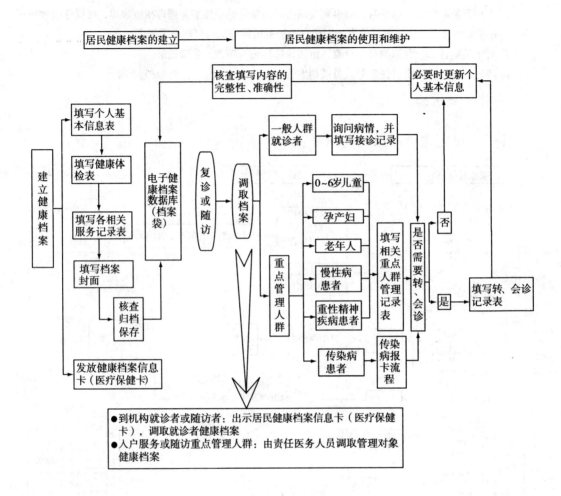

四、服务要求

1. 乡镇卫生院、村卫生室、社区卫生服务中心（站）负责首次建立居民健康档案、更新信息、保存档案；其他医疗卫生机构负责将相关医疗卫生服务信息及时汇总、更新至健康档案；各级卫生行政部门负责健康档案的监督与管理。

2. 健康档案的建立要遵循自愿与引导相结合的原则，在使用过程中要注意保护服务对象的个人隐私，建立电子健康档案的地区，要注意保护信息系统的数据安全。

3. 乡镇卫生院、村卫生室、社区卫生服务中心（站）应通过多种信息采集方式建立居民健康档案，及时更新健康档案信息。已建立电子健康档案的地区应保证居民接受医疗卫生服务的信息能自动汇总到电子健康档案中，保持资料的连续性。

4. 统一为居民健康档案进行编码，采用 17 位编码制，以国家统一的行政区划编码为基础，以村（居）委会为单位，编制居民健康档案唯一编码。同时将建档居民的身份证号作为身份识别码，为在信息平台上实现资源共享奠定基础。

5. 按照国家有关专项服务规范要求记录相关内容，记录内容应齐全完整、真实准确、书写规范、基础内容无缺失。各类检查报告单据和转、会诊的相关记录应黏贴留存归档。

6. 健康档案管理要具有必需的档案保管设施设备，按照防盗、防晒、防高温、防火、防潮、防尘、防鼠、防虫等要求妥善保管健康档案，指定专（兼）职人员负责健康档案管理工作，保证健康档案完整、安全。电子健康档案应有专（兼）职人员维护。

7. 积极应用中医药方法为城乡居民提供中医健康服务，记录相关信息纳入健康档案管理。健康体检表的中医体质辨识内容由基层医疗卫生机构的中医医务人员或经过培训的其他医务人员填写。

8. 电子健康档案在建立完善、信息系统开发、信息传输全过程中应遵循国家统一的相关数据标准与规范。电子健康档案信息系统应与新农合、城镇基本医疗保险等医疗保障系统相衔接，逐步实现各医疗卫生机构间数据互联互通，实现居民跨机构、跨地域就医行为的信息共享。

五、考核指标

1. 健康档案建档率＝建档人数/辖区内常住居民数×100%。

2. 电子健康档案建档率＝建立电子健康档案人数/辖区内常住居民数×100%。

3. 健康档案合格率＝抽查填写合格的档案份数/抽查档案总份数×100%。

4. 健康档案使用率＝抽查档案中有动态记录的档案份数/抽查档案总份数×100%。

注：有动态记录的档案是指1年内有符合各项服务规范要求的相关服务记录的健康档案。

六、附件

1. 居民健康档案表单目录

2. 居民健康档案封面

3. 个人基本信息表

4. 健康体检表

5. 接诊记录表

6. 会诊记录表

7. 双向转诊单

8. 居民健康档案信息卡

9. 填表基本要求

附件 1

居民健康档案表单目录

1. 居民健康档案封面

2. 个人基本信息表

3. 健康体检表

4. 重点人群健康管理记录表（卡）（见各专项服务规范相关表单）

4.1 0~6 岁儿童健康管理记录表

4.1.1 新生儿家庭访视记录表

4.1.2 1 岁以内儿童健康检查记录表

4.1.3 1~2 岁儿童健康检查记录表

4.1.4 3~6 岁儿童健康检查记录表

4.2 孕产妇健康管理记录表

4.2.1 第 1 次产前随访服务记录表

4.2.2 第 2~5 次产前随访服务记录表

4.2.3 产后访视记录表

4.2.4 产后 42 天健康检查记录表

4.3 预防接种卡

4.4 高血压患者随访服务记录表

4.5 2 型糖尿病患者随访服务记录表

4.6 重性精神疾病患者管理记录表

4.6.1 重性精神疾病患者个人信息补充表

4.6.2 重性精神疾病患者随访服务记录表

5. 其他医疗卫生服务记录表

5.1 接诊记录表

5.2 会诊记录表

6. 居民健康档案信息卡

附件2

编号□□□□□□-□□□-□□□-□□□□□

居民健康档案

姓　　名：＿＿＿＿＿＿＿＿＿＿＿＿＿＿

现 住 址：＿＿＿＿＿＿＿＿＿＿＿＿＿＿

户籍地址：＿＿＿＿＿＿＿＿＿＿＿＿＿

联系电话：＿＿＿＿＿＿＿＿＿＿＿＿＿

乡镇（街道）名称：＿＿＿＿＿＿＿＿＿

村（居）委会名称：＿＿＿＿＿＿＿＿＿

建档单位：＿＿＿＿＿＿＿＿＿＿＿＿＿

建 档 人：＿＿＿＿＿＿＿＿＿＿＿＿＿

责任医生：＿＿＿＿＿＿＿＿＿＿＿＿＿

建档日期：＿＿＿＿＿＿年＿＿＿月＿＿＿日

附件3

个人基本信息表

姓名：_____   编号□□□ - □□□□□

性　别	0 未知的性别　1 男　2 女　9 未说明的性别　□		出生日期	□□□□ □□ □□
身份证号		工作单位		
本人电话		联系人姓名		联系人电话
常住类型	1 户籍　2 非户籍　　□	民　族	1 汉族　2 少数民族_____　□	
血　型	1 A 型　2 B 型　3 O 型　4 AB 型　5 不详/ RH 阴性：1 否　2 是　3 不详　□/□			
文化程度	1 文盲及半文盲　2 小学　3 初中　4 高中/技校/中专　5 大学专科及以上　6 不详　□			
职　业	1 国家机关、党群组织、企业、事业单位负责人　2 专业技术人员　3 办事人员和有关人员 4 商业、服务业人员　5 农、林、牧、渔、水利业生产人员　6 生产、运输设备操作人员及 有关人员　7 军人　8 不便分类的其他从业人员　□			
婚姻状况	1 未婚　2 已婚　3 丧偶　4 离婚　5 未说明的婚姻状况　□			
医疗费用 支付方式	1 城镇职工基本医疗保险　2 城镇居民基本医疗保险　3 新型农村合作医疗 4 贫困救助　5 商业医疗保险　6 全公费　7 全自费　8 其他　□/□/□			
药物过敏史	1 无　有：2 青霉素　3 磺胺　4 链霉素　5 其他　□/□/□			
暴露史	1 无　有：2 化学品　3 毒物　4 射线　□/□/□			

既往史	疾病	1 无　2 高血压　3 糖尿病　4 冠心病　5 慢性阻塞性肺疾病　6 恶性肿瘤 7 脑卒中　8 重性精神疾病　9 结核病　10 肝炎　11 其他法定传染病　12 职业病 13 其他 □ 确诊时间　　年　　月/□ 确诊时间　　年　　月/□ 确诊时间　　年　　月 □ 确诊时间　　年　　月/□ 确诊时间　　年　　月/□ 确诊时间　　年　　月
	手术	1 无　2 有：名称1 _____ 时间 ____ / 名称2 _____ 时间 ____　□
	外伤	1 无　2 有：名称1 _____ 时间 ____ / 名称2 _____ 时间 ____　□
	输血	1 无　2 有：原因1 _____ 时间 ____ / 原因2 _____ 时间 ____　□

家　族　史	父　亲	□/□/□/□/□/□	母　亲	□/□/□/□/□/□
	兄弟姐妹	□/□/□/□/□/□	子　女	□/□/□/□/□/□
	1 无　2 高血压　3 糖尿病　4 冠心病　5 慢性阻塞性肺疾病　6 恶性肿瘤　7 脑卒中 8 重性精神疾病　9 结核病　10 肝炎　11 先天畸形　12 其他			

遗传病史	1 无　2 有：疾病名称 □

残疾情况	1 无残疾　2 视力残疾　3 听力残疾　4 言语残疾　5 肢体残疾 6 智力残疾　7 精神残疾　8 其他残疾　□/□/□/□/□/□

生活环境*	厨房排风设施	1 无　2 油烟机　3 换气扇　4 烟囱　□
	燃料类型	1 液化气　2 煤　3 天然气　4 沼气　5 柴火　6 其他　□
	饮水	1 自来水　2 经净化过滤的水　3 井水　4 河湖水　5 塘水　6 其他　□
	厕所	1 卫生厕所　2 一格或二格粪池式　3 马桶　4 露天粪坑　5 简易棚厕　□
	禽畜栏	1 单设　2 室内　3 室外　□

附件 4

健康体检表

姓名：　　　　　　　　　　　　　　　　　　　　　　　　　　编号□□□-□□□□□

体检日期		年　月　日	责任医生	
内　容		检 查 项 目		
症状		1 无症状 2 头痛 3 头晕 4 心悸 5 胸闷 6 胸痛 7 慢性咳嗽 8 咳痰 9 呼吸困难 10 多饮 11 多尿 12 体重下降 13 乏力 14 关节肿痛 15 视力模糊 16 手脚麻木 17 尿急 18 尿痛 19 便秘 20 腹泻 21 恶心呕吐 22 眼花 23 耳鸣 24 乳房胀痛 25 其他_____ <div align=right>□/□/□/□/□/□/□/□/□</div>		
一般状况	体 温	℃	脉 率	次/分钟
	呼吸频率	次/分钟	血 压	左侧　　　/　　mmHg 右侧　　　/　　mmHg
	身 高	cm	体 重	kg
	腰 围	cm	体质指数（BMI）	kg/m²
	老年人健康状态自我评估 *	1 满意　2 基本满意　3 说不清楚　4 不太满意　5 不满意 □		
	老年人生活自理能力自我评估 *	1 可自理（0~3分）　　2 轻度依赖（4~8分） 3 中度依赖（9~18分）　4 不能自理（≥19分） □		
	老年人认知功能 *	1 粗筛阴性 2 粗筛阳性，简易智力状态检查，总分_____ □		
	老年人情感状态 *	1 粗筛阴性 2 粗筛阳性，老年人抑郁评分检查，总分_____ □		
生活方式	体育锻炼	锻炼频率	1 每天　2 每周一次以上　3 偶尔　4 不锻炼 □	
		每次锻炼时间	分钟	坚持锻炼时间　年
		锻炼方式		
	饮食习惯	1 荤素均衡 2 荤食为主　3 素食为主　4 嗜盐　5 嗜油　6 嗜糖 □/□/□		
	吸烟情况	吸烟状况	1 从不吸烟 2 已戒烟　3 吸烟 □	
		日吸烟量	平均　　　支	
		开始吸烟年龄	岁	戒烟年龄　岁
	饮酒情况	饮酒频率	1 从不 2 偶尔　3 经常　4 每天 □	
		日饮酒量	平均　　两	
		是否戒酒	1 未戒酒　2 已戒酒，戒酒年龄：　　　岁 □	
		开始饮酒年龄	岁	近一年内是否曾醉酒　1 是　2 否 □
		饮酒种类	1 白酒 2 啤酒 3 红酒 4 黄酒 5 其他_____ □/□/□/□	
	职业病危害因素接触史	1 无　2 有（工种_____从业时间_____年） 毒物种类　粉尘_____　　　　防护措施 1 无 2 有 □ 　　　　　　放射物质_____　防护措施 1 无 2 有 □ 　　　　　　物理因素_____　防护措施 1 无 2 有 □ 　　　　　　化学物质_____　防护措施 1 无 2 有 □ 　　　　　　其他_____　　　防护措施 1 无 2 有 □		
脏器功能	口 腔	口唇 1 红润 2 苍白 3 发绀 4 皲裂 5 疱疹 □ 齿列 1 正常 2 缺齿 ╋ 3 龋齿 ╋ 4 义齿（假牙）╋ □ 咽部 1 无充血 2 充血 3 淋巴滤泡增生 □		
	视 力	左眼_____　右眼_____　（矫正视力：左眼_____　右眼_____）		
	听 力	1 听见　2 听不清或无法听见 □		
	运动功能	1 可顺利完成　2 无法独立完成其中任何一个动作 □		

查体	眼底*	1 正常　2 异常_____	□
	皮肤	1 正常　2 潮红 3 苍白 4 发绀 5 黄染 6 色素沉着 7 其他	□
	巩膜	1 正常 2 黄染 3 充血 4 其他	□
	淋巴结	1 未触及 2 锁骨上 3 腋窝 4 其他	□
	肺	桶状胸：1 否　2 是	□
		呼吸音：1 正常 2 异常_____	□
		啰音：1 无 2 干啰音 3 湿啰音 4 其他_____	□
	心脏	心率_____ 次/分钟　心律：1 齐 2 不齐 3 绝对不齐	□
		杂音：1 无 2 有_____	□
	腹部	压痛：1 无 2 有_____	□
		包块：1 无 2 有_____	□
		肝大：1 无 2 有_____	□
		脾大：1 无 2 有_____	□
		移动性浊音：1 无 2 有_____	□
	下肢水肿	1 无 2 单侧 3 双侧不对称 4 双侧对称	□
	足背动脉搏动	1 未触及 2 触及双侧对称 3 触及左侧弱或消失 4 触及右侧弱或消失	□
	肛门指诊*	1 未及异常 2 触痛 3 包块 4 前列腺异常 5 其他	□
	乳腺*	1 未见异常 2 乳房切除 3 异常泌乳 4 乳腺包块 5 其他	□/□/□/□
	妇科* 外阴	1 未见异常　2 异常_____	□
	妇科* 阴道	1 未见异常　2 异常_____	□
	妇科* 宫颈	1 未见异常　2 异常_____	□
	妇科* 宫体	1 未见异常　2 异常_____	□
	妇科* 附件	1 未见异常　2 异常_____	□
	其他*		
辅助检查	血常规*	血红蛋白_____ g/L 白细胞_____ ×10^9/L 血小板_____ ×10^9/L 其他_____	
	尿常规*	尿蛋白_____ 尿糖_____ 尿酮体_____ 尿潜血_____ 其他_____	
	空腹血糖*	_____ mmol/L 或_____ mg/dl	
	心电图*	1 正常　2 异常	□
	尿微量白蛋白*	_____ mg/dl	
	大便潜血*	1 阴性 2 阳性	□
	糖化血红蛋白*	_____ %	
	乙型肝炎表面抗原*	1 阴性　2 阳性	□
	肝功能*	血清谷丙转氨酶_____ U/L　血清谷草转氨酶_____ U/L 白蛋白_____ g/L　总胆红素_____ μmol/L 结合胆红素_____ μmol/L	
	肾功能*	血清肌酐_____ μmol/L 血尿素氮_____ mmol/L 血钾浓度_____ mmol/L 血钠浓度_____ mmol/L	
	血脂*	总胆固醇_____ mmol/L　甘油三酯_____ mmol/L 血清低密度脂蛋白胆固醇_____ mmol/L 血清高密度脂蛋白胆固醇_____ mmol/L	
	胸部 X 线片*	1 正常 2 异常	□
	B 超*	1 正常 2 异常	□
	宫颈涂片*	1 正常 2 异常	□
	其他*		

中医体质辨识*	平和质	1 是　2 基本是	☐
	气虚质	1 是　2 倾向是	☐
	阳虚质	1 是　2 倾向是	☐
	阴虚质	1 是　2 倾向是	☐
	痰湿质	1 是　2 倾向是	☐
	湿热质	1 是　2 倾向是	☐
	血瘀质	1 是　2 倾向是	☐
	气郁质	1 是　2 倾向是	☐
	特禀质	1 是　2 倾向是	☐

现存主要健康问题	脑血管疾病	1 未发现 2 缺血性卒中 3 脑出血 4 蛛网膜下腔出血 5 短暂性脑缺血发作 6 其他 _____	☐/☐/☐/☐/☐
	肾脏疾病	1 未发现 2 糖尿病肾病 3 肾功能衰竭 4 急性肾炎 5 慢性肾炎 6 其他 _____	☐/☐/☐/☐/☐
	心脏疾病	1 未发现 2 心肌梗死 3 心绞痛 4 冠状动脉血运重建 5 充血性心力衰竭 6 心前区疼痛 7 其他 _____	☐/☐/☐/☐/☐
	血管疾病	1 未发现 2 夹层动脉瘤 3 动脉闭塞性疾病 4 其他 ☐/☐/☐	
	眼部疾病	1 未发现 2 视网膜出血或渗出 3 视乳头水肿 4 白内障 5 其他 _____ ☐/☐/☐/☐/☐	
	神经系统疾病	1 未发现 2 有 _____	☐
	其他系统疾病	1 未发现 2 有 _____	☐

住院治疗情况	住院史	入/出院日期	原　因	医疗机构名称	病案号
		/			
		/			
	家庭病床史	建/撤床日期	原　因	医疗机构名称	病案号
		/			
		/			

主要用药情况	药物名称	用法	用量	用药时间	服药依从性 1 规律　2 间断　3 不服药
	1				
	2				
	3				
	4				
	5				
	6				

非免疫规划预防接种史	名称	接种日期	接种机构
	1		
	2		
	3		

| 健康评价 | 1 体检无异常
2 有异常
异常 1 _____
异常 2 _____
异常 3 _____
异常 4 _____ |

| 健康指导 | 1 纳入慢性病患者健康管理
2 建议复查
3 建议转诊
　　　　　　☐/☐/☐/☐ | 危险因素控制：　　　　　　☐/☐/☐/☐
1 戒烟 2 健康饮酒 3 饮食 4 锻炼
5 减体重（目标 _____ ）
6 建议接种疫苗 _____
7 其他 _____ |

附件5

接诊记录表

姓名：　　　　　　　　　　　　　　　　　　　　　　　　　　　　　　　编号□□□-□□□□□

就诊者的主观资料：

就诊者的客观资料：

评估：

处置计划：

医生签字：
接诊日期：　　　年　　　月　　　日

附件6

会诊记录表

姓名：　　　　　　　　　　　　　　　　　　　　编号□□□-□□□□□

会诊原因：

会诊意见：

会诊医生及其所在医疗卫生机构：　　　　　　　　　　会诊医生签字
医疗卫生机构名称

_____　　　　　　_____　_____　_____

_____　　　　　　_____　_____　_____

_____　　　　　　_____　_____　_____

_____　　　　　　_____　_____　_____

_____　　　　　　_____　_____　_____

责任医生：_____
会诊日期：_____年____月____日

附件7

双向转诊单

存　根

患者姓名_____性别_____年龄_____档案编号_____
家庭住址_____联系电话_____
于_____年_____月_____日因病情需要，转入_____单位
_____科室_____接诊医生。

转诊医生（签字）：
年　月　日

双向转诊（转出）单

_____（机构名称）：

　　现有患者_____性别_____年龄_____因病情需要，需转入贵单位，请予以接诊。

初步印象：

主要现病史（转出原因）：

主要既往史：

治疗经过：

转诊医生（签字）：
联系电话：
_____（机构名称）
年　月　日

存　根

患者姓名_____性别_____年龄_____病案号_____
家庭住址_____联系电话_____
于_____年_____月_____日因病情需要，转回_____单位_____接诊
医生。

转诊医生（签字）：
年　月　日

双向转诊（回转）单

_____（机构名称）：

现有患者_____因病情需要，现转回贵单位，请予以接诊。
诊断结果_____住院病案号_____
主要检查结果：

治疗经过、下一步治疗方案及康复建议：

转诊医生（签字）：
联系电话：
_____（机构名称）
年　月　日

附件 8

居民健康档案信息卡

（正面）

姓名		性别		出生日期	年　月　日
健康档案编号				□□-□□□□□	
ABO 血型		□A　□B　□O　□AB		RH 血型	□Rh 阴性　□Rh 阳性　□不详

慢性病患病情况：
□无　　□高血压　□糖尿病　□脑卒中　□冠心病　□哮喘
□职业病　　□其他疾病＿＿＿＿＿＿＿＿＿

过敏史：

（反面）

家庭住址		家庭电话	
紧急情况联系人		联系人电话	
建档机构名称		联系电话	
责任医生或护士		联系电话	
其他说明：			

附录Ⅲ 高血压患者健康管理服务规范（2010 年）

一、服务对象

辖区内 35 岁及以上原发性高血压患者。

二、服务内容与流程

筛查，对原发性高血压患者，每年要提供至少 4 次面对面的随访，并分类干预。对原发性高血压患者，每年进行 1 次较全面的健康检查，内容包括体温、脉搏、呼吸、血压、身高、体重、腰围、皮肤、浅表淋巴结、心脏、肺部、腹部等常规体格检查，并对口腔、视力、听力和运动功能等进行粗测判断。具体内容参照《城乡居民健康档案管理服务规范》健康体检表。

高血压筛查流程图

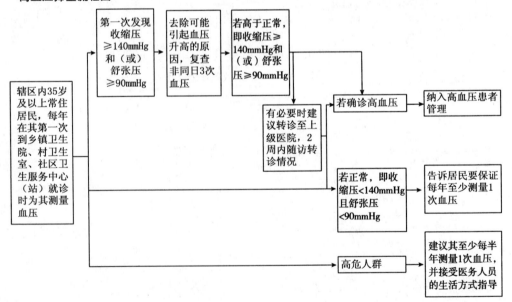

高血压患者随访流程图

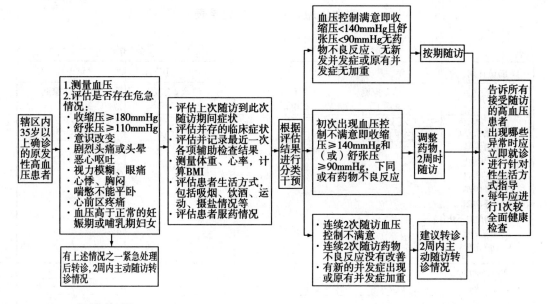

三、考核指标

高血压患者健康管理率；高血压患者规范管理率；管理人群血压控制率。

附件

高血压患者随访服务记录表

姓名：　　　　　　　　　　　　　　　　　　　　　　　　　编号 □□□ - □□□□□

		年　月　日	年　月　日	年　月　日	年　月　日
随访日期					
随访方式		1 门诊 2 家庭 3 电话 □	1 门诊 2 家庭 3 电话 □	1 门诊 2 家庭 3 电话 □	1 门诊 2 家庭 3 电话 □
症状	1 无症状 2 头痛头晕 3 恶心呕吐 4 眼花耳鸣 5 呼吸困难 6 心悸胸闷 7 鼻衄出血不止 8 四肢发麻 9 下肢水肿	□/□/□/□ /□/□/□/□ 其他：	□/□/□/□ /□/□/□/□ 其他：	□/□/□/□ /□/□/□/□ 其他：	□/□/□/□ /□/□/□/□ 其他：
体征	血压（mmHg）				
	体重（kg）	/	/	/	/
	体质指数	/	/	/	/
	心　率				
	其　他				
生活方式指导	日吸烟量（支）	/	/	/	/
	日饮酒量（两）	/	/	/	/
	运　动	次/周　　分钟/次 次/周　　分钟/次	次/周　　分钟/次 次/周　　分钟/次	次/周　　分钟/次 次/周　　分钟/次	次/周　　分钟/次 次/周　　分钟/次
	摄盐情况（咸淡）	轻/中/重 /轻/中/重	轻/中/重 /轻/中/重	轻/中/重 /轻/中/重	轻/中/重 /轻/中/重
	心理调整	1 良好 2 一般 3 差 □	1 良好 2 一般 3 差 □	1 良好 2 一般 3 差 □	1 良好 2 一般 3 差 □
	遵医行为	1 良好 2 一般 3 差 □	1 良好 2 一般 3 差 □	1 良好 2 一般 3 差 □	1 良好 2 一般 3 差 □
辅助检查 *					
服药依从性		1 规律 2 间断 3 不服药 □	1 规律 2 间断 3 不服药 □	1 规律 2 间断 3 不服药 □	1 规律 2 间断 3 不服药 □
药物不良反应		1 无 2 有　□	1 无 2 有　□	1 无 2 有　□	1 无 2 有　□
此次随访分类		1 控制满意 2 控制不满意 3 不良反应 4 并发症 □	1 控制满意 2 控制不满意 3 不良反应 4 并发症 □	1 控制满意 2 控制不满意 3 不良反应 4 并发症 □	1 控制满意 2 控制不满意 3 不良反应 4 并发症 □
用药情况	药物名称 1				
	用法用量	每日　次 每次　mg	每日　次 每次　mg	每日　次 每次　mg	每日　次 每次　mg
	药物名称 2				
	用法用量	每日　次 每次　mg	每日　次 每次　mg	每日　次 每次　mg	每日　次 每次　mg
	药物名称 3				
	用法用量	每日　次 每次　mg	每日　次 每次　mg	每日　次 每次　mg	每日　次 每次　mg
	其他药物				
	用法用量	每日　次 每次　mg	每日　次 每次　mg	每日　次 每次　mg	每日　次 每次　mg
转诊	原　因				
	机构及科别				
下次随访日期					
随访医生签名					

附录Ⅳ　2 型糖尿病患者健康管理服务规范（2010 年）

一、服务对象

辖区内 35 岁及以上 2 型糖尿病患者。

二、服务内容

筛查，对确诊的 2 型糖尿病患者，每年提供 4 次免费空腹血糖检测，至少进行 4 次面对面随访，并分类干预。对确诊的 2 型糖尿病患者，每年进行 1 次较全面的健康体检，体检可与随访相结合。内容包括体温、脉搏、呼吸、血压、身高、体重、腰围、皮肤、浅表淋巴结、心脏、肺部、腹部等常规体格检查，并对口腔、视力、听力和运动功能等进行粗测判断。具体内容参照《城乡居民健康档案管理服务规范》健康体检表。

服务流程

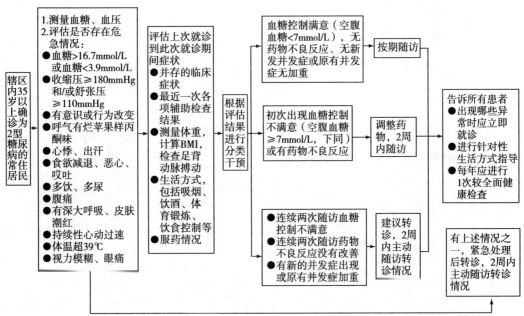

三、考核指标

糖尿病患者健康管理率；糖尿病患者规范健康管理率；管理人群血糖控制率。

附件

2 型糖尿病患者随访服务记录表

姓名：　　　　　　　　　　　　　　　　　　　　　　　　　　　编号□□□–□□□□□

	随访日期				
	随访方式	1 门诊 2 家庭 3 电话 □	1 门诊 2 家庭 3 电话 □	1 门诊 2 家庭 3 电话 □	1 门诊 2 家庭 3 电话 □
症状	1 无症状 2 多饮 3 多食 4 多尿 5 视力模糊 6 感染 7 手脚麻木 8 下肢浮肿 9 体重明显下降	□/□/□/□ /□/□/□ 其他	□/□/□/□ /□/□/□ 其他	□/□/□/□ /□/□/□ 其他	□/□/□/□ /□/□/□ 其他
体征	血压（mmHg）				
	体重（kg）	/	/	/	/
	体质指数	/	/	/	/
	足背动脉搏动	1 未触及 2 触及 □	1 未触及 2 触及 □	1 未触及 2 触及 □	1 未触及 2 触及 □
	其他				
生活方式指导	日吸烟量	/ 支	/ 支	/ 支	/ 支
	日饮酒量	/ 两	/ 两	/ 两	/ 两
	运动	次/周 分钟/次 次/周 分钟/次	次/周 分钟/次 次/周 分钟/次	次/周 分钟/次 次/周 分钟/次	次/周 分钟/次 次/周 分钟/次
	主食（克/天）	/	/	/	/
	心理调整	1 良好 2 一般 3 差 □	1 良好 2 一般 3 差 □	1 良好 2 一般 3 差 □	1 良好 2 一般 3 差 □
	遵医行为	1 良好 2 一般 3 差 □	1 良好 2 一般 3 差 □	1 良好 2 一般 3 差 □	1 良好 2 一般 3 差 □
辅助检查	空腹血糖值	_____ mmol/L	_____ mmol/L	_____ mmol/L	_____ mmol/L
	其他检查 *	糖化血红蛋白___ % 检查日期：__月__日 _____ _____	糖化血红蛋白___ % 检查日期：__月__日 _____ _____	糖化血红蛋白___ % 检查日期：__月__日 _____ _____	糖化血红蛋白___ % 检查日期：__月__日 _____ _____
	服药依从性	1 规律 2 间断 3 不服药□	1 规律 2 间断 3 不服药□	1 规律 2 间断 3 不服药□	1 规律 2 间断 3 不服药□
	药物不良反应	1 无 2 有 □	1 无 2 有 □	1 无 2 有 □	1 无 2 有 □
	低血糖反应	1 无 2 偶尔 3 频繁 □	1 无 2 偶尔 3 频繁 □	1 无 2 偶尔 3 频繁 □	1 无 2 偶尔 3 频繁 □
	此次随访分类	1 控制满意 2 控制不满意 3 不良反应 4 并发症 □	1 控制满意 2 控制不满意 3 不良反应 4 并发症 □	1 控制满意 2 控制不满意 3 不良反应 4 并发症 □	1 控制满意 2 控制不满意 3 不良反应 4 并发症 □
用药情况	药物名称 1				
	用法用量	每日 次 | 每次 mg	每日 次 | 每次 mg	每日 次 | 每次 mg	每日 次 | 每次 mg
	药物名称 2				
	用法用量	每日 次 | 每次 mg	每日 次 | 每次 mg	每日 次 | 每次 mg	每日 次 | 每次 mg
	药物名称 3				
	用法用量	每日 次 | 每次 mg	每日 次 | 每次 mg	每日 次 | 每次 mg	每日 次 | 每次 mg
	胰岛素	种类： 用法和用量：	种类： 用法和用量：	种类： 用法和用量：	种类： 用法和用量：
转诊	原因				
	机构及科别				
	下次随访日期				
	随访医生签名				

附录 V   突发公共卫生事件应急条例

中华人民共和国国务院令   第 376 号

总理   温家宝

（节选）

《突发公共卫生事件应急条例》已经 2003 年 5 月 7 日国务院第 7 次常务会议通过，现予公布，自公布之日起施行。

第一章   总   则

第一条   为了有效预防、及时控制和消除突发公共卫生事件的危害，保障公众身体健康与生命安全，维护正常的社会秩序，制定本条例。

第二条   本条例所称突发公共卫生事件（以下简称突发事件），是指突然发生，造成或者可能造成社会公众健康严重损害的重大传染病疫情、群体性不明原因疾病、重大食物和职业中毒以及其他严重影响公众健康的事件。

第三条   突发事件发生后，国务院设立全国突发事件应急处理指挥部，由国务院有关部门和军队有关部门组成，国务院主管领导人担任总指挥，负责对全国突发事件应急处理的统一领导、统一指挥。

国务院卫生行政主管部门和其他有关部门，在各自的职责范围内做好突发事件应急处理的有关工作。

第四条   突发事件发生后，省、自治区、直辖市人民政府成立地方突发事件应急处理指挥部，省、自治区、直辖市人民政府主要领导人担任总指挥，负责领导、指挥本行政区域内突发事件应急处理工作。

县级以上地方人民政府卫生行政主管部门，具体负责组织突发事件的调查、控制和医疗救治工作。

县级以上地方人民政府有关部门，在各自的职责范围内做好突发事件应急处理的有关工作。

第五条   突发事件应急工作，应当遵循预防为主、常备不懈的方针，贯彻统一领导、分级负责、反应及时、措施果断、依靠科学、加强合作的原则。

第六条   县级以上各级人民政府应当组织开展防治突发事件相关科学研究，建立突发事件应急流行病学调查、传染源隔离、医疗救护、现场处置、监督检查、监测检验、卫生防护等有关物资、设备、设施、技术与人才资源储备，所需经费列入本级政府财政预算。

国家对边远贫困地区突发事件应急工作给予财政支持。

第七条　国家鼓励、支持开展突发事件监测、预警、反应处理有关技术的国际交流与合作。

第八条　国务院有关部门和县级以上地方人民政府及其有关部门，应当建立严格的突发事件防范和应急处理责任制，切实履行各自的职责，保证突发事件应急处理工作的正常进行。

第九条　县级以上各级人民政府及其卫生行政主管部门，应当对参加突发事件应急处理的医疗卫生人员，给予适当补助和保健津贴；对参加突发事件应急处理作出贡献的人员，给予表彰和奖励；对因参与应急处理工作致病、致残、死亡的人员，按照国家有关规定，给予相应的补助和抚恤。

第二章　预防与应急准备

第十条　国务院卫生行政主管部门按照分类指导、快速反应的要求，制定全国突发事件应急预案，报请国务院批准。

省、自治区、直辖市人民政府根据全国突发事件应急预案，结合本地实际情况，制定本行政区域的突发事件应急预案。

第十一条　全国突发事件应急预案应当包括以下主要内容：

（一）突发事件应急处理指挥部的组成和相关部门的职责；

（二）突发事件的监测与预警；

（三）突发事件信息的收集、分析、报告、通报制度；

（四）突发事件应急处理技术和监测机构及其任务；

（五）突发事件的分级和应急处理工作方案；

（六）突发事件预防、现场控制，应急设施、设备、救治药品和医疗器械以及其他物资和技术的储备与调度；

（七）突发事件应急处理专业队伍的建设和培训。

第十二条　突发事件应急预案应当根据突发事件的变化和实施中发现的问题及时进行修订、补充。

第十三条　地方各级人民政府应当依照法律、行政法规的规定，做好传染病预防和其他公共卫生工作，防范突发事件的发生。

县级以上各级人民政府卫生行政主管部门和其他有关部门，应当对公众开展突发事件应急知识的专门教育，增强全社会对突发事件的防范意识和应对能力。

第十四条　国家建立统一的突发事件预防控制体系。

县级以上地方人民政府应当建立和完善突发事件监测与预警系统。

县级以上各级人民政府卫生行政主管部门，应当指定机构负责开展突发事件的日常监测，并确保监测与预警系统的正常运行。

第十五条　监测与预警工作应当根据突发事件的类别，制定监测计划，科学分析、综合评价监测数据。对早期发现的潜在隐患以及可能发生的突发事件，应当依照本条例规定的报告程序和时限及时报告。

第十六条　国务院有关部门和县级以上地方人民政府及其有关部门，应当根据突发事件应急预案的要求，保证应急设施、设备、救治药品和医疗器械等物资储备。

第十七条　县级以上各级人民政府应当加强急救医疗服务网络的建设，配备相应的医疗救治药物、技术、设备和人员，提高医疗卫生机构应对各类突发事件的救治能力。

设区的市级以上地方人民政府应当设置与传染病防治工作需要相适应的传染病专科医院，或者指定具备传染病防治条件和能力的医疗机构承担传染病防治任务。

第十八条　县级以上地方人民政府卫生行政主管部门，应当定期对医疗卫生机构和人员开展突发事件应急处理相关知识、技能的培训，定期组织医疗卫生机构进行突发事件应急演练，推广最新知识和先进技术。

第三章　报告与信息发布

第十九条　国家建立突发事件应急报告制度。

国务院卫生行政主管部门制定突发事件应急报告规范，建立重大、紧急疫情信息报告系统。

有下列情形之一的，省、自治区、直辖市人民政府应当在接到报告1小时内，向国务院卫生行政主管部门报告：

（一）发生或者可能发生传染病暴发、流行的；

（二）发生或者发现不明原因的群体性疾病的；

（三）发生传染病菌种、毒种丢失的；

（四）发生或者可能发生重大食物和职业中毒事件的。

国务院卫生行政主管部门对可能造成重大社会影响的突发事件，应当立即向国务院报告。

第二十条　突发事件监测机构、医疗卫生机构和有关单位发现有本条例第十九条规定情形之一的，应当在2小时内向所在地县级人民政府卫生行政主管部门报告；接到报告的卫生行政主管部门应当在2小时内向本级人民政府报告，并同时向上级人民政府卫生行政主管部门和国务院卫生行政主管部门报告。

县级人民政府应当在接到报告后2小时内向设区的市级人民政府或者上一级人民政府报告；设区的市级人民政府应当在接到报告后2小时内向省、自治区、直辖市人民政府报告。

第二十一条　任何单位和个人对突发事件，不得隐瞒、缓报、谎报或者授意他人隐瞒、缓报、谎报。

第二十二条　接到报告的地方人民政府、卫生行政主管部门依照本条例规定报告的同时，应当立即组织力量对报告事项调查核实、确证，采取必要的控制措施，并及时报告调查情况。

第二十三条　国务院卫生行政主管部门应当根据发生突发事件的情况，及时向国务院有关部门和各省、自治区、直辖市人民政府卫生行政主管部门以及军队有关部门通报。

突发事件发生地的省、自治区、直辖市人民政府卫生行政主管部门，应当及时向毗邻省、自治区、直辖市人民政府卫生行政主管部门通报。

接到通报的省、自治区、直辖市人民政府卫生行政主管部门，必要时应当及时通知本行政区域内的医疗卫生机构。

县级以上地方人民政府有关部门，已经发生或者发现可能引起突发事件的情形时，应当及时向同级人民政府卫生行政主管部门通报。

第二十四条　国家建立突发事件举报制度，公布统一的突发事件报告、举报电话。

任何单位和个人有权向人民政府及其有关部门报告突发事件隐患，有权向上级人民政府及其有关部门举报地方人民政府及其有关部门不履行突发事件应急处理职责，或者不按照规定履行职责的情况。接到报告、举报的有关人民政府及其有关部门，应当立即组织对突发事件隐患、不履行或者不按照规定履行突发事件应急处理职责的情况进行调查处理。

对举报突发事件有功的单位和个人，县级以上各级人民政府及其有关部门应当予以奖励。

第二十五条　国家建立突发事件的信息发布制度。

国务院卫生行政主管部门负责向社会发布突发事件的信息。必要时，可以授权省、自治区、直辖市人民政府卫生行政主管部门向社会发布本行政区域内突发事件的信息。

信息发布应当及时、准确、全面。

第四章　应急处理

第二十六条　突发事件发生后，卫生行政主管部门应当组织专家对突发事件进行综合评估，初步判断突发事件的类型，提出是否启动突发事件应急预案的建议。

第二十七条　在全国范围内或者跨省、自治区、直辖市范围内启动全国突发事件应急预案，由国务院卫生行政主管部门报国务院批准后实施。省、自治区、直辖市启动突发事件应急预案，由省、自治区、直辖市人民政府决定，并向国务院报告。

第二十八条　全国突发事件应急处理指挥部对突发事件应急处理工作进行督察和指导，地方各级人民政府及其有关部门应当予以配合。

省、自治区、直辖市突发事件应急处理指挥部对本行政区域内突发事件应急处理工作进行督察和指导。

第二十九条　省级以上人民政府卫生行政主管部门或者其他有关部门指定的突发事件应急处理专业技术机构，负责突发事件的技术调查、确证、处置、控制和评价工作。

第三十条　国务院卫生行政主管部门对新发现的突发传染病，根据危害程度、流行强度，依照《中华人民共和国传染病防治法》的规定及时宣布为法定传染病；宣布为甲类传染病的，由国务院决定。

第三十一条　应急预案启动前，县级以上各级人民政府有关部门应当根据突发事件的实际情况，做好应急处理准备，采取必要的应急措施。

应急预案启动后，突发事件发生地的人民政府有关部门，应当根据预案规定的职责要求，服从突发事件应急处理指挥部的统一指挥，立即到达规定岗位，采取有关的控制措施。

医疗卫生机构、监测机构和科学研究机构，应当服从突发事件应急处理指挥部的统一指挥，相互配合、协作，集中力量开展相关的科学研究工作。

第三十二条　突发事件发生后，国务院有关部门和县级以上地方人民政府及其有关部门，应当保证突发事件应急处理所需的医疗救护设备、救治药品、医疗器械等物资的生产、供应；铁路、交通、民用航空行政主管部门应当保证及时运送。

第三十三条　根据突发事件应急处理的需要，突发事件应急处理指挥部有权紧急调集人员、储备的物资、交通工具以及相关设施、设备；必要时，对人员进行疏散或者隔离，并可以依法对传染病疫区实行封锁。

第三十四条　突发事件应急处理指挥部根据突发事件应急处理的需要，可以对食物和水源采取控制措施。

县级以上地方人民政府卫生行政主管部门应当对突发事件现场等采取控制措施，宣传突发事件防治知识，及时对易受感染的人群和其他易受损害的人群采取应急接种、预防性投药、群体防护等措施。

第三十五条　参加突发事件应急处理的工作人员，应当按照预案的规定，采取卫生防护措施，并在专业人员的指导下进行工作。

第三十六条　国务院卫生行政主管部门或者其他有关部门指定的专业技术机构，有权进入突发事件现场进行调查、采样、技术分析和检验，对地方突发事件的应急处理工作进行技术指导，有关单位和个人应当予以配合；任何单位和个人不得以任何理由予以拒绝。

第三十七条 对新发现的突发传染病、不明原因的群体性疾病、重大食物和职业中毒事件，国务院卫生行政主管部门应当尽快组织力量制定相关的技术标准、规范和控制措施。

第三十八条 交通工具上发现根据国务院卫生行政主管部门的规定需要采取应急控制措施的传染病患者、疑似传染病患者，其负责人应当以最快的方式通知前方停靠点，并向交通工具的营运单位报告。交通工具的前方停靠点和营运单位应当立即向交通工具营运单位行政主管部门和县级以上地方人民政府卫生行政主管部门报告。卫生行政主管部门接到报告后，应当立即组织有关人员采取相应的医学处置措施。

交通工具上的传染病患者密切接触者，由交通工具停靠点的县级以上各级人民政府卫生行政主管部门或者铁路、交通、民用航空行政主管部门，根据各自的职责，依照传染病防治法律、行政法规的规定，采取控制措施。

涉及国境口岸和入出境的人员、交通工具、货物、集装箱、行李、邮包等需要采取传染病应急控制措施的，依照国境卫生检疫法律、行政法规的规定办理。

第三十九条 医疗卫生机构应当对因突发事件致病的人员提供医疗救护和现场救援，对就诊患者必须接诊治疗，并书写详细、完整的病历记录；对需要转送的患者，应当按照规定将患者及其病历记录的复印件转送至接诊的或者指定的医疗机构。

医疗卫生机构内应当采取卫生防护措施，防止交叉感染和污染。

医疗卫生机构应当对传染病患者密切接触者采取医学观察措施，传染病患者密切接触者应当予以配合。

医疗机构收治传染病患者、疑似传染病患者，应当依法报告所在地的疾病预防控制机构。接到报告的疾病预防控制机构应当立即对可能受到危害的人员进行调查，根据需要采取必要的控制措施。

第四十条 传染病暴发、流行时，街道、乡镇以及居民委员会、村民委员会应当组织力量，团结协作，群防群治，协助卫生行政主管部门和其他有关部门、医疗卫生机构做好疫情信息的收集和报告、人员的分散隔离、公共卫生措施的落实工作，向居民、村民宣传传染病防治的相关知识。

第四十一条 对传染病暴发、流行区域内流动人口，突发事件发生地的县级以上地方人民政府应当做好预防工作，落实有关卫生控制措施；对传染病患者和疑似传染病患者，应当采取就地隔离、就地观察、就地治疗的措施。对需要治疗和转诊的，应当依照本条例第三十九条第一款的规定执行。

第四十二条 有关部门、医疗卫生机构应当对传染病做到早发现、早报告、早隔离、早治疗，切断传播途径，防止扩散。

第四十三条 县级以上各级人民政府应当提供必要资金，保障因突发事件致病、致残的人员得到及时、有效的救治。具体办法由国务院财政部门、卫生行政主管部门和劳动保障行政主管部门制定。

第四十四条 在突发事件中需要接受隔离治疗、医学观察措施的患者、疑似患者和传染病患者密切接触者在卫生行政主管部门或者有关机构采取医学措施时应当予以配合；拒绝配合的，由公安机关依法协助强制执行。

第五章　法律责任

......

第五十四条 本条例自公布之日起施行。

主要参考书目

1. 李继坪．社区护理学．北京：人民卫生出版社，2002

2. 冯正仪，王珏．社区护理学．北京：中国中医药出版社，2005

3. 冯正仪．社区护理学．第2版．上海：复旦大学出版社，2010

4. 李小妹．社区护理学．第1版．北京：高等教育出版社，2010

5. 李春玉．社区护理实践指南．北京：中国协和医科大学出版社，2004

6. 赵秋利．社区护理学．第2版．北京：人民卫生出版社，2006

7. 刘建芬，黄惟清．社区护理学．第2版．北京：中国协和医科大学出版社，2010

8. 李春玉，范利国．社区护理学．北京：人民军医出版社，2011

9. 姚蕴伍．社区护理学．杭州：浙江大学出版社，2007

10. Marcia Stanhope，Jeanette Lancaster．Public Health Nursing：Population – centered health care in the community．Westline Industrial Drive，St．Louis，Mission，Mosby，2008

11. 石淑华．儿童保健学．北京：人民卫生出版社，2005

12. 王世俊，等．老年护理学．第4版．北京：人民军医出版社，2007

13. 李兰娟．传染病学．北京：人民卫生出版社，2008

14. Merson MH，Black RE，Mills AJ．International Public Health：Diseases，Programs，Systems，and Policies．2nd ED．Sudbury，MA：Jones and Bartlett，2006

15. 王勤环，郭雁宾．传染病学．第3版．北京：北京大学医学出版社，2008

16. 郭朋，孔伟．慢性肝病中医特色诊疗．北京：人民军医出版社，2009

17. 张永信．感染病学．北京：人民卫生出版社，2008

18. 刘铁军．传染病临床诊治：现代中医必备丛书．北京：科学技术文献出版社，2006

19. 董宣．社区护理．北京：高等教育出版社，2008

20. 杨秉辉，祝墡珠．全科医学导论．上海：复旦大学出版社，2006

21. 周秀华．急危重症护理学．北京：人民卫生出版社，2006